疫学者が語るペスト、狂犬病から鳥インフル、コロナまで

人類と感染症、共存の世紀

デイビッド・ウォルトナー＝テーブズ 著
片岡夏実 訳

On Pandemics:
Deadly Diseases
from
Bubonic Plague
to Coronavirus

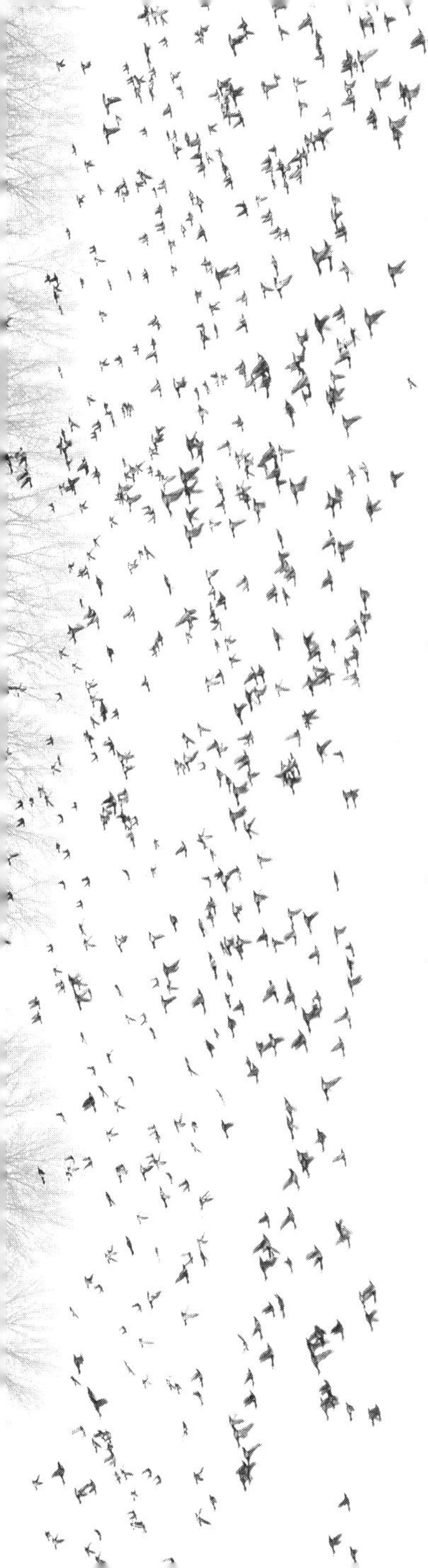

築地書館

私が道路の真ん中で死んだスカンクを
気にかけるきっかけを作った故ジョン・アイバーセンと、
その重大さを評価する方法を私に教えたウェイン・マーティン。
二人の偉大な獣医疫学の教師に捧げる。

ON PANDEMICS
Deadly Diseases from Bubonic Plague to Coronavirus
by David Waltner-Toews

First published by Greystone Books
this edition published by arrangement with Greystone Books through
UNI Agency, Inc., Tokyo.

Japanese translation by Natsumi Kataoka
Published in Japan by Tsukiji-Shokan Publishing co.,Ltd.Tokyo

はじめに

私たち自身が微生物から進化し、微生物で構成されていることを忘れずに感染症と付き合うために

感染症の世界へようこそ

一九九〇年代後半に鳥インフルエンザが派手に登場し、さらに今世紀初頭、それ以上に衝撃的なSARS（重症急性呼吸器症候群）の騒動も冷めやらぬ中、私は本書の旧版 The Chickens Fight Back: Pandemic Panics and Deadly Diseases That Jump from Animals to Humans（ニワトリの反撃——パンデミックパニックと動物からヒトにうつる死の病）を執筆した。まったく違った形で、どちらの病気も一九一八年に起きたインフルエンザの世界的流行《パンデミック》の恐怖と記憶を呼び覚まし、世界中で家畜は殺処分され、空港は閉鎖され、政府はパニックを起こし、自治体の長はわめき散らし、大騒動が巻き起こった。一方、二〇〇九年と二〇一〇年に世界を席巻したインフルエンザ（初めブタインフルエンザと呼ばれ、のちにH1N1という専門的なあだ名が付けられた）のパンデミックは、半信半疑の控えめな反応を引き起こした。

二〇二〇年、私はこの新版を、新型コロナウイルスSARS《サーズ》－CoV《コブ》－2（ウイルス名）とCOVID《コービッド》－19（それが引き起こす病名）の爆発的な拡散に対処するための世界的ロックダウン（都市封鎖）の中で書いている。COVID－19は今や、長きにわたって人類史につきまとってきたパンデミック、近パンデミック、パンデミックの可能性のリストに名を連ねている。SARS、鳥インフル、ブタインフル、エボラ、腺ペストといった通称を持つこうした疾患には、いずれも共通点がある。これらは人獣共通感染症、つまり他の動物という本来の居場所から、人間に棲みつこうと飛び移ってきた病気なのだ。あるものは――ほとんどはインフルエンザウイルスだ――ニワトリやブタから人間へと直接伝わった。またあるもの、エボラ、COVID－19、SARSなどは、コウモリを起点に回り道をして、他の一、二種類の動物――たぶんハクビシン、サル、あるいはセンザンコウ――で休憩を取ってからヒトにたどり着いた。二一世紀にようこそ。

SARS－CoV－2の突然の発生と全世界への感染拡大は予測できた、そう言い張る者もいるかもしれないが、それは、世界のどこかで地震や火山の噴火があることが予測できるという意味で予測できる、ということにすぎない。たとえば世界の火山の四分の三以上が存在し、太平洋を取り巻く馬蹄形をした環太平洋火山帯の縁に沿って火山の噴火や地震があるだろうと予測することはできるが、正確にいつ、どこで起きるかははっきりしない。

もちろん、新興感染症に関する報告、政府関係者の説明、警告、動物を起源とする形跡のあるキメラウイルスの噂はあった。今思えば、報告に耳を傾けておけばよかったのだ。それは単なる悲憤慷慨ではなかったのだから。それは科学的研究とシミュレーションに基づいていた。だが、私たちを悩ませ続けているのは、中国の市場の凶悪なウイルスだけではない。そして集団的な混乱と否認の中で、私たちは驚いた。驚くほどのことはなかった、と言いたいところだが、「だから言ったじゃないか」式の後知恵が、慰めになったり役に立ったりしたためしを、私は知らない。

われわれのあいだでもっとも科学リテラシーの高い者ですら、王冠を戴いているとはいえ不安定なウイルス〔「コロナ」の語源はラテン語の「冠」〕にもたらされたアウトブレイクが、新しい時代の、あるいはまったく異質な時代の前ぶれですらあるのではないかと、疑いたくなるのもしかたあるまい。中には、十分な証拠に基づいて、王冠を戴く頭はいつも、いくぶん不安定であったと主張する向きもあるかもしれない。一方で、小さな出来事の影響――たとえばブラジルの蝶の羽ばたきがテキサスの嵐に及ぼす影響――を過小評価していたのはわれわれが最初ではない。私たちが信じたいと思っているよりも、世界は混沌として予測しがたいのだ。

失われた生息地と消えゆく野生動物からの顕微鏡サイズの難民の物語

二〇二〇年以前に映画や小説の中で想像されたパンデミックの多くは、ゴミが散らばる街をよろよろと歩き回る人々、全身の穴から噴き出す血、ゾンビ、数十億の死、街頭の死体などが描かれた終末論的なシナリオを含んでいた。もしかすると一部の宗教やイデオロギーの狂信者は、たいていは密かにではあるが、歴史家のウォルター・シャイデルが述べた、ありがちな神の救いとしてのパンデミックが、「旧秩序をたたき壊」

して「収入と富の格差をなくす」だけの激しい衝撃を与えることを望んですらいるかもしれない。

大半の文芸作品のシナリオで想像されていなかったのは、急速に広がり、数十万の人々が感染し、ほとんど行き当たりばったりに殺すような感染症だった。もちろん、過去のパンデミックのように、COVID－19では高齢者や、がん、糖尿病、心臓病などのため免疫系がすでに圧迫されている人のほうが死に至りやすい傾向がある。だが私自身を含め多くの者が見ていて衝撃を受けるのは、働き盛りの健康な人が二人、SARS－CoV－2に感染して、これといった医学的説明なしに一人は死亡し、もう一人は生き延びることだ。これはまるで、私のコロンビア人の同業者が一九九〇年代に語った、車からの無差別銃撃だ。

だからそう、SARS－CoV－2のパンデミックは予測可能だったが、本書執筆時点でロックダウン下にあるイタリア人の同業者はこう言った。「地震のときでさえ、地面が揺れている真っ最中、最初の反応（せいぜい数秒以内）は否認だ。こんなことはありえない、そんなはずはない、ここで起きるわけがない！あとで廃墟を見てさえも、まだ信じられないのだ」

私たちの大部分は二〇世紀の特徴である荒れ果てた風景、失われた生息地、消えゆく大型動物に気づいている。私たちは鳥やサイの絶滅を心配している。ある節足動物、ミツバチやチョウのようなものを守ろうとしながら、同時に別のものを殺そうとしている。それでも、消えゆく動物たちをすみかとする何兆というウイルス、酵母、菌類、細菌について、また、私たちがその生息地を壊して鉱山や牧場や都市にしてしまったら、こうした微生物相がどこを新しいすみかとすればいいいか、もっとも環境保護意識が高い者でさえ考えることはめったにない。本書で述べる病気は、ある意味で、そうした失われた生息地と消えゆく種からの顕微鏡サイズの難民が関わっているのだ。

地球上のすべての生き物は、機能不全を起こしている一つの大家族だといえる。その中ではほとんどの細菌、ウイルス、寄生生物が有益で不可欠であり、病気には本質的に有益な役割があり、私たち自身が微生物から進化し、微生物で構成されている。私たち――厄介ですばらしい、矛盾した人類を含めたこの大家族――は、ある種の真剣な物語療法の力を借りて、問題を解決することができる。戦争は、動員、技術兵器、国家の威信、市民的自由の停止、外国人嫌悪、副次的被害を伴うため、いかに感染症と闘うかの比喩としてよく使われる。だがそれはあまりに貧困で偏狭なイメージだ。たぶん政治、いわゆる可能性の技術のほうが比喩としてふさわしい。戦争は最後の手段だ。

数千年にわたって病原体と闘い、最悪のもののいくつかを撲滅したわれわれは、病原体と交渉し、互いに必要とするものを融通しあい、形式的なちょっとした小競り合いをし、双方にそこそこ許容範囲の犠牲者を出して終わるという道さえも見いだせるかもしれない。二一世紀には、われわれには共通の未来があることが、あるいはそもそも未来なんかないことがわかりつつある。だが、そうした未来のためには、今までと違う生態学をより意識した形で、私たちはみずから学ぶ必要がある。数多い課題の一つが、その学びを新しい常識、われわれが共有するこの驚くべき惑星への思いやりに満ちた、他の人々や他の生物種との連帯のようなものに変換することだ。

お互いの周辺視野に敬意を払おう

臨床神経学者のオリバー・サックスは、われわれが「周辺視野に対して、本来払うべき敬意を払っていない」と述べている。サックスは、自身の個人的経験について言っているのだが、私たちの中には、生物医学がきわめて狭い範囲に集中しながら、混乱してふらふらと落ち着かないのは、周辺視野への敬意が総体的に欠けている――どころか周辺視野を病的に喪失している――ことを反映しているのだと主張する者もいる。

もしもヒトの疾患を扱う疫学者がもっと動物の疾患について知っていれば、もしも獣医疫学者が公衆衛生当局者との対話にもっと時間を割いていれば、もしも経済学者と政治家が複雑な社会・生態学的な網の目をより意識していれば、もしも新興ビジネスの指導者がみんな破壊的な起業イノベーションの予期せぬ結果を知っていれば、もしもわれわれが、今目の前にあるものにするのと同じように、自分を取り巻く世界に関心を払えたとしたら……たぶんわれわれはCOVID‐19の出現にこれほどの衝撃を受けなかったのではないか。「もしも」ばかりだが、そのいずれもただ一人の専門家、科学者、政治家によって対処できるものではない。グローバルな意味での周辺視野は、互いに気をつけ合うことを私たちに要求する。過密な二一世紀において、私たちは互いの周辺視野なのだ。

私たちはみんな死ぬ。それは自然な人生の一部だ。それでも、私たちの死をもっと愉快に、あまり悲惨でないように、より人間らしいものにする方法はある。詩人のW・H・オーデンはこう言っている。地獄の標語は食うか、食われるか。天国の標語は食い、そして食われる。

私たちがこの地球を共有している動物たちとそれが運ぶ微生物を、つまり私たちが食うものと私たちを食うものを、もうほんの少し理解するなら、自分自身のこともわかり始めるかもしれない。

本書で使う病名について

最後に、アウトブレイク、エピデミック（流行）、パンデミックに関わる蝶が引き起こした専門用語の竜巻に踏み込む前に、名前について触れておかなければならない。ハリケーンの名前は批判を受け入れたが〔ハリケーンにはかつて女性の名前がつけられていたが、性差別的であるとして一九七九年から男女両方の名がつくようになった〕、病名はさらに問題が大きい。ものに名前をつける仕事は、一七世紀の上流階級のラテン語にせよ、大衆文化にせよ、人が背負った重荷だ。この仕事は深い思慮なしに引き受けるべきではない。場合によっては、軽率な命名の結果、コウモリが棲む洞窟が見境なく爆破されたり、ハクビシンやイヌが殺処分されたりすることもあるのだ。病名にそれが最初に発見された地名（西ナイル、ラゴス、香港、アジア、ロシア、武漢など）をつけるのは、現地調査員が間に合わせにするには便利だろうが、煽動や外国人嫌悪や人種差別を助長する言葉にもなりうる。

名前は優れた公衆衛生プログラムを実行する妨げにもなりかねない。H1N1はブタインフルエンザと呼ばれていたが、一部の中東の指導者が、無理もないことだが不快感を覚え、メキシコウイルスと呼ぶことを提唱した。ウイルス学者は、どこかの平行世界の住所を示す郵便番号のような名前をつけて、ことを鎮めた。かと思えば、誰かが、無思慮にか悪意でか病気に民族、性的指向（たとえばＨＩＶを「ゲイの病気」とするなど）、国籍、経済状況に基づくレッテルを貼った結果、多くの人々が汚名を着せられ、追放され、街頭で襲撃され、殺されてきた。本書で私は、できる限り専門的な学術用語を用い、それが使えなかったりあまりにピンとこないときにはＳＡＲＳ（Severe Acute Respiratory Syndrome、重症急性呼吸器症候群）のような説明的な一般名を使うことにする。

目次

はじめに

私たち自身が微生物から進化し、微生物で構成されていることを忘れずに感染症と付き合うために

1　感染症対応入門

それは勝つための戦いではなく、敬意と警戒を抱いた対話である

2　人獣共通感染症の理解のための新しい枠組み

3　ペスト
人間、ノミ、ネズミ、そして社会生態システムの病

4 ライム病

マダニが媒介する新興感染症

5 アフリカ睡眠病、シャーガス病、リーシュマニア

サシバエとキス虫が運ぶ血液寄生虫

6 西部ウマ脳炎(WEE)、テレビ、エアコン

7 西ナイルウイルス 渡り鳥、蚊、水たまり

8 家禽の飼育と渡り鳥、そして食料生産の社会的、生態学的重要性に関する知識について

9 ニパウイルス、SARS-CoV、SARS-CoV-2の物語

13
ペットと感染症

14

Q熱

経路不明の「謎」の疾患

15

白いペストとブルセラ症

16

包虫病

神々の国とイヌの寄生虫

17

終章　まわりじゅうに、私たちの中にもいる微生物との対話と鋭く注意深い生態系意識

＊本文中の〔　〕は訳者による注

物の怪、幽霊
足長の虫けら
夜中にばたばたいうものどもから
神様、われらをお救いください！
(起源不明の昔からある祈りの言葉)

1 感染症対応入門

それは勝つための戦いではなく、敬意と警戒を抱いた対話である

リスク管理の科学とパンデミック

二、三年前まで、科学者の多くは「脅威」や「危険」のような語を語彙から追放していた。より厳密に定量的であろう、より情緒を排そうとして、私たちはリスクについて語るようになった。危険への対応は「リスク管理」と呼ばれた。リスクは、箱に入れた脅威や危険だ。箱に入れてからその数を数え、管理することができる。リスク管理の前提は、危険を定量化できることだ。しかしこれは部分的にしか正しくない。

疫学者は流行を、予想される以上に症例が多い、つまり「異常な高率」として定義することがある。だがこれを測定するのは言うほど単純ではない。まず問題となるのが、症例数と言ったとき、数えているのがウイルスにさらされた（そして検査で陽性になるかもしれない）人なのか、感染したが症状が出ていない人なのか、症状が出ている人なのか、死亡した人なのかだ。私たちが世界銀行で経済への影響を心配しているな

ら、障害調整生存年数、つまり経済的生産性のある寿命が何年失われたかを計算しようとするだろう。これは、若くして病気にかかるほど、影響が大きい（経済的生産性があるとすれば）ということだ。

誰の何を数えるかが決まっても、また新たな問題に突き当たる。「予想される」とか「正常」と言うとき、何を指しているのだろうか？　これは、少なくとも科学的見地からは、比較的易しい。予想される、あるいは正常な数字とは、過去数十年間で見てきた数字だ。しかし、患者数が予想外だったり異常だったりしたら、このように問わねばならない。われわれが扱っている疾患は、重大なものなのだろうか？

重大さをどのように評価するのだろう？　それは科学的な判断なのだろうか？　政府は、「パンデミック」という感情的色彩の濃い言葉を、ある種の病気には使うのを躊躇し、ＡＩＤＳの「世界的流行」とか、世界のある地域でのマラリアや下痢の「高い発生率」などと言いたがりはしないか？　そうだとしたら、それはなぜか？　ある種の病気が世界経済の不公正さを根本的かつあからさまにさらけ出してしまうので、世界機関を支配する富裕層は、ヨーロッパと北米をより直接的に脅かすものや、技術的で儲けにつながる解決策が見つかりやすいものに注目したがるからだろうか？　やあ、私は好奇心旺盛な疫学者だよ。ちょっと聞いてみただけなんだ。実のところ、「アウトブレイク」「エピデミック」「パンデミック」のような言葉は科学的に聞こえ、また多少科学的な下地もあるのだが、その使用はきわめて政治的なのだ。

さて、定量的なリスク管理が始まってから数十年、鳥インフル、ＳＡＲＳ、エボラ出血熱、ＣＯＶＩＤ－19のような新興感染症が出現する新たな時代にあって、私たちは脅威と危険のジャングルに逆戻りしてしまったように思える。もしＳＡＲＳ－ＣｏＶ－２が何かを教えてくれるとするなら、それは最高の定量的、科学的測定法も、われわれが求める答えをすべて与えてくれるわけではないということだ。

パンデミック対応ガイドラインとインフルエンザ

パンデミックの意味するもの——それは暗い森の中の人食いライオンに等しい——を探る前に、少なくとも数という点でもっと小さなもの、アウトブレイクの定義から手をつけよう。アウトブレイクは、晴れた日に温かいポテトサラダを食べた人がみんな気分が悪くなったというように、人間や動物や植物の比較的小さな集団が病気になったときに発生する。アウトブレイクの原因は、通常は一つの特定の出来事、つまり曝露までたどることができる。

アウトブレイクの次の段階はエピデミック（流行）で、それはアウトブレイクに似ていて、ただ規模が大きいだけだ。「エピデミック」という語は少なくとも紀元前八世紀ごろのホメロスまで遡ることができる。ホメロスはこの語を、旅人と区別して自分の国にいる人の意味で使った。そこには「土着の」「固有の」という含みがあった。ヒポクラテスは紀元前四三〇年、特定の時と場所で起きる身体症状（病気）をそのように呼び、医学的な視点が与えられた一九世紀に細菌が発見されてからは、この語を具体的な病気を指して、コレラのエピデミックというように使い始めた。さらに時代が下るとこの語は、大腸菌Ｏ１５７：Ｈ７が引き起こす溶血性尿毒症症候群のような、きわめて具体的な病気と、肥満のような一般的な症候群の両方で、予想よりも患者が多いことを指して用いられるようになった。

ここで私たちは予想についての疑問に引き戻される。毎年、私たちは、たとえばA型インフルエンザの患者数を予想する。予想より多ければ、または以前からのものの変種に直面すれば、それをエピデミックと呼ぶ。ある種の病気、たとえば西ナイル熱やライム病のようなものは、エピデミックから始まる。私たちはそれに驚く。だが数年経つと慣れて、厄介な聞き飽きたエンデミック（風土病）だと思うようになる。それはもう、ここにつきものなのだ、「ここ」がどこであろうと。こうした病気のパターンを表わすために使う言葉は、説明的であると同時に、人の気を引く――あるいはそらす――ための手段でもある。なぜ予想より患者数が増えるのか、そう思う人もいるだろう。なぜ、いかにして予想が変わるのだろう？

食物から感染するサルモネラ、ノロウイルス、大腸菌のさまざまな変種による複数国でのアウトブレイクは、定期的に世界中で報告されている。こうしたものがエピデミックと呼ばれることはめったにない。そしてパンデミックと呼ばれることはほぼ決してない。これらは食品の大量生産に伴う「普通の」コストである、あるいはそうわれわれは信じ込まされている。ともあれ、われわれの使う言語は、二一世紀における自分たちの予想について何かを教えてくれるはずだ。

パンデミックは、少なくとも数の点では、エピデミックの先にある段階だ。世界保健機関（WHO）はパンデミックを「世界規模、あるいは非常に広域にわたって発生し、国境を越え、通常多数の人々に影響を与えるエピデミック」と定義している。正統的な定義には重症度に関するものは含まれていない。重大で致命的な病気でなくても、パンデミックになることがあるのだ。また、重大で致命的な病気が、たとえ世界各地で発生していても、必ずしもパンデミックに分類されるとはかぎらない。

たとえばＳＡＲＳは、公式にパンデミックと宣言されたことがない。世界が不安に感じていたのは、パンデミックになるかもしれないというもので、ほとんどのヒト疾患が非ヒト由来であることに関して一般に行きわたった混乱のために不安は高まった。同様に、ＨＩＶ／ＡＩＤＳも、パンデミックとしか表現のしようがない形で全世界に広がった。実際、多くの機関や研究者がそれをはっきりパンデミックと呼んでいるのに、ＷＨＯは「グローバル・エピデミック」（世界的流行）としている。二〇二〇年より前、ＷＨＯが宣言した一九〇〇年以降のパンデミックは一九一八年、一九五八年、一九六八年、二〇〇九年だけだ。すべてインフルエンザであり、パンデミック対応のガイドラインはすべてインフルエンザを基礎にしている。

よくわからなくても心配ない。誰にもわからない。

毎年数千万人を苦しめているインフルエンザウイルスは、南北両半球の温帯域で国境を越えて広まっている。しかし、このような「季節的流行」はパンデミックとは呼ばない。インフルエンザのパンデミックは、二〇〇九〜二〇一〇年のパンデミックに関係したＨ１Ｎ１株のような新型インフルエンザＡウイルスの世界的アウトブレイクだ。アメリカ疾病対策センター（ＣＤＣ）によれば、「パンデミックは、人間が感染しやすく、人から人へ効率よく持続的に拡大しうる新型インフルエンザＡウイルスが出現したときに起きる」。これが、パンデミックと初めて呼ばれたとき、「新型」（novel）や「変異型」（variant）という言葉や小文字の「n」か「v」が名前の前についているのをよく見る理由だ。

二〇〇九年、ＷＨＯはより具体的なガイドラインである“Pandemic Influenza Preparedness and Response”（新型インフルエンザへの備えと対応）という文書を発表した。このガイドラインには六つのパンデミック・フェーズのあるモデルが記載されている。モデルはフェーズ1から始まる。ここでは人間以外の動物が感染し、ついにフェーズ6のパンデミック・フェーズに達すると、「〔ヒトからヒトへの〕伝染が一般市民のあいだで増加・持続」する。しかし、本当のパンデミックとされるためには、ヒトからヒトへの伝染が一国内、または同じWHOの管轄地域内の二国にとどまらず、別の管轄地域に含まれる少なくとも一国でも起きている必要がある。

その後、病気の波は世界を回るが、患者と死者の数は波が押し寄せるごとに減少する。ヒトが免疫をつけたり、病原体が創造論者〔生命は神が創造したと信じ、進化論を否定する人々〕に逆らって、突然変異と自然選択によって進化するからだ。この場合、他人にうつすまで生きていられるのは症状が軽度の疾患だけであり、こうして病原体は人類に取りついて、細く長い生活を持続させる。

二〇世紀のパンデミックは氷河期と間氷期

二〇一七年、WHOは別のガイド "Pandemic Influenza Risk Management"（新型インフルエンザリスク管理）を公開した。このガイドは計画書ではない。「災害リスクの管理」と、各国がより情報に基づいた決定を下せるようにリスク評価を助けることを意図したものだ。WHOがSARS－CoV－2のパンデミックのさなかに使ったものの一つらしいこの文書には、四つのフェーズしかない。パンデミック間期、警戒期、パンデミック期、移行期、それから――驚くなかれ、また新たなパンデミック間期だ。注意すべきは、この文書では、われわれがパンデミックのさなかにないとき、氷河期に挟まれているかのように、常にパンデミックとパンクのあいだにいるとされていることだ。ヒトのインフルエンザを管理するために企画されたものであるが、WHOのフェーズは、すべての感染症に当てはめることができる。未来に非パンデミック・フェーズなどはない。私たちは常にパンデミックの狭間で生きてきたし、これからも生きていくのだ。

ここで（自分にも）念を押しておきたいのだが、「パンデミック」という語に激しさの含みはない。H1N1がブタに発生し、ヒトに拡大したことは、少なくとも当初はこのことの一例だったと考えられる。二〇〇九年、この新型インフルエンザウイルスはメキシコで報告され、わずか数カ月で世界的パンデミックが正式に宣言されるまでに急速に広まった。科学者にとっても一般の人にとっても、とまどうことばかりだった。これは深刻なことのか？　現実のことなのか？　最初は鳥インフル、今度はブタインフルだ。本当に？

多くの人が安心し、とまどったのは、新しいウイルスによって起こる症状の深刻度が「普通のインフルエンザ」と同じかそれより低いことだった。確かに「普通の」インフルエンザには毎年数百万人が感染し、数万人が死亡している。それでも、二〇〇九年六月にWHOが、H1N1の拡散はパンデミックであると宣言したとき、一部の人間はまったく驚かなかった。すぐにウイルス学者が新型ウイルスを、毎年のインフルエンザ予防接種パッケージに組み込むことができるようになり、私は接種プログラムを積極的に支持した。予防接種に対する私の一般的な見解は、それは自分自身より他人を守るためにあるというものだ。どのような副作用を予防接種が引き起こしうるにしても、それは周囲の人々とコミュニティの健康を維持するための社会参加の一部だ。当時私は——今でもそうだが——ワクチン反対派は利己主義に動かされていると思っていた。白人カナダ人男性という明らかに特権的立場にあり、多少の自負もある私には、この種の極端な自己中心性はあやかりたいものではない。それでも、皮肉な見方をしたくなるときもあった。WHOが一般市民向けにパンデミックの説明をし、六フェーズのパンデミック準備計画を発表したときにも、私は、パンデミック・パニックと自分で呼ぶもののフェーズを自前で考え出した。私の分類は前パニックのフェーズ1、いわば誰も気にしないフェーズから始まる。この段階では感染は貧しい国々の動物のあいだで広まる。次に初期パニックフェーズに移る。この段階の特徴は義憤で、欧米の観光客が帰国して、貧しい国々の路上に病気のイヌや子どもがいた話をする。通常ならこうした新興疾患への対処を先導する欧米諸国の政府職員が、最大のパニックを起こして意気消沈するような状況では、裕福な白人の罹患と企業の株式市場での損失を伴う。

感染性微生物の巨大な培養槽としての工場型畜産

二〇一〇年八月、パンデミックの終息が宣言され、H1N1が「典型的な季節的パターン」に落ち着いたとWHOが告知するころには、この新型ウイルスにより公式の記録で一万八五〇〇人が死亡していた。季節性インフルエンザを追跡するための数学モデルは、H1N1による実際の死亡者数は一五万人から五七万五〇〇〇人のあいだであることを示している。この数字はエボラに見られるようなものではないが、それでも小さくはない。

一見したところ、H1N1パンデミックが「なぜ」発生したかという疑問は、とりあえずは単純に思われた。当初の説明は、ウイルスはメキシコで商業的に飼育されていたブタから発生したというものだった。のちに、二〇〇九年のウイルスと、地域を循環している他のブタインフルエンザウイルスとの遺伝子組成の比較をもとに、研究者は、ユーラシアとアメリカからメキシコへのウイルスの動きが、生きたブタの国際取引の方向にぴったり沿っていることを解明した。

ブタはメキシコの大規模養豚場で、北米市場向けに飼育されていた。その理由は大規模養鶏の場合と似ている。メキシコは、多くの国の例にもれず、労働法規がいくらかゆるく労働力が安価なのだ。感染した農場労働者は、低賃金で有給の傷病休暇も健康保険もないので、病状が重くても出勤しないわけにいかなかった。このような不公正な社会・労働状況のもと、正のフィードバックサイクルでウイルスは再びブタにうつったのだろう。ウイルスの拡大を防ぐ手段として明らかなのは、このような農場からブタを輸入しているすべての国が、傷病休暇と健康保険を労働者に与え、最低限の衛生基準を満たすように要求することだ。

ある意味で、あらゆる死は予想されており悲劇的だ。技術革新を楽観視しようとも、死は普通のなりゆきだし、これからもそうあり続けるだろう。私たちが、遅かれ早かれ死ぬことがなければ、世界はあるべき姿になりえない。この結末は、子孫にはよりよい未来の可能性を開くにせよ、われわれには絶望をもたらす。しかし、われわれヨーロッパ系移民の子孫は、自分の死が人生の後半に心臓発作、がん、自殺、交通事故によって起きると考えるようになり、ニワトリやブタやコウモリから広まったウイルスで死ぬとは夢にも思っていない。

世界規模のパンデミックがニワトリやコウモリから起こりうるという観念には、いくらか因果応報があるかもしれない。しかし用心すべきは、9・11以後の世界の物語を乗っ取ったような、半端な専門家と独裁者の思いあがりと虚勢だ。われわれ産業社会の市民は、あらゆる利益誘導型政治《ポークバレル》の駆け引きをほしいままに使って、すべての鍋にニワトリを求めた張本人だ。飢餓の克服と肥満の追求の中で、私たちは農業の規模の経済を推進した。それにより良質のタンパク質の消費者価格を下げただけでなく、さまざまな感染性微生物の巨大な培養槽をも作りだしたのだ。ニワトリとブタ、世界史上もっとも急速に数を増やした二つの家畜は、自然と飢餓を相手にした人類の闘いの——そして個人の健康、安い税金、ミーイズム経済に対するわれわれの狂信的執着の——最前線に立ってきた。

したがってこれは、利用された者たちの復讐なのだ。私たちが食べるものは、苦境にある生物圏から思い上がった人類への伝令だ。これまでのところ、少なくとも鳥インフルエンザとブタインフルエンザについては、一般的な対応は管理の中央集権化と家畜の殺処分だ。これは伝令を射殺しているようなものだ。共生世界に生きたいのなら、人類はよりよく変わらねばならない。後列に控えているもっと手強い敵と何らかの折り合いをつけなければならない。これは勝つための闘いではない。望みうる最良のものは、ぎこちない、相互に敬意と警戒心を抱いた対話だ。

2 人獣共通感染症の理解のための新しい枠組み

新興感染症（EIDS）を包む不確実とは

COVID－19、SARS、インフルエンザは、他の動物と人間とが共通してかかるきわめて大きな病気の集団に属している。これは動物由来感染症または人獣共通感染症《ズーノーシス》と呼ばれている。人間が心配してきたほとんどの感染症は、他の動物から人間にうつったものだ。この中には麻疹《はしか》や天然痘のような死亡率の高いものも数多くある。また結核や同じマイコバクテリウムの親戚筋のように、おそらく初めは環境中からヒトに感染し、それから動物に伝染し、再びわれわれに還ってきたものもある。さらに、人間にうつってその微生物叢《マイクロバイオーム》の構成を変え、私たちのライフスタイルを好むようになった感染症もある。それらは、私たちが食べるものを好み、歩き回る場所を好み、群れ集《つど》いたがる性質を好み、濡れた付属器官を挿入しあって楽しむやり方を好んだ。また別の疾患は、動物の宿主からわれわれのもとにかなり定期的にやってくるが、本当は、いざとなれば古巣の動物のほうが好みだ。動物に棲んで人間にうつるが、人から人へとうつることには実はまったく気が進まない病原体だけが、専門的には本当の人獣共通感染症だ。狂犬病がたいていの人が知っているいい例である。あるいは、年輩の農家にとってはブルセラ症（波状熱の名でも知られ、かつては英国軍からマルタ熱と呼ばれていた）がそうだ。

ＳＡＲＳ－ＣｏＶ、ＳＡＲＳ－ＣｏＶ－２、エボラウイルスのような私たちを怖がらせる微生物は、世界という地下室の暗がりから前ぶれもなく飛び出してきたものだ。これらが恐ろしいのは、一つにはそれが連続殺人鬼なのかいたずらっ子なのか、はたまた実在が信じられない幽霊なのかはっきりしないことにある。こうした病原体が起こす疾患を、どこからともなく、たぶん子宮か深い眠りから、何となく出てきたかのように、新興感染症（Emerging Infectiouis Deseases、ＥＩＤＳ）と呼ぶ。こうした病気を引き起こす病原体は、人類が新たな宿主になりうるかを調査するために、動物の世界から送り込まれたスパイなのだ。

ＥＩＤＳが公衆衛生関係者のあいだに多大な不安を引き起こす数多い理由の一つが、非常に多くの不確実さに包まれていることだ。近代科学以前の時代に生きていた先祖とは違い、私たちは根拠に基づく確実性を期待するようになっている。今のところ、こうした病原体が人体と人間集団に永住するのか、それともただの観光客で、感染は休日にやってくるようなものなのかはっきりしない。もちろん、私たちはみな、彼らがバイキングか酔っぱらった大学生みたいに、二、三週間の乱暴狼藉のあとで帰ってくれたらいいと思う。それが実現するには、帰るための動物の群れが、ある程度まわりにいることが必要だ。私の友人にユーゴスラビアに帰れない人たちがいる。ユーゴスラビアはなくなってしまったのだから。そして病原体の中に、自分たちがもといた古巣の動物に帰れないものがいる。人間が、そのような自然の宿主を絶滅に追いやっているからだ。

西ナイル熱、ライム病、サルモネラや大腸菌による食品媒介感染症に見舞われてから、先進工業国の多くの市民は、動物からの病原体が人間にうつることがあるという考えを、受け入れるようになった。予期しない出来事を人間は好まない。二〇〇九年、一部には鳥インフルエンザの発生に対応して、アメリカ国際開発庁（ＵＳＡＩＤ）は数百万ドル規模の新興パンデミック脅威プログラムを発足させた。これはこうした脅威に対する予測、予防、対策を行なうことを意図したものだ。いい加減われわれは、次にどこで病気が発生するか予測し、発生したらそれを管理できてもいいのではないか。大手企業関連財団のＣＥＯたちは、病気を撲滅するとか言っていなかったか？

二〇一九年末、ＣＯＶＩＤ－19が姿を現そうとしていたころ、大規模なパンデミックの脅威が見られないとして、予算削減指向の政治家たちはプログラムを中止した。これが公衆衛生プログラムの問題点だ。それがうまくいっているときは、何も起こらないのだ。

人獣共通感染症は数百万年前から存在し、この先数千年も、人類がそれまで存続できるなら、あり続けるだろう。あらゆる微生物、一七世紀末にオランダの科学者アントニ・ファン・レーウェンフックが、自作の顕微鏡越しに初めて見たあの「微小動物《アニマルキュール》」のすべては、私たちのまわりじゅうに、口の中に、生殖器に、手の上にいる。そして間違いなく、私たちと地球を共有する他の動物たちすべての上に。あなたのイヌも、あなたのネコも、夕方、ベランダでこの本を読んでいると耳元でうなる蚊も、それを持っている。サラダの中にも、裏庭をよたよた歩くかわいいアライグマにもそれはいる。こうした微生物が引き起こす疾患の名前には、ペスト、西ナイル熱、ライム病、アフリカ睡眠病、サルモネラ症、ポーカープレイヤー肺炎（Q熱）、結核など、なじみのものもあれば耳慣れないものもある。これらの病気は毎日多くの人がかかりうるし、実際にかかっている。それは眼の中の虫や腹の中の嚢胞、慢性心疾患、衰弱性の脳の感染症として姿を現す。

普通、人獣共通感染症は、気づかれることさえなく近隣を通り過ぎ、われわれに探りを入れる。そして私たちは、一部の研究者が言うには、無症状の病気を「患う」。すべての感染（ばい菌が体内に入って増殖した状態）で症状が出るわけではない。ほとんどの場合、一時的な「インフルエンザ様《よう》の」症状を引き起こす。しかし時にやはり命取りとなる。

察しのいい読者は、前の二、三段落で私が仕掛けたちょっとしたトリックにお気づきのことだろう。私は病気と感染、動物と人間のあいだをのらりくらりと行ったり来たりしている。人間に動物からうつる病気のパンデミックについて話すときは、気をつける必要がある。あまり病気の症状が表われずに、動物または人間にパンデミック感染が起きることもありうるのだ。感染は病気を必ずしも意味しない。動物の感染は人間の病気を必ずしも意味しない。したがって、もしパンデミックが起きるなら、それは動物のパンデミック感染（鳥インフルエンザがすでにそうだ）であるか、せめて鳥のパンデミック疾患（鳥インフルエンザがすでにそうだ）であって、人間のパンデミック疾患でないことを私たちは願う。

人間以外の動物のエピデミックとパンデミックを指すのに、「エピゾアティック」と「パンゾアティック」という用語を使って、これらを区別する著者もいる。こうした区別は有用であるかもしれない。たとえば、いったんウイルスがヒトに適応して、われわれのあいだを容易に行き来するようになれば、ワクチンを開発し適切な対応策を考案するのに役立つ言葉を持つことが重要だ。しかし、医学の最前線の外、つまり私たちの大半が生活する場所では、この区別は人間が動物であり——確かに例外的な動物ではあるが、動物には違いない——種のあいだで微生物を共有するのは普通のことだという事実を見えにくくしがちだ。

このようなカテゴリーが、特に最前線の医療管理では有用であることは認めるが、私が詳細に見てみたいのは、人間と他の動物に共通する病気であり、あるいは共有する環境であり、それがパンデミックとして世界中に広まったり蚊やマダニに運ばれたりするかどうかだ。最終的には、微生物群、人間以外の動物、私たちの居住地の複雑な関係を理解することが、次の病気の出現を防いだり管理したりするのに役立つ詳細な情報をもたらすだろう。

人獣共通感染症の——そして私に言わせればあらゆるヒト疾患も——本質的な理解は、自然科学者（生態学者、昆虫学者、動物学者など）、健康科学者（獣医師、医師）、歴史学者、人類学者、社会学者、芸術家、一般市民の参加なくして達成できない。すでに述べているように、また必要に応じてこれからもくり返すが、私たちは一人ひとりみな互いの周辺視野なのだ。

ここで悪いニュースがある。私たちが今日直面する感染症の脅威の多くは、互いに関係しあっている——そして現代のライフスタイルにおいて大切にされるようになった数々のものに関係している。病気の一つ、あるいは問題とされるもの一つでさえ、その対処法が、他の病気や他の問題のなりゆきに広範囲にわたって影響を及ぼしうるのだ。

同じくらい良いニュースがある。私たちが今日直面する感染症の脅威の多くは、互いに関係しあっている――そして現代のライフスタイルにおいて大切にされるようになった数々のものに関係している。病気の一つ、あるいは問題とされるもの一つでさえ、その対処法が、他の病気や他の問題のなりゆきに広範囲にわたって影響を及ぼしうるのだ。ダグラス・アダムスが『銀河ヒッチハイク・ガイド』の執筆中に思いついたことだが、「生命、宇宙、そして万物について」の疑問の答えは割と単純でありながら理解が――そして回避も――難しいものだ。それは作中のコンピューターが言った「42」ではないかもしれないが、またいわれているような数十億ドルの生体臨床技術やワクチンの改善では必ずしもない他の選択肢のいくつかは、本書に出てくる物語で明らかになるだろう。

病原体の偶然宿主としてのヒト

WHOは人獣共通感染症を、他の脊椎動物とヒトのあいだで自然に感染する病原体によって引き起こされる疾患と定義している。すべての人獣共通感染症には自然宿主《レゼルボア》と呼ばれるものがある。人獣共通感染症の自然宿主はウイルス、細菌、寄生虫の自然のすみか――病原体が普段生息し、増殖し、生存を頼っている動物や動物と生態系の組み合わせだ。もし自然宿主が単体の動物であれば、それは保有宿主《レゼルボア・ホスト》と呼ばれる（ということは、もし生命が平等であれば、私たちは微生物を客《ゲスト》と呼ぶはずだが、そうしてはいない。私たちはそれを寄生虫とか病原体とか呼んでおとしめている）。微生物は普通、保有宿主を殺さないか、殺すにしてもしばらく時間をかけるか、最初の動物が死ぬ前に他の動物に伝染する方法（噛みつく、環境を汚染するなど）を見つけるかする。

たいてい、ヒトはこの種の病原体の「偶然」宿主である（まるで他の種類の病気は、私たちをわざわざ狙っているかのようだ）。人間が「偶然宿主」であるなら、その微生物は人間を必要としない。他に宿を探していて、たまたま手近にあったわれわれを利用しただけのことだ。われわれが行き止まり宿主になることもある。ホテル・カリフォルニア〔アメリカのロックバンド・イーグルスの架空のホテルを題材にしたヒット曲〕みたいなもので、病原体はチェックアウトできるが、決して（生きては）出ていかない。

とはいえ、人獣共通感染症の定義と分類にはさまざまなやり方がある。分類の多くは有益なものだが、そのいずれも、私たちが住む複雑な世界の現実だと考えるべきではない。実験科学者は、遺伝学のように、細菌、ウイルス、寄生虫の種によって区別したシステムとサブシステムを作りだす。このような分類は検査、ワクチン、薬の開発にきわめて役に立つ。

獣医師と動物学者は、人獣共通感染症を、ニワトリ、ブタ、イヌ、齧歯類、コウモリ、ハクビシン、センザンコウ、ヒト以外の霊長類など、自然のすみかとなる動物によって分類したがる。この分類は、人間と関わる種について、どのように関わるか、そのような関わりをどのように管理したらいいのかを慎重に考えるのに役立つ。

この分類を使うと、われわれ人間が、ある種の動物の生息地を作りだしたり（たとえば都市部でのアライグマ、ネズミ、コヨーテや、北米の耕作放棄地でのオジロジカなど）、コウモリ、野生霊長類、渡り鳥のような他の動物の生息地に侵入したりして、人獣共通感染症に感染する機会を与えていることを理解できるようになる。

私たちと動物との相互関係と、人獣共通感染症の感染経路には、分類の難しいものもある。たとえばアジアのサルとの相互関係を、一つの箱に収めるのは困難かもしれない。ネパールでイヌから人間へ感染する寄生虫を研究していたとき、私はたまに地元の観光地を訪れた。放し飼いにされた約四〇〇頭のアカゲザルが、カトマンズ盆地にあるスワヤンブナート寺院にはおり、住民や観光客と水や食物、乱暴ないたずらを共にすることで交流している。南アジアや東南アジアではありふれた、こうした寺院に関連する疾病リスクの科学的調査は、始まったばかりだ。同様の問題がルワンダでは、エコツーリズムの客がゴリラを病気に感染させるか、ゴリラから客に感染するかして起きている。

北アメリカでは、飼い犬や飼い猫と遊んだり、病院への動物訪問活動に連れて行ったりした人から、同様の問題が発生している。あらゆるものの中でもっとも濃厚な接触をすれば、リスクはさらに高まる。つまり、他の種を食べることだ。HIV／AIDSの出現を説明する理論の一つに、人間が人間以外の霊長類を殺して食べたことで、ウイルスを獲得したというものがある。人間が――社会から疎外され、貧しく、森の端に追いやられて――そのような摂食をする理由は、より大きな物語の一部だ。それが何かは、本書を読み進めるうちに明らかになってくるだろう。

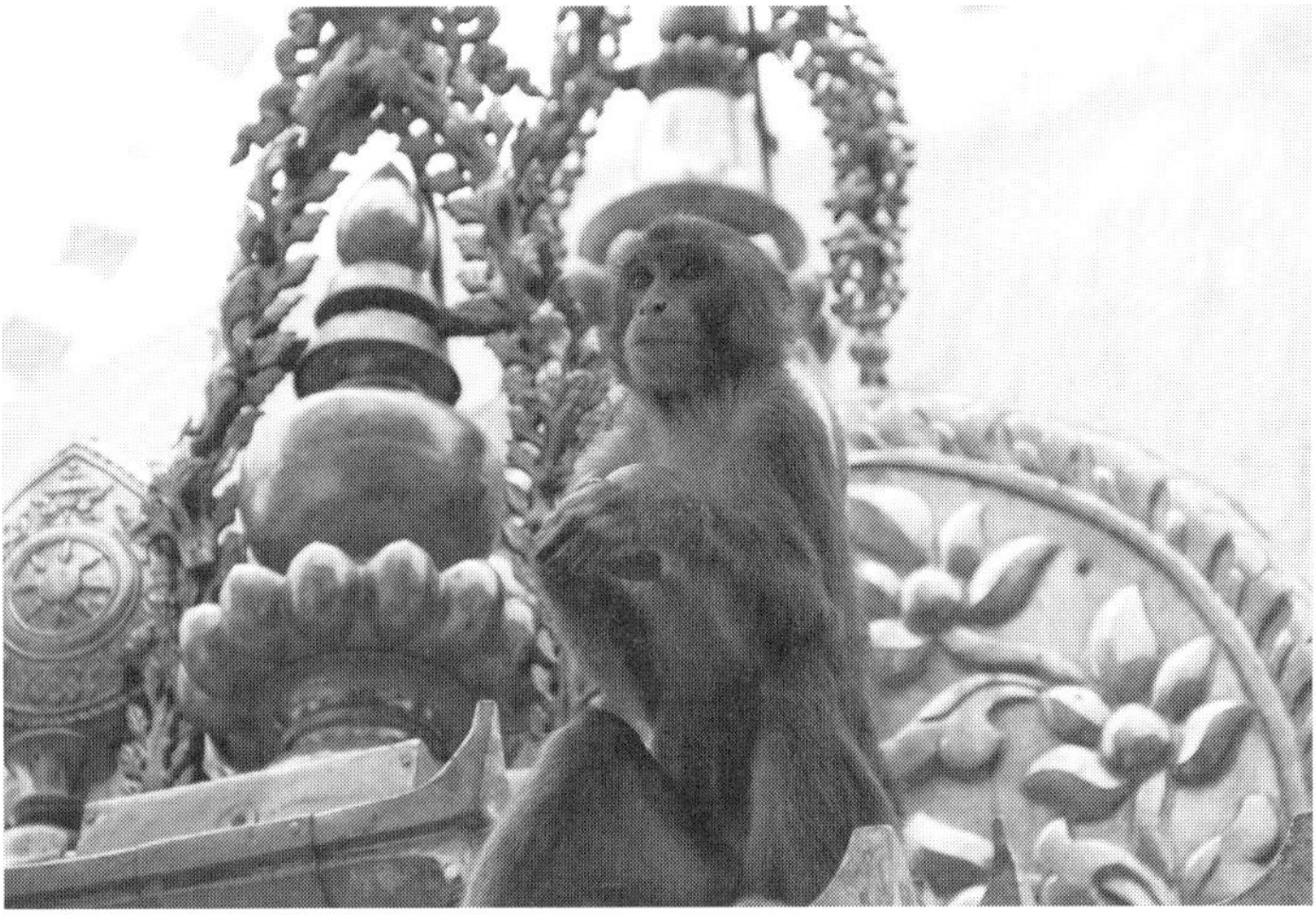

カトマンズ・スワヤンブナート寺院のサル

シュワーベの分類システム

すべての分類は有用かもしれないが、雑多な事実のすべてを代表しているわけではないことを認識しながらも、こうした疾患を違う角度から探索すれば、大いに学ぶことがあると私は考える。私たちは、一部修正した生態学を頼りに、自然の中に、動物間に、あるいは動物から人間への感染経路の中に病原体を維持する感染の循環に注目することで、動物を基礎にした人獣共通感染症の分類をまとめることができるかもしれない。この分類システムは、獣医師で動物学者のカルビン・シュワーベが提唱しており、人獣共通感染症に対する私自身の初歩的理解を形作ったものだ。シュワーベは、単純型、循環型、異形型、腐生型人獣共通感染症という分類を提案した。

単純型人獣共通感染症には、サルモネラ菌や大腸菌O157：H7のような食品媒介病原体の多くが含まれ、自然界では鳥やウシなど単一の脊椎動物種によって永続化されるようだ。その自然の循環に無脊椎動物は必要とされず、咬傷や食物を通じて人間に直接感染する。本書は食品媒介の人獣共通感染症について深くは立ち入らない。そのような疾患については拙著 *Food, Sex and Salmonella*（食物・セックス・サルモネラ）でより詳細に検討している。

循環型人獣共通感染症には、二種以上の脊椎動物を必要とするが無脊椎動物を必要としない感染環がある。イヌ科の動物に見られる寄生虫である多包条虫がその一例だ。異形型人獣共通感染症は脊椎動物とマダニや蚊のような無脊椎動物の両方を、生活環の完成に必要とする。ノミを必要とするペストや、サシガメを必要とするシャーガス病は異形型の病気だ。

環境の劣化が媒介する人獣共通感染症の分類

最後にシュワーベは、他の入れ物にうまく収まらない人獣共通感染症のために、独立したカテゴリーを作りだした。腐生型は、脊椎動物の宿主のほかに、土壌、水、植物のような無生物の自然宿主や開発地に依存する。この中でシュワーベは、ソ連の動物学者エフゲニー・パブロフスキー（一八八四〜一九六五）の研究を踏まえている。パブロフスキーは、その記念碑的著作 *Natural Nidality of Transmissible Diseases*（伝染病の自然感染巣）で、それぞれ生態学的地位を持つものとして病原体を生態学的視点から考察した。

パブロフスキーはシベリアマーモットのペストを研究していた。だが、もっと（私に）身近なところでも、トキソプラズマ症やトキソカラ症のようなペットから感染する寄生虫病が見られる。こうしたものは生活環を完成させる外部環境を必要とする。その卵は環境中で数日から数週間「熟し」て初めて他の動物に感染する力を持つのだ。

別の腐生型には、ＷＨＯの定義に従えば人獣共通感染症ではないが、環境中で成長して人や動物を病気にするものがいる。たとえば二〇〇一年、バンクーバー島の特定地域とその周囲で、イヌ、ネコ、ゴマフアザラシ、ネズミイルカ、フェレット、リャマ、人間が、いずれもクリプトコッカス・ガッティという環境真菌による肺と神経系の重い感染症にかかった。アウトブレイクを引き起こしたこの菌株は、普通は熱帯や亜熱帯に生息している。拡散に気候変動が関わっているかもしれないと言う者もいた。

コレラはかつて、完全に人から人へうつる病気だと思われていた。現在では、ビブリオ・コレラエ、つまりコレラを引き起こす細菌は、カイアシ類という顕微鏡サイズの水棲動物を自然のすみかとしているらしいと見られている。水の条件――温暖化で温まった海洋、流入した下水の栄養――が整うと、この細菌は増殖を始める。だからこれは広い意味での人獣共通感染症なのかもしれない。

動物宿主と自然の循環によるシュワーベの分類は、一世紀以上にわたり科学者と公衆衛生推進者のために役立っており、本書旧版の基礎となっている。しかしそれが、グローバリゼーション、気候変動、生態系の崩壊、種の絶滅、人口過密、大きな経済的政治的格差、善意の介入による予想外の結果という状況の中で、二〇二〇年にパンデミックと人獣共通感染症を考えるにあたり、最良の方法かどうか、私には確信が持てない。私たちが求めるのは――そして必要とするのは――自分たちの思考、研究、意思決定に、そうした問題すべてを一度に包括させる方法だ。

この新版執筆中、古い区分が崩壊し続けていることに私は気づいた。すべては他のすべてとつながっている。SARS-CoVやSARS-CoV-2を理解するためには、景観と生息地、いかに食料を自給するか、過去数千年の人類史を特徴づけてきた国境の推移などの視点から考えることが私たちには要求される。具体的な感染症を取り上げるこの後の章では、ヒトと動物の関わりを、自然史と生物学、社会関係、経済、倫理を含めた（ただしそれだけにとどまらない）別角度から詳しく探究することを読者に勧めたい。

3 ペスト

人間、ノミ、ネズミ、そして社会生態システムの病

プレイグ（疫病）とペスト

シンガーソングライターの故レナード・コーエンによれば、疫病《プレイグ》がやってくることは「誰もが知っている」という。もし知らなければローリー・ギャレットがすぐに教えてくれる。二〇世紀に感染症を研究した冒険科学者たちを描いた大作『カミング・プレイグ』を著したジャーナリストだ。疫病がわれわれのすべての家にないとしても、少なくともすべての地域に疫病はある。“plague”《プレイグ》という語をググったら、あるいはより学術的な検索に絞って「プレイグ」への言及を調べたとしても、出てくるのは黒死病（おそらくルシニア・ペスティスという細菌が引き起こしたもの）とホワイト・プレイグだけでなく、プレイグ・モンキーズ〔音楽グループ〕、忘れられた疫病《ファゴットゥンプレイグ》、緩慢な疫病《スロープレイグ》、ボンベイ疫病《プレイグ》〔一九世紀末のペスト流行〕、オーシャン・プレイグ、アヒルペスト《プレイグ》、家禽ペスト《プレイグ》、豚ペスト《プレイグ》、蚊の大発生《プレイグ》、ヒツジの疫病《プレイグ》、ウシ肺疫《プレイグ》、昆虫の害《プレイグ》、検閲の蔓延《プレイグ》、

疫病の年《プレイグ・イヤー》、疫病の日々《プレイグ・デイズ》、疫病犬《プレイグ・ドックズ》と呼ばれて、ネバダマウスペスト《プレイグ》などもだ。その起源を、不運や災難を意味するギリシャ語にまで遡ることができる「プレイグ」という語は、人々が恐れたり嫌ったりするものほとんどすべてにくっついてきた。

　このような「プレイグ」という語の広く受け入れられた用法は、私たちの文化精神の傷に深く突き刺さる。しかしそのいずれも、これら近代のプレイグ以前に初めて人類を見舞ったあのペスト《プレイグ》のことではない。本来のプレイグにはイェルシニア・ペスティスという細菌が関わっている。これは一九九四年に世界を震撼させたプレイグと同じものだ。このときは、二〇万から三〇万人がインドのスーラトから逃げ出し、北米の住民は、インドから自国の空港に到着した乗客を、白いマスク姿の職員が検査する様子をテレビで見て驚愕した。

　ペストへの恐れは根拠のないものではない。エジプトのユスティニアヌスのペスト（五四一〜五四四年）を皮切りに、ペストは最低でも三度の大きなパンデミックで世界的に最高潮に達し、ヨーロッパ史が新たな、予想外の方向へと舵を切る原因の、少なくとも一つとなっている。たとえば二度目のパンデミック、黒死病は中世ヨーロッパの人口の少なくとも三分の一――数千万人――を、一四世紀中ごろのわずか数年で死に至らしめ、さらにアジアと中東でも数千万の命を奪った。農民の反乱、資本主義の勃興、教会の権力喪失など経済と文化の変容は、すべてその結果として起こった。

黒死病とホワイト・プレイグ（結核）

その物語と、それに伴う恐怖と驚きは、何度もくり返し語られており、二一世紀の思慮深い人々すべてにとって必読だ。生態学、公衆衛生、個人の衛生管理、気候変動、思いやり、運命、グローバル化の危険性といった、誰もが知りたがる知識がすべてそこにあり、見ようとする者にははっきりと見える。この言説はホワイト・プレイグにも当てはまる。それは実際は結核のことであり、この病気についても本書で詳しく論じている（別のホワイト・プレイグ、サンゴ礁の白化現象と混同しないように）。

第三のペストのパンデミックは一八五五年に中国に始まり、世界中に広まった。一八九八年から一九一八年のあいだに、インドでは一二〇〇万人以上がこのペストのために死亡した。パンデミックが収まったあと、大洪水のように、それは小さく持続的な感染サイクルの水溜まりを、齧歯類、ノミ、そして時に不安定な地域社会に住む警戒心の薄い人間のあいだに、オーストラリアを除くすべての大陸で残した。一九九〇年代には、十数カ国でこのペストのアウトブレイクが報告されている。アウトブレイクのほとんどはマダガスカル、モザンビーク、タンザニアなどアフリカ諸国で起きたが、ブラジル、エクアドル、ペルー、モンゴル、ベトナム、中国、アメリカからも症例は報告されている。一九九七年には、ラクダ肉の生食による咽頭ペスト感染がヨルダンで報告された。

ペストは懸念が高まっている疾患である。世界的に都市のスラムが拡大し、地球温暖化とエルニーニョの影響で気候が不安定になっているのがその原因だ。こうしたことで農村部での齧歯類の生息域が変化し、都市中心部での齧歯類の個体数が爆発的に増えているからだ。われわれはこの病気を、人間がかかるものだと思いがちで、もちろんそうなのだが、もっと広い視野を持てば学ぶこともあるだろう。ペストは人間、ノミ、齧歯類、そして最終的には社会・生態システム全体の病なのだ。

人間には、それは三つの形で起きる。腺ペスト、敗血症ペスト、肺ペストだ。発症には、病原体であるペスト菌イェルシニア・ペスティスが開放創から、あるいは罹患したネコから（ネコにキスをして細菌を吸い込むなどして）、あるいは保菌しているノミに噛まれ、ノミが細菌を血流に吐き出すなどして血流に入る必要がある。最初のヨーロッパからの侵略者がアメリカ大陸の恵みを糧としたように、血流に入った細菌は、リンパの川と血液の道を下り、棲みついて増殖するのに適当な場所を探す。末梢リンパ節――腋の下か股間のもの――が、どこよりもいい場所のようだ。これらのリンパ節は腫れて痛み、感染者は発熱、悪寒、頭痛、下痢、便秘などいくつかの症状を組み合わせたものを感じ始め、やがて全身の痛み、動悸、不安感（無理もないことだが）、足のふらつき、ろれつが回らなくなる、衰弱などに移行する。治療しなければ、二五から六〇パーセントの人間が死に至る。この腺ペスト病型のペストは人から人へ伝染することはない。腺ペストの流行は、ネズミとノミが絶えず存在することにかかっている。

人によっては、感染が肺に回って肺炎を引き起こす。これはある種、病原体が現代の人間社会に適応したものである。肺に入ってしまうと、病原体は咳で空気中に排出され、人から人へとうつる。こうなるとノミやネズミはもはや必要ない。この病型を肺ペストという。現在、これまでの常識（近ごろは疑われるようになったが）に照らせば、この病原体は重大なエピデミックやパンデミックを起こしうるのだ。

腺ペストも肺ペストも致死的だが、みんながみんな死ぬわけではない。少なくとも一部の者は病気を撃退し、回復する。場合によっては、いずれの病型も本格的な敗血症性（つまり血液感染性の）ペストに発展し、すると患者はきわめて急速に脳神経系の症状を示す。こうなるとほぼ全員が死亡する。

ノミ、異星から来た軍用獣のような寄生動物

しかしペストは人間だけの病気ではない。これはノミの病気でもある。そしてノミはそれ自体なかなか面白いので、ちょっとばかり脱線する価値がある。ユダヤ・キリスト教的伝統の歴史と神話では、三と七という二つの数字が、完全を表わすのに使われる。ユダヤ・キリスト教の物語において第三の完全な数字は四〇だ。イエスが砂漠で過ごした日数であり、四〇歳になるっていうのはすてきなことだったのだが、これはノミの生活には関わりがない。ノミは、人生の浮き沈みの中の絶頂期、四〇回目の誕生日を迎えるという喜びを知ることがないのはさておき、完全な寄生動物だ。

完全であること（それ自体が迷惑な話なのだが）に加えて、ノミは極端に小さい。それで私は妻と口論になったことがある。妻がぴょんぴょん跳ねる細かい点々に噛まれたと言うので、私は気のせいだと言ったのだが、無論間違っていたのは私のほうだった。ノミは茶色く羽のない生き物で、身体はごく薄べったい。そのため真っ正面から、もっとありがちなのは真後ろから対面すると消えてしまったように見え、とがめられることなくすき間や割れ目に滑り込める。吸収口、眼、触角、櫛状構造がキチン質の頭部を飾り立て、顕微鏡で見ると、『スター・ウォーズ』の銀河の惑星から来た軍用獣のような勇ましい外見をしている。胸部は三つに分かれ、一部の生物学者が示唆している（とされる）ように、創造主（とされるもの）は並ならぬ愛

情を昆虫に抱いていたことのもう一つの表われとなっている。胸部の各部からは、先端にかぎ爪のある力強い脚が伸びている。もしノミが人間サイズなら（私が学生時代、寄生虫学のノートの余白にした落書きによれば）、高いビルディングもひとっ飛びだろう。私にとっては、ノミサイズのノミが、ソファの上のクッションから私の耳元まで跳び上がれることのほうがもっと問題だ。

もしノミから教訓を得ようとするなら、十分に（血を）飲み、十分な頻度で交尾すれば、小さな生き物でも世界に重大な影響を及ぼせるということが学べるだろう。「善」を「自然」と、「自然」を人間以外の生き物すべてとイコールで結んでいる（奇妙で有害な等式だ）人々にとって、これは驚くべき知見かもしれない。そのまさしく退廃的な状況で、メスのノミは、一度に最低三個から、最大ではるかに多くの（おそらく三の倍数個の）卵を産み、一年の寿命のあいだには白く輝く小さなものを一〇〇個産み落とす。温暖で湿度が七〇パーセント以上のとき、ノミはさらに多く産卵する。成虫は温血動物の血を吸って、その動物の身体に産卵するが、多くは、イースターの朝、ソファのクッションの下に忘れられたゼリービーンズとチョコレートエッグのように敷物やカーペットに落ち、二日から一二日（中央値は七日）で孵化する。

毛の生えたクリーム色のイモムシ——昆虫界のティーンエイジャー——は、カーペットやペットの寝床に落ちてそこに隠れ、成虫の糞（乾いた血がいっぱい含まれている）を餌にする。幼虫は尾端突起《ストラット》を持つ。これはノミのタイトジーンズみたいなものだ。人間は他人を精神的に揺さぶるために虚勢《ストラット》を用いるが、ノミの幼虫の尾端突起は、究極のハンバーガー（成虫が排泄した血の混ざった糞）を探して前進するために使われるかぎ爪だ。幼虫は餌を食べ、成長し、三度脱皮する。このプロセスには九日（完璧な条件下では三の三倍）から二〇〇日（もしかすると三の倍数で二四三日）かかる。三度目の脱皮のあと幼虫は小さな繭を作り、その中で、自然界の優秀な生徒の例にもれず、七日（完璧な条件下では）から一年（通常は二週間から四週間、中央値は三週間）を蛹で過ごし、成虫となって姿を現すと餌となる宿主を探す。

ノミの天国（それは時に私たちのソファの上に出現する）では、ライフサイクルは三週間で一回りする。しかしノミは、不完全な人間に自分を合わせることをまったくいとわず、必要とあればプロセスを二年に引き延ばす。ノミにはおよそ三〇〇〇の種と亜種があり、そのうち人間とペットにたかるのはわずか数種だ。*Pulex irritans* すなわちヒトノミは、特にアメリカ南部でイヌと人間のあいだを自由に行き来する。このノミは発疹熱を媒介することがある。これはネズミ由来の疾患で、発疹チフス（シラミによってネズミから人間にうつり、全世界ではなはだしい苦しみと死をもたらしてきた）に似ているが、そこまで悲惨な結果となるものではない。発疹チフスは、古典的な病気の生活史で、教養人の蔵書には必ずある、ハンス・ジンサー著『ネズミ・シラミ・文明』の主題だ。

Ctenocephalides felis（ネコノミ）と *Ctenocephalides canis*（イヌノミ）はイヌ、ネコ、人間に、ある種の自然の自由貿易地域のようにして取りつくが、ときどき境界をこっそり越えるサナダムシは、イヌだけを宿主とする。ネコノミは北米にはびこるおそらくもっとも普通のノミで、駆除がもっとも難しい。*Echidnophaga gallinacea* すなわちニワトリノミは、鶏小屋の中を探検すると言って聞かない強情なイヌ、ネコ、小さな子ども（ずっと昔の私自身もここに含まれる）に対する自然の罰だ。ネコやイヌでは、このノミは眼のまわり、足指の間、耳の周囲といった毛のまばらな部分に食らいつく。人間では、単に服に覆われていない毛のない

場所を探す。

ノミの駆除方法

比較的最近まで、ノミを駆除するいい対処法はほとんどなかった。そのことで、効き目（のなさ）がどれも同じような薬の一大産業が誕生した。ノミの成虫を効果的に殺す物質は（風呂の窒息効果を別にすれば）ノミだけでなく、彼らと同じ動物界に住むわれわれやペットにも毒だった。あるカリフォルニアの企業は、家を密封、熱処理して害虫を退治する方法を提案した。この種の思い切った対処法は、霜の降りる地方であれば、初霜の直後に行なうのがよい。

ノミの駆除方法として提案されているものには、他に次のようなものがある。ノミがついている動物に醸造酵母（ネコには一日に小さじ一杯、体重五〇ポンドのイヌには大さじ一杯）とニンニク（一日に一、二片）を与える、無毒性のシャンプーを使って定期的に水浴させ（ノミを窒息させるため）、そのあとよくブラッシングする。ユーカリ油を混ぜた水か醸造酵母、またはその両方を、特に尻尾のつけ根や首のあたりにすり込む。ノミのついた動物の手当ては、運悪く溺れたり潰されたりしたわずかなノミを殺すだけなので、水浴やノミ取り粉の使用は屋外で行なったほうがいい。そうすればノミはカーペットやソファに逃げ込むことができない。標準的な獣医学の文献は、このような治療法に、対照臨床試験で効果があると証明されたものはないと報告している。ハーブ療法の伝導者、ジュリエット・ド・バイラクリー・レビでさえ、ヨモギ、ビール、ウォッカ（多くの人間には大きな効果がある組み合わせだ）を含んだ自分のダニとシラミ除けローションが、タフなノミには効かないことを自棄《やけ》になって認めている。

近年、幼虫の成長を妨げるさまざまなホルモン剤を、成虫を殺す薬と組み合わせると、効果的で安全だと考えられている。ノミをペットから取り除き、再びつかないようにすることは、しかし、単なる対症療法であり、問題を悪化させることもある。多くの卵や幼虫が家の中にうじゃうじゃいて、人が腰を下ろすのを待ちかまえていることを思い出してほしい。ネコノミは特に食べ物に選り好みしないので、家族全員が醸造酵母、ニンニク、ユーカリ風呂療法をやっていない限り、ソファに座ったら大惨事だ。ノミについて本当に真剣に考えるなら、覚えておかねばならない。イヌやネコを風呂に入れてノミ取り粉をかけても、ユーカリアロマ入りの首輪をつけてニンニクや醸造酵母やチアミンを与えても、それどころかもっとも強力な毒物をスプレーして死ぬほど苦しい思いをさせたとしても、ソファや敷物を処理しなければ、何をやってもノミなき天国は訪れない。

ネコノミやイヌノミは、標高一五〇〇メートル以上ではうまく生息できないという。だからノミとは一緒に暮らせないが、殺すのは良心がとがめると思ったら、山地に目を向けることだ。だがやはり、ネパールかチベットかコロラドへ逃れたところで、寒く乾燥した気候でも生きられる小さなメクラネズミノミ *Leptopsylla segnis* が待ちかまえているかもしれない。南極も含めすべての大陸に、ノミは生息しているのだ。オーストラリアでは二億年前のノミの化石が見つかっている。

自然の完全性から逃れるすべはない。それは人類よりはるか前から存在し、人類よりも長く生き延びるのだ。信仰心の篤い人たちは、疑問を抱くかもしれない。創造主はノミが病気になって死ぬようにペストを生み出したのであり、われわれは偶然宿主なのではないだろうか。だとすれば、ペストを撲滅することはノミを利するだけではないのか。

ペスト菌のノミへの感染

ここで話はペストに戻る。

ペスト菌は、一回の遺伝子突然変異によって、ノミに刺されて伝染するように数千年前に適応したと科学者は考えている。その親戚に当たる仮性結核菌 *Yersinia pseudotuberculosis* は、ネズミやブタの体内に生息して、人間に虫垂炎に似た食中毒を引き起こすが、このような適応をしたことがない。ノミは感染した動物の血液から、ペスト菌を取り込む。すると菌はノミの胃の中で増殖し、上部消化器官（前胃）を塞ぐ。強い空腹と胃のむかつきを感じながら、ノミは手近な血液バーへと向かい、人間の脚、イヌの尻尾、ネズミの尻、何でも食べようとする。血をたらふく吸ったあと、ノミは細菌の一部をグラスに（つまり脚の傷に）吐き戻してから、その中に糞をして、家へと帰る。

たぶん多くのノミがこの食中毒（ノミ界のハンバーガー病だ）にかかって苦しみ、中には死ぬものもいるだろう。しかし、すべての生き物を愛する人たちでさえ、現実のものであれ空想上のものであれ、ノミの苦しみについて普通あまり気にすることはなく、治したり苦痛をやわらげたりする療法は開発されていない。

ペニシリンは効くだろう、薬を届ける方法を誰かが考えつけば。獣医師として、私は痩せたネコや、小さく神経質で噛み癖のあるガリガリのイヌに注射をするのに、うんざりするほど苦労してきた。ましてノミにどうやって注射するかなんて考えたこともない。それでもナノテクノロジー関係者は、きっと、方法を見つけてくれるだろう。もしも私たちが、他の種に対して、世間で言われているよりも寛大であろうと決めたならばだが。抗うつ剤を試してみてもいいかもしれない。あれは人間以外の種にも幅広く効果があるからだ。治療することはできないが、死に際して気分をやわらげることにはなるだろう。いずれにせよ、私が思うに、われわれの大半はそのくらいしか望めないのだ。

ノミにすみかと食事を提供するネズミ

ノミが悪疫の使者だとすれば、われわれ温血動物の親戚、齧歯類は、長年ノミの餌とすみかにされてきた哀れなカモだ。ネズミの血というおいしい食事にありつけるようになるまで、ノミは長く待たねばならなかった。齧歯類は地球上に数千万年前、おそらくアジアのどこかに現れたらしい。ネズミの出現はもっと最近、二、三〇〇万年前らしい。ペスト菌は小さな齧歯類に、人間、イヌ、ネコのものに似た病気を引き起こす。野ネズミはイエネズミに比べると耐性が高いようだが、ペストはプレーリードッグなど農村の齧歯類に大規模なエピデミックと集団死を引き起こすことが知られている。ネズミは、人間に伝染するさまざまな病気を運ぶことがある。たとえばペスト、レプトスピラ症、チフス、紅斑《こうはん》熱、野兎《やと》病、サルモネラ症、ハンタウイルスなどだ。この中のいくつかはもう少しあとで再び取り上げるつもりだ。

ハンス・ジンサーの『ネズミ・シラミ・文明』によれば、クマネズミ（*Rattus rattus*）は紀元前四〇〇年から紀元一〇〇年のあいだのどこかで中東からヨーロッパにやってきた。このネズミは、アジアを支配していたドブネズミ（*Rattus norvegicus*）から逃げてきたのだろう。ヨーロッパ人にドブネズミのことを警告するつもりだったのかもしれない。ヨーロッパ人は耳を傾けなかったが。ノルウェージャン・ラットとも呼ばれる（ノルウェーの船でヨーロッパに運ばれたため）ドブネズミは、約一〇〇〇年後に中国北部か北東部からクマネズミのあとを追い、それをほぼ完全に駆逐した。

ドブネズミはヒトの生息域のあとを追い、そこに適応し、ヒトの行動にすっかり適応した、ダーウィン理論の驚異だ。ドブネズミは聖書に書かれたような完全さで繁殖し——一年におよそ七回妊娠して、一度に七匹の仔を（まあ、多少のばらつきはあるが）産む——メスは出産後一八時間で生殖が可能になる。これほど多産なので、病気、悪疫、人間の攻撃からすぐに回復できるのだ。ドブネズミは雑食であり、一日に体重の三分の一（また聖書の善き数字だ）の餌を食べることで知られ、生ゴミ、石鹸、キャンディ、果実、穀物、種子、他の動物（同じ仲間を含む）などをむさぼり食う。寿命は三年ほどとその生涯は太く短い。ドブネズミは邪魔者はすべて殺す。われわれ人間をよく観察し、その上をいっている。

子《ね》年生まれの私は、白状するとこの動物にいくらか共感を持っている。ネズミの群れの呼び方には、あまり誉めていないものも含めて数ある中で、ミスチフ（いたずら）というものがある。研究者は、ネズミが賢いだけでなく義理堅く、窮地にある群れの仲間を助けると結論している。また、神経質でもあるようだ。そ

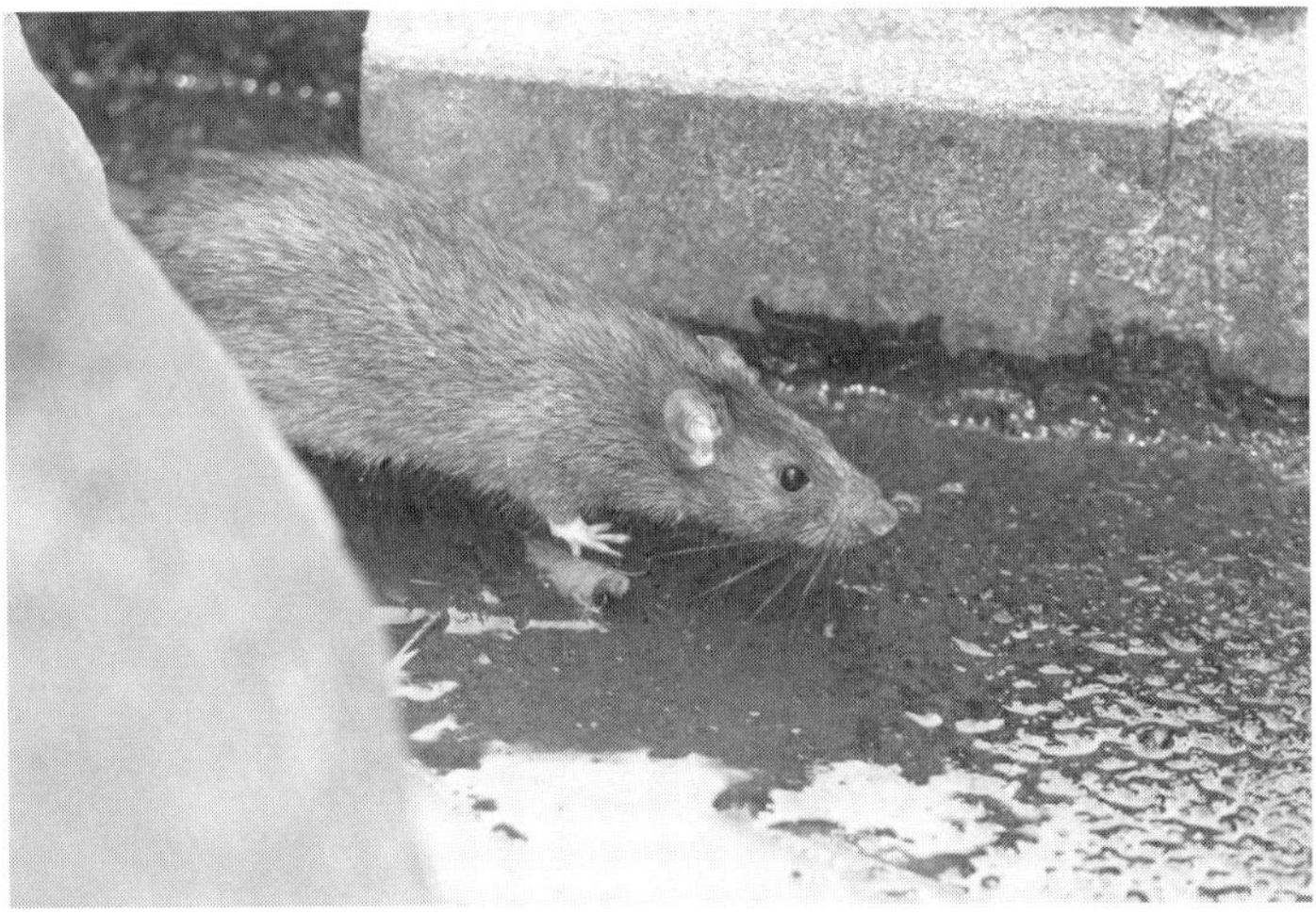

アジアからヨーロッパまでを支配したドブネズミ

れでも、タンザニアから戻ったばかりのある同業者から、都会でペットのネズミに八〇ドル相当の医療・外科処置を行なうように求められたというのを聞いて、私は当惑している。これが、私が獣医師として開業していなくてよかったと思う、いくつもある理由の一つだ。ネズミには、私とは関わりのないところで、実直で勤勉に生きていてほしいというのが個人的な意見だ。

世界にはネズミが何匹いるのやら誰にもわからないが、人間の数と同じくらいと言ってもひどい見当はずれではないだろう。われわれは常に齧歯類と隣り合わせのようだが、北米やヨーロッパの住人はめったに出合わない。カナダ草原地帯の小ぎれいな街で育った私は、齧歯類とはあまり付き合いがなかった。一九九八年の報告によれば、中国の都市では、野良猫や野良犬に邪魔されることもなくネズミが暴れ回り、ホテルの客の服を囓って穴を開けたり電線を損傷したりしているというが、子ども時代の経験からピンと来るということもなかった。もしそのような出来事があったのだとしたら、私はその記憶を意識の底に抑圧してしまっていて、徹底的な精神療法でも受けないと回復できないのではないかと思う。

一度私は、通りの縁石あたりをよたよた歩いているハツカネズミを捕まえたことがある。日曜の午前、教会からの帰りで、日射しは暑かった。いつもと変わらぬウィニペグの日曜の午前だ。ハツカネズミは私の熱烈な好意に抵抗し、尻尾を摑んだときに指を噛んだ。両親は、記憶が確かなら、私を医者に連れて行った。破傷風が心配だったのだ。誰もペストやハンタウイルス肺症候群のような病気について何も言わなかった。今では、そうした病気を引き起こす病原体をカナダ西部の齧歯類が持っていると、私たちは知っているが。

またあるときは、日曜の晩の礼拝から帰ったとき、家族がひどく興奮して金切り声を上げていたのを覚えている。ハツカネズミが玄関に仕掛けたネズミ捕りにかかっていたのだ。このときの心配は、備蓄食料を食べられていないかだったのだと思う。

アメリカ南西部では、ジリスがペストを持っていることがあり、これは少なくとも一度、感傷的ではあるが非常に面白いテレビ映画の題材になった。二〇〇六年には、ロサンゼルスの女性が腺ペストにかかった。感染源は不明だったが、おそらくは齧歯類、ネコ、人間と飛び移ったノミだと考えられる。ときどき、ネコを溺愛する人がネコと鼻にこすり合わせたために直接病気がうつることがある。

もし私が草原の農場で育っていたら、ホリネズミの害《プレイグ》について知っていただろう。この場合、ホリネズミ自体が畑を荒らす害獣だということだ。以前、高校時代、私はエディー・ウォールの農場へ行った。私たちは二二口径のライフルを手に、ホリネズミを撃とうと探して歩いた。見つけたという記憶はないが、フェンスの柱の上に置いた空き缶を撃ち落とした。世界中の小さな草原の齧歯類が何十種類もの細菌を持っており、その中のあるもの（バルトネラ属）は、まれにではあるが、人間に感染して発熱や心臓疾患を引き起こしてきたことなど、当時は誰も知らなかった。

インドでのネズミとの日々

私が齧歯類と本格的に遭遇したのは、インドのビハールでのことだ。一九歳のとき、私はヒッチハイクをしながら陸路でヨーロッパからネパールとインドへ行き、若く理想に燃えたボランティアとして活動した。

実のところそれは、ロマンチックに単純化しすぎている。カルカッタ（現在のコルカタ）で持ち金を使い果たし、現地の貧困と自分が文無しであることに打ちのめされた私は、うまいことを言ってメノナイト中央委員会で臨時の仕事をもらい、穀物の貯蔵と分配を手伝った。アースダムを建設して農業生産を改善する、労働対価としての穀物給付プログラムに使われるものだった。

ビハールでの初日、私が書店の床で寝ていると、夜中に数匹のネズミが頬をかすめた。数カ月後、私は、穀物倉庫のネズミを一網打尽にする集団作戦に参加した。誰かが積み上げた穀物袋の後ろで大きな音を立て、あとはネズミが出てくるのを待つ。私たちは当然ネズミを殺すことになっていた。一匹のネズミ（私が覚えているのはこれだけだ。何匹もいたことはわかっているのだが）が走り出してきて、インド人労働者のゆったりしたズボンに潜り込むと脚をするするとよじ登り、股間を伝って反対側の脚から降りていった。いずれにせよ、そんな具合だ。金の玉を盗まれたかもしれないぞと大いに盛り上がったが、ペストの話は出なかった。

いくらかでもネズミを殺したかどうかも、覚えていない。あとから思うと、インド人の同僚たちは、ネズミをガネーシャ神の相棒として餌を与えて崇拝する人が同胞の中にいるような文化の出身で、潔癖症の（そして裕福な）西洋人のために、やっているふりをしていたのではないかという気がする。そう説明してくれてもいいのだが、対抗意識が強く嫉妬深い西洋人の神には動物の相棒がいないので、理解できないかもしれない。わざわざ説明するよりお遊びに付き合ってやれというわけだ。ビハールを離れる前、私はペットのシマリス（これまたペストの保菌動物である可能性がある）を手に入れ、ポケットに入れて連れ回った。それは私の腕を上り下りして、手のひらからおやつを食べた。ビハール州のランチからカルカッタまでの混雑した列車の中では、子どもたちの人気者になった。のちにそのリスは、誤って冷蔵庫に閉じ込められ、死んでしまった。

こんな話をしたのは、読者に私の齧歯類体験に興味を持ってほしいからではなく、われわれ先進工業国に住む多くの人間が、黒死病の恐怖から隔絶されてしまったことを、齧歯類は象徴しているからだ。それでも、ペストが一四世紀半ばのヨーロッパを核戦争後のような荒廃地に変えなかったとしたら、世界の様子はまったく違っていただろう。私たちは、言語の上だけでなく、社会制度や政治思想の多くにおいても、ペストの子どもなのだ。封建制の崩壊は、啓蒙によってわれわれが種としての道徳的に進歩したことよりも、ペストによる農業従事者の死に多くを負っていると、私は歴史家から聞いている。そしてこの西ヨーロッパにおける封建制の崩壊は、中産階級、資本主義、ショッピングモール、熱狂的消費崇拝の台頭につながったのだ。

伝染病と人間社会システム

たいていの人はペストを人間の病気だと思っており、われわれ（獣医師）の中には、それが他の動物に及ぼす影響を考慮している者もいるが、ペストが、おそらくより正確には、社会・生態システムの病気でもあるということについて考えている者はほとんどいない。

黒死病が起きたのは、モンゴル帝国が商品、サービス、軍事技術、ネズミ、ノミ、細菌の輸送ネットワークを中央アジアからヨーロッパの入り口にまで作りあげたためだった。黒死病が起きたのは、七〇〇年から一二五〇年にかけて夏が長く冬が短かったのを受けて、ヨーロッパでは人口が三倍に増え、耕地が疲弊し、続く小氷期に適応する態勢が整っていなかったためだった。黒死病が起きたのは、卓越風が変わり、それまでの数百年に比べてヨーロッパで雨が増え、中央アジアが乾燥したためだった。モンゴルとトルコの遊牧民は、家畜の群れを追い、マーモット、ジリス、その他野生の齧歯類と連れだって、牧草の生い茂る土地を求め西へ東へと向かった。ヨーロッパではペストの到来に先だって、何百万人もが餓死しており、飢饉を生き延びた人々もペストが見舞ったときには衰弱していた。この物語では、ペスト菌はさして重要ではないかもしれない。

ある作家は、ヨーロッパにおける黒死病の臨床徴候とくり返されるエピデミックは、むしろ炭疽——やはり人間と動物に共通する致死的な疾患——に似ていると述べている。アウトブレイクとアウトブレイクのあいだ、炭疽菌は芽胞の形で数十年、おそらく数世紀のあいだ土壌中で（あるいは研究所で、もっともこれはまた別の話だ）生き続けることができる。この物語で重要なのは、人々を殺した細菌が、気候、環境、社会政治的、経済的変化に乗じた日和見主義者であったことだ。ペスト菌が殺しの仕事を引き受けなければ、他の病原体がやっただろう。志願者は常にたくさんいるのだ。そしてこれはヒトの疾患の多くに当てはまる。病原体そのもの（細菌、ウイルス、プリオン）は、人間が作りだす病原菌に適した状況ほど問題ではないのだ。

一九九三年、インド中部を激しい地震が襲い、齧歯類の生息地に被害をもたらした。その結果、ネズミが本来の居場所から近隣の村にどっと押し寄せ、手っ取り早く餌とすみかが手に入る穀物貯蔵施設を荒らした。野生の齧歯類は、気楽な田舎暮らしという普通の条件では、発病することなくペスト菌を持っていることがある。この現象は、都市のネズミや、混み合ったスラムのような環境に棲むネズミにも常に当てはまるとは限らない。ここから政治的な教訓を引き出すこともできるが、あまりにも見えすいているようにも思える。

一年ほど経った一九九四年八月、ネズミのあいだに集団死が起きていることに気づいた人がいた。三〇年間インドでは報告がなかったペストが発生したのだ。数週間のうちに、人間の腺ペストが八〇件ほど報告された。腺ペストは人から人にはうつらないので、保健当局は患者を治療して、病気が発生した家を消毒した。死者は出なかった。

九月末、人から人にうつる肺ペストの患者が、最初にアウトブレイクが起きたところから北西にある人口一四〇万の都市、スーラトに発生した。この症例が報告されると、二〇万を超える人々が街から逃げだし、ヨーロッパと北米の空港職員がマスクをつけてインドからの飛行機を念入りに検査している映像付きで、ペストは世界的ニュースとなった。これがSARSやCOVID‐19、鳥インフルエンザ以前にあったパンデミックの恐怖だ。しかし現実にパンデミックが起きることはなかった。今では保健所職員の中には、この病気がそもそもペストだったのか疑っている者もいる。

コンゴ民主共和国では、鉱山労働者のあいだで二〇〇五年と二〇〇六年に肺ペストのアウトブレイクが起こり、数千人が発症して数百人が死亡したが、一部で恐れられていたようなパンデミックの予兆ではなかった。科学者の中には考え疑問を持つ者も出始めた。ペスト菌は遺伝的特徴を変えたのだろうか？　二〇世紀の栄養状況と生活水準は、最悪の場合でさえ、一〇〇年前の生活水準よりはるかにいいのだろうか？

ウガンダでは二〇〇四年に、西ナイル地方（かの白人にとってのもっとも深い恐怖のゆりかご）のある警察官が医者を呼んだ。医者はたまたまペスト治療の現地実験のためこの地域にいたアメリカ疾病対策センター（CDC）のスタッフを呼んだ。彼らは、二人が肺ペストにかかっていることを知った。そして、接触者が多数いたにもかかわらず、その二人から感染したのは他に二人——もっとも近くで看護していた者たち——しかいなかった。咳の飛沫を浴びるには十分に近くなければならない。だから腺ペストを患った人間は、ストラトフォード（シェークスピア劇を滑舌よく他人に浴びせる最中心地）の舞台に立つべきではない。だが、われわれの恐怖は脅威より大きいのかもしれない。われわれがみずから作った物語への、われわれが独自に捉えた歴史への恐怖は、われわれの文化に長い影を落としている。

タンザニアのペスト・アウトブレイク

数年前、同僚の一人で、国際研究に参加している人類学者が私のところへ厄介事を持ち込んだ。「私はとても熱心な科学者たちと、あるところで研究をしていますが、そこではペストが風土病になっています。この報告書、ある村についてのものなんですが、見ていただけますか？　生態系の健康の専門家から見て、この人たちはどうしたらいいと思いますか？」

彼女から手渡された非公式の研究報告書と、二〇年分の査読付き文献のレビューから、私がまとめた話は次の通りだ。

約一世紀前、ペストが現在タンザニアと呼ばれている地域に、通商路に沿って到来し、国内数カ所で定着したが、ある村とその周辺には定着しなかった。そして数十年前、この村の住人はネズミの大発生に悩まされていたが、ペストは発生していなかった。それでも、ネズミによる被害は大きく、特別な祈禱師が介入する必要があった。優秀な疫学者がみんなやっているようにこの祈禱師も、流行がピークを迎えてあとは何をしようが減っていくタイミングで介入した。

その二、三〇年後、再びネズミが大発生した。今度はヒトの病気を持って。地元住民は例の祈禱師に相談したが、実はこの祈禱師には、前回の代金が支払われていなかった。相応の謝罪とお布施を受けてから、祈禱師はまた救済法を授けた。だが今度は、人々が心から信じていなかったからか、厳密に正しいやり方をしなかったからか、ペストは去らなかった。一九八〇年代の一〇年間で数千人が感染し、数百人が死亡した。

一方、獣医学者は罠でネズミを捕獲し、人間とイヌから無作為に血液とノミを採取して、ペスト菌またはその抗体を探した。あらゆる予防措置が試されたようだが、いずれも効果がないか、少なくとも芳しくはなかった。ある研究では、イヌが病気を運んでいることが示唆されていた。それではイヌを駆除すればいいということか？　うまくいかない理由を何とか特定しようと、住民と話をするために人類学者が派遣された。

人類学者の報告で、何を試したか、それがなぜうまくいかないかを含め、複雑な事情が明らかになった。医師は病人を隔離しようとしたが、患者はこうした日常生活への干渉に憤った。隔離されると、彼らは農作業への参加、食料の調達、病気の親戚の看護、特別な行事への出席などのために家や村を離れられなくなる。

しかし一部の住民は抜け道を見つけだした。特に賄賂によって。いずれにせよ、ネズミノミが病気を運ぶのなら、何かやっている感じがする以外の効果が、隔離にあるかどうかはよくわからなかった。

患者が現れたら、単に診断して治療するという手段を取ることもできた。ペストは一般に、テトラサイクリンやストレプトマイシンのような安価な抗生物質で治療できるので、このやり方は散発性の（流行性でない）ペスト症例にはもっとも費用効果が高いことが多い。患者の早急な治療はしかし、地域の治療センターにアクセスしやすいか、人員がそろっているか、抗生物質の在庫があるかにかかっている。タンザニアでは、地域の治療センターはアクセスしやすいが、いつも薬の在庫があるとはかぎらなかった。患者の記録はときどき取り違えられ、紛失し、センターの外へもれて秘密保持が疑問視されていた。患者は自分のシーツや何かを持参しなければならなかった。それができない患者は、自身の貧しさに恥ずかしい思いをした。

世界各地で、診断は賭博のようにして行なわれている。「ひづめの音がしたら」サスカチェワンの獣医大学の教授たちはよくこう言っていた。「シマウマではなくウマだと思え」（珍しい病気の前にありふれた病気を疑えという意味）。だがそのアドバイスも背景を踏まえて捉える必要がある。ケニアでは、ひづめの音を聞いたら「シマウマ」だと思うだろう。北米では、呼吸器か腸の不調を伴う熱はたいていインフルエンザと呼ぶ。だが、それはインフルエンザではないことが多い（特に腸に来るものは。人間のインフルエンザは通常呼吸器の疾患だからだ）。時にそれは問題ではない。北米の「インフルエンザ様《よう》」疾患はたいていウイルスによって起きる。医師はたいがい「インフルエンザ様」ウイルス性疾患を同じように治療する（チキンスープを飲ませて寝かせる）。ペストが風土病として知られるアフリカの一部では、マラリアを含めペスト以外の多くの病気がペストと呼ばれている。あいにく、マラリアは抗生物質では治らない。病気一般を指す広義のペストの一部しか抗生物質による治療に反応しないなら、そうした近代的手法は、何が伝統的療法より優れているのだろうか？

公衆衛生当局は、屋内に殺虫剤を撒き殺鼠剤を置こうとした。殺虫剤を撒いた世帯の住人は、窓と戸をすべて六時間閉め切って、三日から六日は家の掃除をしないように言われた。居住者はネズミやノミの死骸と、そんなに長く同居したくなかった。さらに、殺虫剤には結構な市場価値があったので、情実によって割り当てられたり、作物や食料を処理するために農家に転売されたりした。殺虫剤を撒いたあと気分が悪くなったと苦情も出た。時にはニワトリが死んだりウシの具合が悪くなったりもした。

当局は村人に、家のすき間を漆喰で塞いでネズミが外から入れなくすることを提案した。この仕事は主に女性と一二歳以下の子どもがやるものとされていたが、こういう人たちこそが病気にかかっていたり家の修繕をする体力がなかったりした。さらに、漆喰を塗るために必要な水が不足しており、漆喰を買うための金は男性が管理していた。この提案は実現しなかった。ネズミが家に入ってこないように、食糧貯蔵庫を屋外に移すこともできた。昔は、トウモロコシは家の外に貯蔵されていたのだ。しかし、世界市場の開放に伴って換金作物が増産され、それにつれてトウモロコシの生産量が減ったために、トウモロコシは交易財として価値を増した。このなりゆきは、社会が信用できなくなった（部分的には競争社会と近代化で説明できる）のと相まって、警戒の必要性を高めた。そのためトウモロコシは、屋内の天井裏に貯蔵されるようになっていた。ネズミはトウモロコシにつられて家の中に入り込んだ。このためイヌも家のまわりにいたがるようになった。

公衆衛生当局は、ネズミの隠れ場所を減らすため、各世帯に、家や農地のまわりの茂みや灌木を刈り払うことを推奨した。しかし耕地は乏しいため、人々は土地を最大限利用したがり、家のすぐそばまで植えつけていた。畑の境界線に植えた木は土壌侵食を防ぎ、草はウシの餌となり、薬草は家庭で利用した。この慣習を一部の政府機関（明らかにペスト撲滅とは関係のないところ）は、土壌と水の保全のために奨励していた。生垣には、一家の先祖との絆として維持されているものもあった。先祖は家のそばの灌木に宿っていると信じられていた。

生ゴミを住居の近くに置かないというような、一見単純なことですら問題だった。この有機「廃棄物」は、家のまわりの畑に放って、作物の肥料にされていたからだ。

女性と女児は調理をするので、ペストにかかった。子どもたちは、ネズミから移ったノミを持ったイヌと遊ぶので、やはりペストにかかった。

こうした人たちはどうすべきなのだろう？　収穫高を維持し土壌侵食を防ぐために、農家は家や畑のまわりに灌木を植えなければならない。ペストを防ぐためには、それを引き抜かなければならない。現金収入を得るためには、もっと換金作物を作らなければならない。地域の食料の価格を下げるためには、もっとトウモロコシを植えなければならない。健康状況を改善するためには、近隣の人々と協力し、穀物を屋外の倉庫に移さなければならない。世界市場での競争力を増すためには、隣人たちと競争しなければならない。正しい道をどうやって決めればいいのか？　科学的な答えがあるのだろうか？

ネズミ、ペスト、そして認知的不協和

このシナリオを科学哲学者のジェローム・ラベッツに話すと、タンザニアのペスト問題に解答はないかもしれないと言った（まんざらでもない様子で。私が思うに哲学者は、数学者や神学者のように、解決できない問題を生き甲斐にしているらしい）。私たちは還元不能な複雑さにぶつかってしまった。

私たちは、世界的規模で、ある種大きな認知的不協和に行き当たったとも言えよう。獣医になったころ、ネズミは知能が高く人なつっこい、社交的な動物で、特に子ども向きの理想的なペットになるという考えに私は触れた。ネズミは芸をする。だから先に述べたように、ネズミのために獣医に八〇ドルを支払うのだ。個人的には、ネズミ崇拝やネズミ愛好と、ペストの惨禍の折り合いをつけようとすると頭が痛くなる。一種の生態伝承療法《エコ・ナラティブ》を、われわれ機能不全を起こした種は必要としているのだとも言えようが、どこから手を着けたらいいのだろうか？

かつてヨーロッパを恐怖に陥れたペストが、もはや以前のように致命的なものではないのは明らかだ。ヨーロッパ人は、タンザニアの村人の教訓となるようなどんなことを的確に行なったのだろうか？

まず第一に、全体像や、もしあるとすれば完璧な解決策を与えてくれる唯一の視点（環境、公衆衛生、経済、男性、女性）や基準（動物、家庭、地域、世界）はないということははっきりしている。ペストをペスト菌が引き起こす個人の病として見れば、治療法は抗生物質で、医療の供給に時間と労力を割く必要がある。

疾患に合った薬で治療されているという安心を患者に与えるため、よりよい診断検査施設が必要だ。ペストを飼い犬、ネズミ、ノミの病気として見れば、労力はイヌの管理、ノミ用殺虫剤の散布、ネズミの駆除、人間の住居改善に注がれるべきだ。土地利用計画者と生態学者は、生態学的変化を記録し、それがもっとも効果的と思われる場合は対象を絞った介入をすることができる。こうした手段は重要だ。

ペストは社会・生態システムの病でもある。トウモロコシの価格、国家債務、世帯内の男性と女性の関係、近所付き合い、こうしたすべてが考慮される必要がある。このような問題に対処するには、医学や技術の専門知識だけでなく、深い文化的取り組みとトレードオフをめぐる民主的議論が要求される。それはつまり、どのような社会にわれわれは暮らしたいのかということだ。

同様に、メキシコ、ペルー、マダガスカルなどの国々で一九九〇年代に起きたペストのアウトブレイクは、一〇〇年前のパンデミックでさまざまな環境に残った、さまざまな細菌の巣が原因であるかもしれない。もちろん、公衆衛生インフラの欠如（政府支出の優先順位の反映、それも多くは世界銀行や国際通貨基金によるわけのわからない優先順位の反映だ）や、欧米の工業化に伴う化石燃料の使用が引き起こす地球温暖化によって激化したエルニーニョのような周期的な気象現象も関係しているだろうが。

私は、黒死病が現代文明を一掃するなどという終末論思想で人心を騒がせるつもりはないが、今日の国家政策の主導権を争っている物語――競争力と経済効率、規模の経済と自由貿易の物語――が、生物学的思考の面でずさんなことは承知している。「プレイグ」という語は、私が考える最良の疫学的モデルと予測では、この先何世紀も知的な対話に欠かせない要素であり続けるだろう。

私たちが選ぶ物語は、そして病気への対応は、科学的選択ではない。それは科学の器官を持ち、ことによると悲劇的結末を伴った道徳的なものだ。技術と薬をもてあそび続けるなら、私たちはみずからを救う技術もないままに、アルベール・カミュの言葉が耳に響き続けることになるだろう。

それでもなお、彼はわかっていた。自分の語るべき物語は、最終的な勝利の物語ではありえないことを。それは恐怖とその執拗な猛襲との終わりのない戦いの中で、聖人にはなれず悪疫に屈することも拒みながら、なお精一杯、医師であろうとする者すべてが、個々人がいくら苦悩しようとも、なさねばならなかったこと、確実に再びなさねばならないことの記録にすぎないのだ。

アルベール・カミュ『ペスト』より

4

ライム病

マダニが媒介する新興感染症

自分で移動手段を持つ細菌スピロヘータ

小さな齧歯類と組んで、ただひたすら人間を殺したり苦しめたりしているかのような節足動物は、ノミだけではない。また、この多種間共同を利用して他の動物や人間に乗りうつる病気もペストだけではない。ライム病にはペストのような恐ろしげな響きがほとんどなく、ライムというのはアメリカ・コネチカット州の町ではなく果物のことだと思って問題を混乱させている人も少なくない。だがこの新興人獣共通感染症は、そしてこれに関係するマダニは、さまざまなことをわれわれに教えてくれる。

小学校の教科書の写真を覚えている人、あるいは大学で顕微鏡をぼんやりと覗いていた人は、細菌は小さな球状またはソーセージ形の生物で、ブドウのような塊か、つながったウインナーのようにして増殖するのだと思いがちだ。細菌は短時間で増殖し、想像しうるもっとも精力旺盛な一夫多妻のウサギよりも猛烈に繁殖力が高い。食品微生物学者の友人によれば、ウェルシュ菌という細菌の一族は八分から一〇分ごとに倍増でき、四時間で一〇〇万個以上の子孫を生みだし、餌、水、温度の制約がなければ、約四八時間で地球を埋めつくすまで増えうるという。

この小さな生き物は、スラム街、貧しい国、磨いていない虫歯、消毒が行き届かない台所のカウンターのようなよくない場所にうようよしていると思っている人が多い。細菌は空気中に、カーテンに、椅子に、食べ物に、イヌに、下着にいるのだ。いやはや、われわれはよく生きていられるものだ。冷蔵庫の後ろに集落の染みを作るだけでは飽き足らず、細菌は動物、人間、挽肉を公共交通機関として利用するだけでなく、いわば自前の車輪すら発達させることさえある。

微生物生態学者のリン・マーギュリスによれば、進化のごく初期段階で、細菌界の天才技術者が、小さな陽子モーターで回転する鞭のような尾を発達させた。モーターは電荷の変化で駆動される。この動力付きの尾を総称して「波動毛」という。細菌（たとえばサルモネラ菌）や精細胞（温かく湿っぽい、快適な場所に適応した、単なる細菌かもしれない）では、これは鞭毛と呼ばれている。人間の鼻孔や気管には、細かくて波うっている毛のようなものがあり、粘液や細菌の死骸を管の上部へ、そして生物界の大いなるリサイクル工場へと持ち上げる。これを繊毛と呼ぶ。

こうしたことはいずれも興味深い。だが、われわれの物語により関連が深いのは、モーターを内蔵したものたちだ。オートバイに乗った細菌が、小さなスポーツカーになったのだ。鞭のような回転する繊維が内蔵されると、こうした細菌、今やスピロヘータと呼ばれるものは、微小生態系最速の連中に変身した。生きるも死ぬも局地の条件の気まぐれに左右される、動けない旧弊なものたちを尻目に、この韋駄天たちは温かく豊かな新天地を求めて飛び出していった。

マーギュリスが立てた仮説では、スピロヘータは人体という共生体の構成要素に加わったとき、脳神経系と眼の桿体および錐体細胞になった。この状況は、私たちが顕微鏡でスピロヘータを見るとき、私たちは自分自身を理解しようとして細菌を見ている細菌に他ならないということだ。私は、めまいがするような何となく落ち着かない感じを覚え、また、そう言ってよければ、ちょっと利用されたような気分がし始めた。だが人類が、利用された気がするといって宇宙裁判所に訴え出たとしても、根拠となるものはあまりないだろう。

こうしたスピロヘータの多くは、世界の不思議に言葉を失った、私のような哀れな者たちや、顕微鏡で口の中を洞窟探検する歯科医以外の人間にとって興味を引くものではないが、きわめて厄介なものもいくつかある。精細胞の邪悪な双子、梅毒の原因となる梅毒トレポネーマ（*Treponema pallidum*）は、長きにわたり悩みの種だった。それと二種のスピロヘータ――ライム病を起こすボレリア・ブルグドルフェリ（*Borrelia burgdorferi*）と、レプトスピラ属という世界でもっともありふれた人獣共通感染症（当然のごとくレプトスピラ症と呼ばれる）を引き起こすもの――が、人獣共通感染症の研究者には特に興味深いものだ。この章ではボレリアを扱い、別の章でレプトスピラ属に触れようと思う。

母親たちの執念が見つけたライム病

一九七〇年代中ごろ、アメリカ、コネチカット州オールドライムで数人の母親が、地元の医師が若年性関節リウマチと診断したものの追跡を始めた。一般にまれなものと考えられているこの病気が、彼女たちが住む村とその近隣の村、ライムとイーストハダムに集中しているらしいことを、奇妙に思ったのだ。母親たちの粘り強い行動はやがて報われ、その報告が、アトランタのアメリカ疾病対策センター（CDC）で疫学を修め、イェール大学医学部でリウマチ学を専攻する博士研究員、アレン・スティアーに取り上げられた。その後の物語は、幸運と、地道で適格な正常科学で解明された。研究者は、患者の病歴を記録し、血液サンプルを採取し、流行地域と非流行地域のマダニを採集し、考えうるあらゆるものを培養し試験していった。

国際的に知られるマダニ媒介疾患の専門家、ウィリー・バーグドーファーは、顕微鏡のスライドガラスに載せた潰れたマダニの死骸のあいだに、実は別のものを探していた。探していたのはリケッチアと呼ばれる小さな生物だった。ロッキー山紅斑熱を引き起こし、同じ施設でヘラルド・コックスがQ熱（14章参照）の病原体を培養したときに探していたのと同じ生物だ。リケッチアの代わりに、バーグドーファーはらせん状の細菌を見つけた。

バーグドーファーが見たスピロヘータは、レプトスピラ症や梅毒の原因となるものと同じ綱に属しており、ボレリア・ブルグドルフェリと呼ばれるようになった。さらに詳細な実験で、それは実際にライム病の直接的原因であることが示された。医学界、科学界は、北米でもっとも普通の節足動物が媒介する人獣共通感染症と現在考えられているものの発見を自画自賛した。もし、とてもしつこく口うるさい母親たちがいなければ、この発見はなかったかもしれないことと、それが科学の本当のはたらきに持つ意味は、誰も口にしたがらなかった。ヨーロッパ――特にスウェーデン――ではこの病気の的の形の発疹が二〇世紀前半から知られており、それがペニシリンによく反応することも発見されていたことは、ほとんど話題にならなかった。どうやら多分にもれず科学者は、自分のことにしか興味がなく謙虚さに欠けているようだ。

この病気はいろいろな方向から考えることができる。たいていの人は、コネチカットの母親たちのように、個々の人間や動物に影響する病として考える。確かにそうだ。ボレリア・ブルグドルフェリの感染（現在、科学論文ではボレリア症と表記され、ライムの母親たちをさらに徹底して消し去っている）は、個々の人間に問題を起こすだけではない。それはイヌ、ウマ、その他数種の動物にも影響する。米粒かケシ粒くらいの大きさの感染したマダニから病原体を注入されて数日から一カ月で、感染者には的《まと》形の発疹と、発熱や全身痛などインフルエンザ様の症状が発生することがある。この段階ではさまざまな抗生物質がよく効くようだ。治療しなければ、スピロヘータは血液中を泳いで毛細血管に詰まり、心臓病、関節炎、神経障害、筋骨格系の痛みを引き起こす。

ドングリ豊作に始まる野ネズミ、シカ、そしてマダニの増加

リチャード・オストフェルドら別の生態学者の研究は、ボレリア・ブルグドルフェリの自然のライフサイクルには野ネズミ、シカ、オークの木が入っていることを明らかにした。三、四年に一度、オークの木はドングリが大豊作（マスティング）になる。脂肪とタンパク質に富むこのドングリを食べに、野ネズミやシカ

が集まってくる。ハツカネズミはマイマイガの蛹も好んで食べる。マイマイガにオークを攻撃させない、自然の予防戦争だ。マダニの成虫、たいていマダニ属（*Ixodes*）のいくつかの種は、シカが餌を食べている場所で身体から落ち、卵を産む。孵化した幼虫はハツカネズミの血を餌とし、そこからスピロヘータ・ボレリア・ブルグドルフェリを拾う。腹いっぱい血を吸うと、幼虫は脱皮して若虫になり、次の春にはたまたま自分の縄張りに迷い込んだ移動ファストフード店――ハツカネズミ、鳥、イヌ、ハイカー、シカを追うハンター――に、何でも取りつく。夏になると（または、最近のような温暖化傾向になる以前、カナダのような寒い土地では翌年）若虫は成虫になり、新たなサイクルが始まる。

一九七〇年代には「まれな」病気だったライム病は、北米でもっとも一般的に診断されるマダニ媒介疾患になった。南北アメリカでは現在、年間に二万件以上が発生している。またこの病気は北へと移動している。カナダでは、二〇〇九年から二〇一六年のあいだに、報告される件数が一四四から九九二に増加した。なぜこの疾患は広まっているのか？　それに対して、もし手だてがあるとすれば、どうすればいいのだろうか？

この疾患の生態学の一報的知識に基づけば、北米におけるライム病の自然史は次のようになる。初期の植民者がニューイングランドに到着して、ボレリア・ブルグドルフェリ、ハツカネズミ、樹木、シカなどの自然なライフサイクルを攪乱し、がんであるがゆえに付きまとうさまざまな苦痛や病気を獲得した。彼らは農地を作るために森林を伐り開いた。シカの個体数は減少し、病気とその記憶もやはり減っていった。一九七〇年代、理論経済学者の空理空論と、企業投機家の強欲の上に作りだされた幻想に基づく経済政策が、大都市の誘引力と、食料需要の促す農家の削減と大規模化（いわゆる規模の経済）に結びついた。ニューイングランド（と北米一帯）ではおびただしい農地が売却あるいは放棄され、多くは別荘地となった。

この農家にとっての経済的惨事は、他の環境的、社会的視点からは大成功だった。バンビや愉快なネズミの家族リトルズで育った郊外の「田舎」人は、自然を、特に人を脅かさないかわいい動物がいっぱいで、オオカミの群れや蛍光オレンジ色のベストを着たハンターのような本気の肉食獣がいない自然をいいものだと考えた。結果、ニューイングランドに森林が復活した。シカと野ネズミと森を散策する大勢の人々と共に。

検査の感度についての科学

さらに、こうした社会と生態系の変化は、ただの疲労も全身の苦痛も許されない社会環境で起きた。誰かが本気で受け止め、研究し、適切な検査を開発するまで、多くの非特異性疾患は、慢性疲労症候群やライム病から全身型環境アレルギーまで、心気症の烙印を押されていた。診断はあらゆる人獣共通感染症にとって大きな問題だ。典型的に特有の徴候を示すものはほとんどない。ライム病の的形の発疹は、マダニに噛まれた患部に病原体が感染したことを示すものだが、患者の四分の一にしか起こらない。マダニに噛まれた前歴は参考になるが、マダニはあまりに小さいので、マダニの一生においては重大事であっても、ほとんどの人はそんなことを覚えていない。臨床検査は当てにならないことがある。あるものは偽陽性（検査は陽性だが病気ではない）が起こりがちであり、またあるものは偽陰性（スピロヘータは血流を回っているのに検査は陰性と出る）になるからだ。

表：検査感度について

	疾患陽性	疾患陰性	合計
検査陽性	99	909	1,008
検査陰性	1	89,991	98,992
合計	100	90,900	100,000

最高の検査であっても、疾患がまれならうまくいかない。ここで少し技術的な脱線をしてみたい。上の表を注意深く見てほしい。検査の感度は、実際に疾患がある人の中で、検査結果が陽性となった人の割合だ。病気を持っているなら陽性反応が出るんじゃないの？　そう思われるかもしれない。特異度は疾患がない人の中で、検査結果が陰性になった人の割合だ。こうした特性はかなりの程度不変である。

それはトレードオフを伴うことも多い。極端な例を考えてみよう。もしも私が、すべての男性は前立腺がんにかかっていると言ったら（この検査は男女別で行なわれる）、私の感度は一〇〇パーセントだ。つまり、前立腺がんを患っている人はすべて正しく前立腺がんにかかっていると分類されるということだ。あいにく私は、健康な男性も全員、前立腺がん陽性と誤って分類してしまった。つまり、この検査の特異度はきわめて低いということだ。もし私が、前立腺がんにかかっている男性はいないと言ったら、前立腺がんでない男性すべてを正しく分類している（特異度一〇〇パーセント）、私の感度はゼロだ。本当に疾患を持っている人が一人も正確に分類されていないからだ。

表を的中率で見ると、また違ったことがわかる。陽性の的中率が問うのは、陽性反応が出ているなら、どのくらいの確率で病気にかかっているのかだ。この疑問への答えは、検査の感度だけでなく有病率、つまりその病気がどのくらい広まっているかにも左右される。表にあるように、ライム病が一〇〇〇人に一人（表では一〇万人に一〇〇人）発生すると仮定しよう。これは病気としてはかなり高い。感度九九パーセント（実際に病気を持つ人の九九パーセントを正確に拾い上げるが、一パーセントを取りこぼす）で特異度九九パーセント（九九パーセントの疾患を持たない人を正しく分類するが、健康な人の一パーセントを病気だと分類してしまう）の検査があるとしよう。これはあらゆる病気で一般に行なわれているたいていの検査よりも精度が高い。一〇〇〇人中一人だけが実際にライム病にかかっているとすると、検査で陽性となった者の中で、実際に疾患を持っているのは一〇パーセント未満ということになる。人口の九〇パーセントが罹患しているとすると（陽性と陰性の縦列を逆転させると）、検査で陽性になった者の約九〇パーセントが実際に疾患を持っていることになる。

よく考えてみよう。世界一精度の高い検査があり、それは通常は検査陽性側に間違える。一方、検査結果が陰性と出れば、おそらく罹患していない。このような理由から、一般集団の遺伝子スクリーニングは、正しいことより間違っていることのほうが多く、また、われわれが用いる検査は、ＳＡＲＳ－ＣｏＶ－２の検査のように、診察、病歴、臨床検査、疫学調査報告、医師の経験を組み合わせた主観的判断に組み込まれる必要があるのだ。

検査を行なう前に、その病気が地域でどの程度広まっているのかを知ることは重要だ。疾患が広まっているほど、検査はうまくいく。だが検査をせずにどうやってそれが広まっているか否かを知ることができるのか？　この板挟み――われわれは世界の実態を記述するために検査に頼るが、そもそも実態を知らなければ検査がどのくらいうまくいったかもわからない――は、われわれの科学知識の増える速度が、たいてい、研究している事象よりも遅いことの大きな理由の一つである。COVID－19のパンデミックは速度が変化することを示しているが、ウイルスは、それに対する私たちの知識より速く拡散する。一般に疾患の理解は、多種多様な検査を長期にわたって比較することと、関係する種の生活史に精通することにかかっているのだ。もし診断が未確定の病気を持った大規模な集団がいたら、開業医は、何かやらねばという重圧から、全員まとめて「疾患あり」に分類してしまうか、心気症として片づけてしまいたいと強く思う。

検査の成果を高めるための生物多様性

この種の問題をすぐに解決する方法はない。疾患の検査は常に病気が広まっているところでより成果が上がるので、進捗は、病原体とそれが引き起こす疾患が見られる可能性が高い場所を問うことにかかっている。検査の成果を高めるのに役立つ社会・生態学的糸口はあるのだろうか？

　リチャード・オストフェルドらは、ライム病が生物学的に多様性の高い環境には発生しにくいことを突き止めた。それは、そのような生息地ではマダニとマダニが持つ病原菌が、適当な宿主を見つけにくくなるからだ。レジリエンス・アライアンスのC・S・〝バズ〟・ホリングらが使ったモデルは、多様性の高い環境は病気に対してクッションとなり、回復力《レジリエント》が高い、つまり変化する世界に合わせてみずから適応し、変化し、絶えず作り替えていく能力があることを示している。エコヘルス・ネットワークのメンバーは、それを生態系の健康《エコシステム・ヘルス》（意味は似たようなものだ）と呼ぶだろう。どのような言葉で表わすにせよ、地球上で長く健康に生きるというこの能力を、生物多様性の喪失だけでなく人為的気候変動によっても、私たちは失いつつあるのだ。

だからこの疾患は、シカが多く、野ネズミとマダニのライフサイクルがきわめて速いところ——温暖で餌と住居が競合する種がなるべく少ない場所——でよく見られる。残念なことに、大方の推測では、私たちは各地で、ライム病が発生しやすい条件を作りだしている。この展開は、検査の性能が気になる者にとっては朗報かもしれないが、われわれ森に散歩に出かける者には困ったことだ。

気候変動、多様性、森での散歩

獣医昆虫学者のニコラス・オグデンが率いる私たち研究チームは、温度と微小環境がマダニの発育に及ぼす影響を研究し、そうした影響を気候変動予測と結びつけた。ライム病がカナダ南部の二つの公園、ロング・ポイントとポイント・ペリーでがっちりと足場を固めていることを、私たちはすでに知っていた。理由の一つはそこが毎年、春と秋に多くの渡り鳥が飛来する大規模な中継地であること、もう一つが、温度、湿度、全般的な生態学的条件がぴったりだったことだ。これらの地域には、いずれもライム病が定着するのに欠かせないオジロジカと野ネズミがいることはすでにわかっていた。渡り鳥がマダニを持っていて（いわゆる外来マダニ）、飛行機が各目的地で搭乗客を降ろすように移動経路に沿って落としていることもわかった。

こうした外来マダニのために、ライム病患者が、風土病化しているとされる地域から離れたカナダ全域のところどころで見られることがたまにある。今のところ、渡り鳥が運ぶマダニとマダニが持つ病気が、地域に独自のサイクルを確立したという証拠はほとんどない。われわれの疑問は、暖冬と猛暑の夏はライム病の北進にどの程度影響しているかだ。

マダニを手に入れるために、オグデンと共同研究者のロビン・リンゼーは、オスの実験犬四頭をカナダ最南端地域の一つ、ロング・ポイントの森に連れて行った。ロビンは、ウィニペグにあるカナダ公衆衛生庁の封じ込め実験室に勤務する、怖いもの知らずの昆虫学者で、平原の蚊の大群と闘い、アフリカのジャングルを踏破し、オンタリオ州ウィンザーのじめじめした下水道を探検し（そこで西ナイルウイルスを持った蚊が越冬しているのを見つけた）、だいたい何でも見てきたと自負していた。理論的には、四頭のビーグル犬が引き寄せたマダニを採取して、管理された実験室と野外の条件で研究するというものだ。あいにくことに（私たちの研究にとって）、二頭の優位なイヌが第三位のイヌ（どうやら受け入れ可能のメッセージを出していたらしい）に強い性的関心を持ってしまった。ニコラスとロビンはからみ合った三頭と、第四位のイヌ（こちらのほうが敬虔なクリスチャン家庭出身の典型的な第一《アルファ》位オスに見えた）を引きずって帰った。

結局彼らは、実験を行なうのに十分なマダニを何とか手に入れたが、何匹かはこのために設計した脱走防止容器から脱走した。研究助手の一人、マシュー・ウォルトナー＝テーブズ（お察しの通り、著者の血縁者だ）は驚かなかった。マシューは、ケープ・コッドで鳥の個体数調査の最中、小さなマダニが知らないうちにズボンの外に出した靴下の内側、靴の中、そして脚を遡って暗く湿った言いにくいところに潜り込んだことをこと細かに語った。私たちの野外実験で、マダニはほとんどの環境、もっとも厳しい（「管理された」）

場所でさえ元気に生きていられること、温度がマダニの成長にとって大きな役割を果たすことがはっきりした。カナダ人やその他の北方住民をライム病から守っているのは、一つには寒い冬だったのだ。

私たちの研究などから明らかになったのは、気候変動に伴う気温上昇に促されて、マダニとライム病は、以前はまれにしか見られなかったカナダの各地へと北上がすでに進んでいることだ。気候と環境が安定していれば、限定的に発生する地域で病気に対処するための公衆衛生と管理の方策を考案すればいい。気候と環境を変えることで、私たちは土台を動かし、病気が新たな地域に拡大するのを助長している。言い換えれば、われわれの適応能力は、自分が適応しようとしている当の環境を変え続けることで、徐々に損なわれているのだ。自動車を走らせれば地球温暖化につながり、地域の気象変化につながり、農業および経済政策、都市および都市近郊計画と景観開発活動によって変容した環境での、疾患の拡大につながる。この問題に対処するために考えられる方策は、本書の終章で検討する。一つの疾患にうまく対処できれば、それはまさにすべての問題解決の方法へとつながっているからだ。

5

アフリカ睡眠病、シャーガス病、リーシュマニア

サシバエとキス虫が運ぶ血液寄生虫

三億年前の真核生物と二億年前のハエ

すべての節足動物が齧歯類と運命を共にしているわけではない。中には、アフリカ睡眠病やカラアザール（リーシュマニア症）を引き起こす寄生虫を媒介するサシバエのように、もっと高く進化のはしごを登っているものもいる。

トリパノソーマと呼ばれる、ほっそりとした柳の葉のような形の血液寄生虫が引き起こす疾患群の一つ、アフリカ睡眠病は、何世紀ものあいだ人々を当惑させ脅かしてきた、かのアフリカ病の一種だ。生物の分類上ユーグレノゾアというものに属するこの寄生虫は、もっとも古い細胞核を持つ生物（真核生物）の子孫である。それが生まれたのは約三億年前の古生代（だいたい五億四二〇〇万〜二億四八〇〇万年前）、沼地の世界、あらゆる動物の形態が華々しく豊かに多様性を爆発させた世界、アフリカと南アメリカがまだ腰のあ

たりでつながっていた、「さまよえる超大陸」の世界だ。この時代は、大陸の分裂と移動と、おそらくは生物種のとめどない大量絶滅（九〇パーセントにも達した）で急激に（少なくとも想像を絶するほど長い地球の寿命の中では）幕を閉じた。トリパノソーマがこのように古い生物であることは、祖先は近いが生態の違う異なる属が、南米とアフリカに生息する理由を説明している。南米のものについてはもう少しあとで改めて論じることにしよう。

現在アフリカで、この寄生虫を温血動物から別の温血動物へと運んでいるツェツェバエは、約二億年前の中生代（二億四八〇〇万〜六五〇〇万年ほど前）に遡る。この時代は、シダ、ソテツ、イチョウ、ベネチテスなどの変わった植物、さらには針葉樹や被子植物が誕生した。被子植物は平たく言えば花の咲く植物のことで、われわれが頼っているほとんどすべての食物と、薬の多くを与えてくれるものたちだ。この時代は、ジュラシック・パークと北海の油田も私たちにもたらした。残念ながらこの時代も大量絶滅で終わり、恐竜だけでなくアンモナイトも姿を消した。アンモナイトについては、自分の出自であるメノナイト〔キリスト教メノー派〕の先祖ではないかと、私はかつて楽しく想像を膨らませていたものだ。悲しいかなそうではなかった。資料によれば、この海産軟体動物はマーストリヒト期に劇的な形で絶滅したと考えられる。この地質年代は、オランダにある発掘現場の地名にちなんで名付けられた。ここではこの時代に特徴的な石灰岩が見られ、また、一九九二年に欧州連合（ＥＵ）が組織・調印されたが、それに何らかの進化的関連を主張するのはこじつけにもほどがあろう。

旧約聖書にも書かれたツェツェバエ

つまり寄生虫とハエは共に生き残り《サバイバー》ということだ。われわれ人類はせいぜい五〇〇万年前ごろに登場した新参者で、たぶん危うい環境で農耕と牧畜を始めたときに、寄生虫を拾ったのだろう。長年、人間と寄生虫はゆるい停戦のようなものの中で生きていた。人間はどちらかといえばツェツェバエの生息地を避け、家のまわりの藪を刈り払った。このハエに関する文書記録は（おそらく）、紀元前八世紀初めから半ばごろのユダヤの預言者、イザヤにまで遡る。イザヤはこのように書き記している。「その日になると、主は口笛を吹いて／エジプトのもろもろの川のほとりから蝿を呼び……それらは一匹残らずやって来て／深い谷間と岩の裂け目に／またあらゆる茨の茂みと、あらゆる牧場にとどまる」（「イザヤ書」七章一八〜一九節『聖書 聖書協会共同訳』）。この旧約聖書のヤハウェが口笛を吹いてハエを呼ぶイメージは、白髪の老野外生物学者が小さな昆虫の大群に囲まれている姿を、少なくとも私には思い起こさせるが、私が子どものころの聖書にはなかったものだ。

歴史家のイブン・ハルドゥーンは一四〇六年に、うるさいハエだけでなく病気自体についても報告している。マリからの報告で、王が玉座の上で二年間昏々と眠り続け（誰も気づかなかったのだろうか？）、ついに病により死んだというものがあった。ハルドゥーンはこの情報をサハラ砂漠を横断する商人から拾ったようだ。西アフリカのある部族には、この病気を指す名前が約五〇個あったらしい。このことは、北方住民が

「雪」の名前を数多く持っているといわれることや、砂漠の民における「砂」の名前と類似を比較すれば、この病気にきわめて精通していたか、人々が多くの余暇を持つ文化であったことを示している。この寄生虫についての科学的知識は、一九世紀から二〇世紀初めに、それが奴隷貿易とヨーロッパによるアフリカの収奪を妨げ始めると急速に増えた。

トリパノソーマの祖先はおそらく、ちょうど人間が定住したように、泳ぎ回る自由生活から人間以外の動物の寄生者へと、五〇〇〇万年ほど前に進化したと思われる。

一部の亜種は野生動物と家畜のウシだけに影響する。ズールー族はこの動物疾患に「ナガナ」と名付けた。これは「精神が抑圧された状態」を意味する語だが、言いえて妙だ。しかしブルーストリパノソーマ（*Trypanosoma brucei*）種に分類される二亜種は、動物と人間に共通に感染する。ガンビアトリパノソーマ（*T. brucei gambiense*）は主にアフリカ西部に棲息し、それが引き起こす疾患は、おそらくいくぶんナガナ病のように、ゆっくりと容赦なく進行する。この種の寄生虫は人間の体内で生活し、人間のあいだで広がるように完全に適応していて、野生に帰る気はまったく見せない。その他の種は動物だけに感染し、獣医学者の、あるいは歴史的遺物としての関心の対象であって、人獣共通感染症としてではない。系統に関心を持つ者によれば、初期のトリパノソーマはおそらく野生生物に適応し、多くは今に至るまでほとんど問題を起こしていないようだ。人獣共通形態のローデシアトリパノソーマ（*T. brucei rhodesiense*）は、あとになって、おそらく数万年から数十万年前のイオニア時代（更新世中期）に出現した。さらにあと（一万年ほど前）になって、ヒトに適応した形態のガンビアトリパノソーマが現れたのだ。

ローデシアトリパノソーマ

この種の血液寄生虫の仲間で、疾患の出現、生態、そして人間が地球上で共生する居場所の線引きに失敗したことを理解するために、特に関係の深いものが、ローデシアトリパノソーマだ。これは主にアフリカ東部から中部に棲息し、急性の発熱、痛み、全身の倦怠感を引き起こす。身体の免疫系が寄生虫を攻撃するが、この小さなゲリラたちは、さまざまな表面被覆をコーディングする一〇〇〇の遺伝子を含んだ（それはまた突然変異を起こして新たなものを作る）ＤＮＡの複雑なマルチサークル、ミニサークルを持っている。身体が寄生虫をやっつけたと思ったとたん、寄生虫は違う制服を着て戻ってきて、戦闘は振り出しに戻る。免疫系は最初はきわめて活発だが、やがて疲弊する。しまいには、寄生虫は血液脳関門をすり抜けて王宮に侵入し、人間の精神にちょっかいを出し始める。

典型的なヒトの睡眠病はインフルエンザ様の症状で始まり、進行すると睡眠パターンが混乱し、最後には回復不能な昏睡に陥る――それでこの病名で呼ばれる――が、精神障害と攻撃性が発生した事例もないわけではなく、患者は誤って監獄や精神病院に入れられてしまっていた。ＷＨＯの推定では、年に三〇万件以上の人間の症例があるとされる。私が二〇〇一年に調査隊の一員として訪れたウガンダ東部の地域では、一九八六年以来約一万二〇〇〇人が死亡していた。

この「ローデシア」睡眠病は多種多様な動物が持っており、ウシの場合では潜在しているかナガナ病を引き起こす。こうしたトリパノソーマを動物から動物へ、あるいは人間へとツェツェバエが伝染させる。このハエは、分別のある熱帯の動物は多分にもれず、陰になる場所、特に水辺に好んで棲息する。メスのハエは、たぶんつましいスコットランド長老派教会で教育を受けたのだろう、一度交尾をすると、その後はほとんど取りつかれたような倹約家ぶりで、精子を溜めておいて必要なときに使う。その間、孤独なオスがいったい何をしているのか、その習性についてはっきりしたことを私は知らない。メスのハエは九日ごとに一個の卵を湿った軟らかい地面に産み、約三週間後に新たなハエが現れる。この質素な繁殖行動は、産めよ増えよという無謀な子作り方法の「名高い理論」（そのおかげで人類は地に満ち、支配するようになったが、今ではすばらしい閉鎖生態系実験を丸ごと脅かしている）と真っ向から対立するものだ。このハエはわれわれよりずっと長く地球上に存在しており、私たちは戦略を練り直したほうがいいかもしれない。

もちろん、文脈が重要だ。

二〇〇〇年五月二八日、私の五二回目の誕生日の前日、キャサリン・ケニヤッタ（現代ケニアの建国者、ジョモ・ケニヤッタの社交的で親切で快活な孫娘）とその夫、ショーンの家のテラスに私は座っていた。われわれはウガンダ東部のムバレにいた。ケニア、カナダ、ザンビア、イングランド、スコットランド、ウガンダとさまざまな国から来た研究者の集団である私たちは、ウガンダの人々と連携して、アフリカ東部で起きていた睡眠病の再出現の解明と抑制を試みるためにそこにいた。

私がビールをちびちびやっていた場所からは、深まる街影の向こうにエルゴン山の裾野が一望できた。夕刻と言ってもいいが、温帯に住む読者はこれを、たそがれ時に色がだんだん薄れていく現象と間違えるかもしれない。そこでは、私はすでに木の葉の下に、小屋とヤシの下に集まっている黒い画素を感じ取っていた。それが何らかの臨界点に達すると、風景全体が突然闇に落ちるのだ。この昼から夜への変化の経験の差が、生態系の変化は段階的である（一℃ずつ上昇する地球温暖化、汚染の増大、少しずつ増える慢性疾患の流行）と多くの温帯の科学者が固く信じている理由の説明になるのではないか、また、臨界点、崩壊、突然の変化という世界のあらゆる生態系をかなり的確に特徴づけ、二一世紀のパンデミックの挙動に関する手がかりとなるかもしれないものを、彼らに見えなくさせているのではないかという気が私にはする。

離れてみると、一番手前の丘は、赤、灰色、黒の崖がそびえて台地をなし、滝がしぶきをあげて岩の裂け目を落ち、岸壁に危なっかしく張り付いたカーペットのように、草木がぼうぼうと茂っている。しかし、遠くからの眺めを「広い視野」と混同してはならないし、それは間違いのもとであるかもしれない。距離は時に視界を広げるのではなく、思考をぼやけさせるのだ。

熱帯の農家の栽培品種の多様性に驚く

その日の午後、獣医疫学者のジョン・マクダーモット、地理学者のバリー・スミット、私の三人は、そうした急斜面の一つをよじ登っていた。近くで見ると、斜面の窪みや皺の一つひとつに村民と農民が、子どもが、ヤギが、男たちが、川の流れでニンジンを洗う女たちが住んでいた。ニュージーランド出身のカナダ人で向上心のある牧羊家、気候変動に関する政府間パネルの報告書の共同執筆者でもあるバリーは、馬鹿げたことや無意味な行動に容赦がない。私とは違い、明確な目的のない行動が嫌いなのだ。だからバリーは、目標（斜面の上のほうにある洞窟）とその過程で学ぶもの（栽培されている作物のことを何から何までガイドに尋ねる）を決定し、われわれの遠足に目的を与えた。

私は当初、自分の無為な、考えなしの、頭を空っぽにする活動にこのような邪魔が入ることにいらだちを覚えた。しかしバリーが「これは何か？」「なぜそれを栽培しているのか？」と矢継ぎ早に質問するにつれ、私はすぐ引き込まれた。その岩に張り付いた乏しく薄い土壌で、農民はさまざまな作物を栽培していた。ジャガイモ三種、ヤムイモ四種、サツマイモ、キャベツ、ニンジン、キャッサバ、バナナ（食用のもの一種類、もう一種類は実は食べられないが、茎から採れる樹液が麻疹の治療に使われる）。マラリアと淋病の治療用の植物、エンドウマメ、インゲンマメ、カボチャ、マメ科の樹木、侵食防止・牧草・マルチング〔畑の被覆〕に利用するアフリカチカラシバ、燃料と土壌制御のためのユーカリ、タマネギ、コーヒーの木、家の近くには最低二本の木が避雷針代わりに植えられていた。この管理された複雑さと、人為的に改変された景観が体現する人類の希望の可能性に、私は畏敬の念を覚えた。

レジリエンス・アライアンスのメンバーは、世界に問いかけ、世界を探究するためのモデルに無限大記号型モデルを使う。このモデルでは、連環した社会・生態システムが成長、保全、創造的破壊、再組織化という自然の段階に沿って動く。レジリエンス・アライアンスの研究者によれば、私たちがその中に生き、その一部であるシステムは、火災や病気のアウトブレイクのような破壊から回復することができる。その破壊がより大きく回復力のあるシステムに局所化され、埋め込まれていれば。この複雑なモデル全体を「パナーキー」と呼んでいる。さまざまなネットワークとフィードバックループを通じて、中に局所が入れ子になった大きな景観は、回復のための栄養、遺伝物質、エネルギーを供給する。より大きなシステムは、小さなアウトブレイクから「学習」し、そして学習したことを利用して、今度は大きなシステムのどこか他で起きている別の局所的アウトブレイクや火災に対応する。このような学習は、生物や遺伝子の多様性だけでなく、社会と文化の多様性や、こうした多様な要素のあいだに存在するつながりと交信の中にも体現される。この、大きく回復力のある一連のシステムに多数の小さな災害が埋め込まれているという考えは、モザイク状に変化する定常状態と呼ばれることがある。個人は死に、家族は苦しむが、生物圏は私たちの子孫のすみかであり続ける。ある意味で、私たちがその一部である自然は、柔軟で、敏感で、多様な、一種の福祉国家なのだ。

熱帯の農民にとって、多種多様な作物を育てれば、周囲の市場、社会、環境条件の変化への適応がより容易になる。このシステムの一部が壊れても（ある作物価格の暴落、作物そのものの不作など）、農業生態系には十分な機能の冗長性があって、ほとんどの場合正常なものもあるので、農民たちは支え合い、全体として崩壊を乗り越え、そこから学習し、進んでいくことができる。同様に、多様性のある生態系はエピデミックからのある程度の抑止効果を持つ。同じような機能（食料、医薬品、建築資材の供給）を有するさまざまな作物が栽培され、昆虫を食べるものなどさまざまな動物が、その農業生態系に棲息していれば、アメリカ人の多くに愛され、モノカルチャーが惜しげもなく食材を提供する食べ放題レストランに相当するものを細菌、ウイルス、寄生虫に与えることがない。

多様性はエピデミックとパンデミックを抑制するが、状況によっては（たとえば人間が新しい土地に侵入したとき）鳥インフルエンザ、ＳＡＲＳ－ＣｏＶ、ＳＡＲＳ－ＣｏＶ－２の例が示すように、新たに厄介な微生物の出現を助長することもある。難しいのは、多様性に関わる疾患を助長しないようにしながら、多様性に関係する回復力をはぐくむことだ。それは可能だが、しかしそのためには、「進歩的、科学的な規模の経済」か「時代遅れのぎりぎりの生活」かという二者択一の見方に埋め込まれた、生態系についての単純すぎる思考を克服する必要があるだろう。

遠足の目的地、山の尾根近くに着くと、私たちは涼しくじめじめした洞窟に足を踏み入れた。かつてイディ・アミン大統領の時代には、反政府軍が使っていたものだ。しばらくそこで私たち――ジョン、バリー、二人のガイド、私――は薄暗がりに身をかがめていた。そのときバリーの澄んだテノールの歌声があたりに響きわたった。忘れがたいライチャス・ブラザーズの歌、「アンチェインド・メロディ」だった。私たちは無言で立っていた。まるでそれがある種の宗教儀式であるかのように。あとから私は、実際そうだったんじゃないかという気がした。それから私たちは下山した。

ウガンダの人々が取りうる選択肢とは

その夜、私は仰向けになって、人獣共通の睡眠病に対処するためにウガンダの人々が取りうる選択肢――そして、自分を同じ人類として勘定に入れるなら、われわれが取りうる――をつらつら考えていた。バリー・スミット、私、その他のメンバーがここにいるのは、この問題に答えるために、ジョン・マクダーモットが国際調査団を編成したからだ。「アフリカ睡眠病と天然資源賦存量および利用：地域社会に何ができるのか？」。いや、本当に何ができるのだろう。私は思った。

住民が病気になってから治療することもできた。だが病人を早いうちに見つけて、毒性のある薬で積極的に治療するというのは、アフリカ中央部や東部では成功の可能性が高い計画ではない。一つには、これはペストではなく、選択される薬は、今でも多くの場所でペスト菌に使われているような、おだやかな抗生物質の類ではない。アフリカ睡眠病の治療は激辛トウガラシの点滴を受けるみたいなものだと言う者もいる。国境なき医師団は、製薬会社に薬の生産と供給を行なわせ、それを使用する上で苦労していた。それもヒトに適応したガンビアトリパノソーマ睡眠病によるもっと単純な問題に対応するのにだ。

寄生虫を持つ動物をすべて排除しようとすることもできた。これは人間によって（野生動物の根絶という形で）、また予期せぬ歴史の神々によってすでに行なわれている。一八九六年、おそらく人間の麻疹とイヌのジステンパーの先祖に当たるウイルスが引き起こす牛疫のエピデミックが、アフリカ南部と東部を襲い、何百万ものウシと大型野生動物を死に至らしめた。寄生虫は、経済哲学者E・F・シューマッハーを先取りしたようなスモール・イズ・ビューティフル的な手を使い、人間のあいだにより長くとどまったほか、小さく数が多く適応性が高いカワイノシシとブッシュバックの中で生き延びた。

大量の殺虫剤を撒いてハエを殺したり、ハエが好んで繁殖する木陰をすべて切り払ったりすることもできたが、こうした方法もすでに試されていた。一九五〇年代、生物学のような科目がまだ学校にないころ、背負い式噴霧器と飛行機が使われた。また流れに沿った藪をすべて刈り払うことにも見込みがない。川の近くに住み、ウシや野生生物に食料を依存している貧しい地域社会は、病気を駆除するために自分たちの住む場所を壊すことに、普通は乗り気でない。

二〇世紀におけるアフリカ睡眠病の大きなアウトブレイクは、社会変動の時期――たとえば暴虐なイディ・アミン政権の初期と末期――に起きている。この時代、保健および農業インフラの崩壊が、暴力の蔓延に伴って起きた。戦闘が続くあいだ、住民は家から避難していた。戦闘が終わると彼らは、南部のアフリカ睡眠病流行地域からウシを連れて戻った。北のスーダンから来た略奪者にウシを奪われると、住民は感染したウシを新たに連れてきた。

アミン政権後の現在、エリック・フェーブル、リー・ベラング・フォードをはじめとするわれわれ研究チームは、その新興地域が、南部からウシが連れてこられるにつれて汚染され始めていることを知った。新興地域に入ると、寄生虫とツェツェバエは水路やその他ハエに適した生息地に沿って広がった。私たちが非常に心配したのは、ローデシアトリパノソーマが、通常は人に適応したガンビアトリパノソーマが生息する地域に入り込み、その結果、診断と抑制が厄介になることだった。エピデミックを止めることはできるのか？われわれが丘の中腹で見た農地の多様性は、ウガンダ人のあいだに新たに現れた楽観主義を反映しており、それは活発な住民自治にも明らかになっている。この楽観主義と市民参加により、昔からの寄生虫との折り合いを最終的につけられる希望が生まれた。

それでも、この病気は時に「くすぶり流行」と呼ばれるものとして現れた。感染は農村部に容赦なく拡大するが、症例数はいつも捕捉されない低いレベルにとどまっていた。一方、症例が少ないことでこの病気は、少なくとも一部地域からは一掃する機会があると考えられた。また一方で、土地に再定住し、過去数十年の戦争と破壊を切り抜けるために苦労してきた人々にとって、ところどころに発生する程度では、大規模な対策プログラムを開始する動機にはあまりならなかった。技術官僚《テクノクラート》が地方に、あれやこれやと指図する古い上意下達のやり方は、大して支持されなかったのだ。トップに立つ人間には、このようなプログラムを維持する予算がなく、現場の人間は他のことで頭がいっぱいであり、また他人から指図されるのに飽き飽きしていた。

ハイキングの翌日、私たちは車に乗り込むと、開けた草原を抜けて北のソロティを目指した。キョーガ湖がちらりと見えると、轍の残る埃っぽい道端にしわだらけの顔の村人たちが炭袋を囲んでたむろしており、その向こう、木立の陰に草ぶき屋根と土壁の小屋が固まった集落があった。ここがこの日、私たちの医学的調査の拠点となる。私たちはテーブルを出して遠心分離器と採血チューブを設置した。仲間の数人が木の下で農民から聞き取りをした。村の男性が調査に加わり、ウシと格闘して耳と睾丸のダニを調べ（たくさんいた）、頸静脈からチューブに血を採り、耳からも少量をガラスの毛細管に採った。

女性、男性、子どもが木の下に並んで、村を取り囲む行列を作った。全員が看護師か医師から問診と検査を受け、採血された。ウシはそのへんに生えているさまざまな木の陰をうろついていた。子どもたちは泣き、発情したウシは互いに上に乗って交尾しようとする。一頭の若いウシがイヌを追い回し、鼻先と舌でその臆病な動物の素性を確かめようとしていた。私がヘモグロビン比色測定の二重読み取りを臨床検査技師のために行なっていると、子どもたちがまわりを取り巻いていた。検査技師が、感染が疑われるウシの血液をマウスに注射する（こうするとあとで分子検査をするときまで、血液を生きた状態で保つことができる）ところを、子どもたちは一番興味深く見ていた。首のたるんだ皮をつままれたマウスは、口を開けてびっくり仰天しているように見えた。

ハエにトラップを仕掛けながら考えたこと

昼近くの日盛り、私は三人の仲間と、ツェツェバエのトラップを吊るしに出かけた。私たちは陽に灼《や》けた小道を、キョーガ湖に八方から注ぐ川の一つに近い沼地へとぶらぶら歩いた。ティリー・ハット〔つばの広い野外用の帽子〕を被ってこなかったことを後悔しながら、私はトラップを頭の上に持ち、焼けつくような陽光を防いだ。トラップはテントのような形で、てっぺんが白いメッシュ、底が青と黒の布でできている。ツェツェバエは黒と濃い青に引き寄せられるからだ。だから、小学生がどう見てもハエを集めるトラップでできたような、青や黒の半ズボンとシャツを着ているのを見ると、少々胸が痛んだ。それは地元住民を、教育と実践を組み合わせて、この事業に早急に参加させる必要があることを強調していた。

ハエは色のついたトラップの下部に来ると、明るいほうを目指して飛び、小さな穴から上部へ入って、出られなくなる。私たちは、だいたい水辺にある日陰の木にトラップを吊るした。最初に見た水溜まりに私はさほど注意を払わず、ウシの水飲み場だろうと思った。

二つ目か三つ目の水溜まりでは、数人の女性が身をかがめ、茶色い液体を明るいカナリア色のジェリー缶に汲んでいた。私は穴の中に溜まっているカフェラテ色の水について尋ねた。これは飲み水ですか?「そうだよ」。私たちを案内していた一〇歳の子が言った。

「沸かさないの?」

少年は水面に浮いているゴミと虫をよけて片手で水をすくい、飲んだ。「でも、おじさんは飲んじゃだめだよ」。彼はにやりと笑った。「病気になっちゃう」

私たちと一緒に来た二人は、地域外の出身で、やはり自分たちがその水を飲んだら病気になると言った。私はオンタリオ州ウォーカートンの住民のことを考えた。そこで二〇〇〇年五月に「澄んだ」水道の水を飲んだ数千人が病気になり、数人が死亡したのだ。一八〇センチ以上あるアリ塚の脇で立ち止まった少年は、棒で掘りながら私に笑いかけると、侵入者に対抗すべく出てきた怒れる大きな兵隊アリを示した。油で揚げてゴマペーストをかけると最高にうまいんだと、彼は言った。

これが自分がここにいる理由なんだと、私は思った。土地への愛着や世界を救いたい気持ち(そうしたい気持ちは誰にでもあるとは思うのだが)というよりも仲間意識、とてつもない旅を共にする意識、何かすばらしいものやわれわれの誰よりも大きなものに加わっている意識、われわれが住む混乱した、複雑な、驚くべき世界のまっただ中に、いくらかでも住み心地の悪くない場所を作ろうとする意識だ。偉大な微生物学者、故ルネ・デュボスが「不完全な存在［人間］が不完全な世界に対処しながら、満足であまり苦痛のない生活を実現するための暫定協定」と定義した、健康増進の意識だ。

トラップを仕掛け終わって戻ると、他のメンバーは昼食を済ませていた。私は木の下に立って、額の汗を拭いながらコークを飲んだ。前の週にケニアから車で来たとき、赤道で見たコカ・コーラの看板を思い出した。そのときは、自分がここにいる動機の一つが、拮抗力を与えること、偏在するコカ・コーラ型マック帝国に対抗して、人々がそれに代わる物語を手に入れるのを助けることなのだと思った。しかし日に照らされて、私はむちゃくちゃに喉が渇いていたんだ。

二〇〇〇年五月二九日の晩、ムバレのサンライズ・レストランで、私はテーブルを囲む、日焼けしてだらしない格好の一団を見渡しながら、自分たちをそこに駆り立てた複雑な物語と動機をいま一度考えた。メニューに目を通し、誰かがホワイト・ルシアンって何だと尋ねた。当時私は、自分の家族史、つまり革命、内戦、スターリンの官僚主義ユートピア（上意下達の科学テクノクラートによる解決法の究極形だ）から逃亡する裕福な農民について、詳しく物語ることをしなかった。しかしそのとき私は思った。自分の個人的な物語は、このより大きな物語の一部であり、研究者はそれぞれ彼・彼女が研究するものの一部であり、持続的な健康と発展はすべて共通の旅路と、その途中で語り合える物語を見つけることにあると。私の口から出てきた言葉は、このようなものだった。「私の両親が一九二六年にソ連から亡命した話はしたっけ？　だから今私は、このウガンダにいるんだ。自分の誕生日に」

この発言に対する英国の疫学者ポール・コールマンの答えは、全員にホワイト・ルシアンを注文するというものだった。〔カクテルの一種で、ウォッカと生クリームを使うことからこの名が付いたとされるが、「白系ロシア人」も意味する〕飲みきれなかった人の分は私が飲み干すという約束で。食前の祈りに、何かふさわしいものをと考えた。一日の野外調査を終えキャサリンとショーン宅でビールを飲んだばかりの私は、少し酔っていて、情緒的（感傷的と呼ぶのはためらわれるが、そうだったのかもしれない）だった。この研究室から実世界に移った科学、あるいはカナダからムバレへと運ばれた自分の精神と肉体を、簡潔に要約する言葉を探して、私は混乱した頭の中をあさった。アフリカ睡眠病の複雑な歴史、そして病気との友好的で生態学的交渉を通じた休戦に至るための挑戦に対して、私が思いつく最上の答えは、メアリー・オリバーの「雁」、頭上を飛んでいくガンからの、われわれはみな同じ家族の一員だという「荒々しく心奮わせる」メッセージを見事に喚起した詩の朗読だった。

トリパノソーマが引き起こすもう一つの病、南米のシャーガス病

西半球のトリパノソーマは、すみかを見つけるのに少々違った道をたどる。世界的な生物医学研究者の一人、カルロス・シャーガスにちなんで名付けられたシャーガス病は、アフリカ睡眠病の遠い親戚だ。寄生虫クルーズトリパノソーマが引き起こすこの疾患は、アメリカ睡眠病と呼ばれることもあるが、これは間違った名称だ。というのは、この病気はアフリカ睡眠病とは似ても似つかないからだ。専門的には、それは単にアメリカトリパノソーマ症と呼んでもいい。想像されるように、分離から数億年が経過して、科としての類似が多少薄れたのだ。アフリカの親戚とは違い、この寄生虫は血液脳関門を通過しないので、この疾患には脳への感染に関係する徴候が何もない。罹患する人は多いが、発症する人はそれほど多くない。発症してしまった人は、心臓が肥大して弛緩し、効率よく血液を送り出せなくなる。この疾患のもう一つの形態では、

腸が肥大してゆるみ、食物が腸内に滞留する。いずれの場合も、患者は何年もかけてゆっくりと苦しみながら死を迎える。

ブラジルの研究者、故フィリップ・デイビス・マルスデンは、この疾患を「新世界の植民地化の報い」と呼んだ。メキシコ以南のチリ、アルゼンチンまで、約八〇〇万人がこれに感染していると考えられている。アメリカ疾病対策センター（CDC）は、アメリカでは約三〇万人がクルーズトリパノソーマに感染していると試算している。乾燥した人間のミイラに残された形跡は、この寄生虫がペルー南部とチリ北部で九〇〇〇年前にはすでに、動物と虫のあいだを循環し、もっとたくさんの人間が押し寄せるのを待っていたことを物語っている。実際その通りになった。

そのふるまいは違うが、いったんヒトの血流に入ってしまえば、クルーズトリパノソーマは他のトリパノソーマとさほど違わないように見える。繊細な熱帯の魚のように泳ぎながら、寄生虫は身をくねらせてさまざまな体細胞に入り込み、そこで尾をなくして、家を新築する人間の多くがやるように、あたりをほじくり返す。こうした寄生虫が関わっている実際の臨床疾患は、一般的ではないが、急性のものも慢性のものもあり、心臓や脳から腸まで幅広い臓器で起きる。二〇世紀末から二一世紀初頭にかけて研究結果を踏まえた対策プログラムが実行されるまで、それはラテンアメリカ全体で心筋症による突然死の主要な原因であり、また、巨大結腸という腸の慢性的な風船様腫大を引き起こしていた。

さまざまな感染サイクル

医学生態学的視点から見ると、感染サイクルにはさまざまなものがある。人間以外の哺乳類（一〇〇種類以上が感染する）に限定されるものもあれば、ヒト集団に境界を越えて侵入するものもあり、人から人へと伝染するものもある。古くからあるトリパノソーマの移動手段は、「キス虫《キッシング・バグ》」と呼ばれているオオサシガメ亜科によるものだ。この吸血昆虫はおそらく数千万年前からいるが、自分たちの領域にヒトが侵入してきたことにうまく適応している。夜、彼らはすみかにしているすき間や割れ目から静かに現れ、目尻や切り傷、擦り傷の中で餌となる血を求め、音もなく、痛みもなく人間に「キス」する。この昆虫は、私の母の口癖を借りれば、目が胃袋より大きく〔欲張って食べきれない量の食べ物を取ること〕、血を吸い続けるだけのために大量の尿を排出する必要がある。また、衛生にやかましくなく、食べながら脱糞する。寄生虫はオオサシガメの糞の中に棲んでいる。キスされた人間がむずむずするので目をこすると、寄生虫を血管の中にすり込んでしまうことになる。五〇種を超えるオオサシガメが寄生虫を運ぶ可能性がある。

より広く文化的な視点から見るなら、これは、数百年前のヨーロッパとインカから今日の合衆国とラテンアメリカに至る、グローバル政治と帝国間の権力闘争の病だ。オオサシガメはもともと中南米の森林で自由生活を営む哺乳類に（満足していたかどうかは知らないが）棲みついていた。森林破壊によって、本来は森林性だったサシガメの一部は、もっと開けた植生に適応したらしく、ある種の人間の住居も非常に好むようになり、クルーズトリパノソーマをヒトに移す頻度が高まった。

この種の（虫ではなく人間にとって）造りが悪い住居は、スラム街に密集しているのがよく見られるが、単なる偶然でできたわけではない。冷戦たけなわの頃、アメリカ合衆国と旧ソビエト連邦は、多くの貧しい国々を舞台に戦いをくり広げた。ソ連がヨーロッパの一部を支配下に置く一方、ラテンアメリカでは米国が民主政権を転覆させ、民衆の蜂起に対し総力を挙げて汚い戦争を行なった。この戦争によって農村から多くの住民が大都市周辺のスラムへと流れた。近年、農村から都市への移動は、新自由主義的経済政策によって加速されている。このような政策は富裕な大規模土地所有者を優遇し、小農を森林地帯へ（そしてクルーズトリパノソーマの森林性サイクルへ）、あるいはスラムへ（クルーズトリパノソーマの都市サイクルへ）と追い立てがちだ。この軍事的および経済的な戦いの結果できたスラムは、寄生虫を運ぶオオサシガメにとって絶好の温床となった。

復讐劇の新しい展開として、また小さな生物が文化変容に対し、その変化のきっかけとなった人間よりもすばやく適応できるという新たな警告として、寄生虫は最近、人間が作りだしたばかりの新しいスーパーハイウェイを発見した。一九八〇年代、ラテンアメリカの血液銀行システムは、六パーセント（ブエノスアイレス）から六三パーセント（ボリビアのサンタクルス）の割合でこの寄生虫に汚染されていた。血液銀行は、この病気が貧しい者たちから富裕層に広まる経路を提供したようなものだ。もし寄生虫に予想する脳があったなら、間違いなく血液供給のグローバル化に期待を寄せるだろう。

より広い視野で見ると、気候変動によってすでに、シャーガス病の媒介昆虫の一つ、トリアトマ・ニグロマクラータの分布域は広がり始めているかもしれない。このサシガメの一種はベネズエラの標高八〇〇メートル地点で初めて見つかった。感染した媒介昆虫は一九三九年に標高八〇〇メートルで発見されているが、さらに最近、未感染の集団が、ベネズエラ・アンデス山系の標高一一〇〇メートルを超えたところにある近

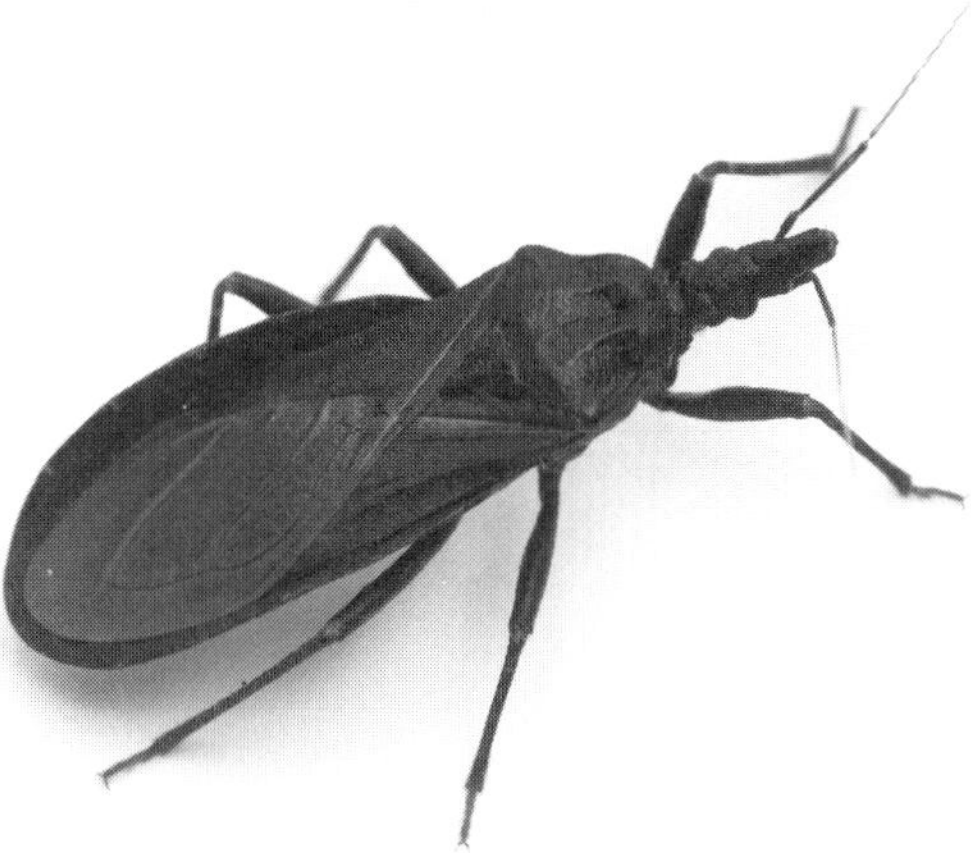

トリパノソーマを媒介する「キス虫」オオサシガメ

代住宅で見つかった。だから化石燃料の使用は、地球温暖化に寄与し、シャーガス病拡大の原因であるともいえる。

何らかの方法で、このような難しい疾患の問題が解決できるとすれば、他の難しいグローバル問題の多くも解決する望みがある。それどころか私たちは、特定の何かの問題を解決するために、ほとんどすべての問題を解決する必要があるかもしれない。これはよいことでもあり、悪いことでもある。それは病気と食料とエネルギーと地域社会の問題の解決がすべて同じ、より大きく複雑な解決策の一部であるということだ。それを見つけることができさえすればだが。

リーシュマニア症の世界展開

アメリカとアフリカの睡眠病を引き起こす寄生虫だけが、この科の寄生虫の厄介物ではない。一九八〇年代半ばから九〇年代半ばにかけて、スーダン南部の西上ナイル州（スーダン中央政府からはユニティ州とも呼ばれる）で、数十万人が「エイズのような」病気と描写されるもので死亡した。この疾患、カラアザールすなわちリーシュマニア症は、氾濫した川沿いのアカシア林に生息するサシチョウバエが伝染させる。研究者は、一九六〇年代の洪水被害のあと森林が再生した地域に、兵士がこの感染症を持ち込んだと考えている。リーシュマニアはトリパノソーマと同じ科に属する単細胞寄生生物であり、したがってその起源は数億年前に遡ることができる。一説（十分に根拠のある）によれば、この寄生虫の主要な形態の少なくとも一つは、現在のスーダン南部が起源であり、初期人類が中央アジアや南ヨーロッパへと広く世界に移住するにつれて拡散した。おそらく人類の忠実な従者、飼い犬の中にいたのだろう。

一九世紀初めに、第二のアフリカ脱出があったようだ。寄生虫に感染した動物が、奴隷船に便乗して東に向かい、紅海を渡ってインドに入った。英国陸軍軍医、ウィリアム・リーシュマンは、カルカッタ郊外のダムダム（現在空港がある）の駐屯地で、ダムダム熱と関係する寄生虫を発見した。のちに、茶園の開発によってこの疾患はアッサム州にまで広がり、英国政府病と呼ばれた。だがこの寄生虫の別の形態は他の場所に現れている。一八世紀のトルコでは、アレッポ腫と呼ばれた。インカでは、それ（あるいは類似の何か）は谷病、あるいは逆にアンデス山脈病と呼ばれた。この疾患が早くも紀元一世紀には、アメリカ大陸に存在していた証拠がある。

アフリカだけに見られる本当の（アフリカ）睡眠病や、西半球で発生するシャーガス病とは違い、リーシュマニア症は世界市民だ。リーシュマニア症は世界十大感染症の一つに（アフリカ・アメリカ両方の睡眠病と共に）数えられている。WHOの熱帯病研究プログラムの報告によれば、リーシュマニア症はほぼ一〇〇の国と地域で風土病となっており、その中にはヨーロッパの一六カ国も含まれている。おそらく毎年一〇〇万人以上がこの病気に感染している。年に約六〇万人が死亡し、世界で二〇〇万障害調整生存年数が失われている。

第二次世界大戦と有機塩素系殺虫剤DDTの導入まで、子どもの重篤な感染は地中海ヨーロッパでは普通だった。感染者数の減少には殺虫剤の使用が寄与しているが、感染はイヌに残った。つまり寄生虫はまだそのあたりにいて、繁殖していたということだ。どちらかと言えば、子どもの病気が消えたのは、栄養状態がよくなって免疫が向上したからで、他のさまざまな疾患を食い止めている（必ずしも感染を防いでいるわけではない）のと同じ理由だ。ヒト免疫不全ウイルス（ＨＩＶ）は、多くの疾患で潜伏感染を活性化させるので、リーシュマニア症を結核と同様に延命している。

これら小さな血液寄生虫は、さまざまな有袋類、フタユビおよびミツユビナマケモノ、アルマジロ、森林性齧歯類（中南米）、ケープハイラックスやナイルサバンナネズミ（アフリカ）、デブスナネズミ（サウジアラビア）、オオスナネズミ（ロシア、モンゴル、中央アジア）の中では大きな問題を起こすことなく、たいそう楽しく暮らしている。多くの国では飼い犬がこれを持っている。ただしイヌは発病するので、自然の宿主動物でないことがわかる。二〇〇〇年には、アメリカの一八の州とカナダの二つの州でフォックスハウンドがリーシュマニア症にかかったが、イヌのあいだだけで直接伝染する変種らしく、ヒト症例は報告されなかった。インドとアフリカの一部では、人間だけに適応した種類がいるようだが、それはわれわれがまだ、該当する動物宿主を見たことがないからかもしれない。

イヌからの感染

通常――フォックスハウンドでのエピデミックは例外として――吸血性のサシチョウバエ（その中には重要な病原体媒介種が約七〇種いる）が、ある動物から寄生虫を拾い、他の動物に伝染させる。人間はたいていサシチョウバエからか、森の中をかぎ回って感染したイヌから感染する。サシチョウバエの種類と生息地は、ところによりさまざまだ。旧世界では乾燥した場所を、新世界では熱帯林やサバンナを好むようだ。地域によっては、スラムがあり貧しい人々が多く住む大都市を好む。メスのサシチョウバエが産んだ六〇~七〇個の卵は二、三週間で孵化し、幼虫はあたりをかぎ回って見つけた有機物は何でも餌にする。蛹になり、朝、鳥がさえずるすぐ前に成虫となる。実際、うごめく幼虫は鳥がさえずる理由なのかもしれない。オスのハエは、羽ばたいて匂いを発散し、(それ以外にやりようがあるだろうか)メスに交尾を促す。オスもメスもどちらも植物の甘い汁を吸うが、血を吸うのはメスだけだ。交尾をしたり何かを吸ったりしていないとき、ハエは涼しく薄暗い、湿っぽい場所で休んでいる。感染した動物の血を吸うと、ハエのメスも感染する。

サシチョウバエの体内では、寄生虫は細長い形で、鞭毛(尾)を持ち、それを使って泳ぎ回ったりハエの腸細胞にしがみついたりする。寄生虫はハエが血を吸ってからだいたい三日、ハエが排泄するまで、しっかりしがみついている必要がある。ハエがどっさり出すものを出してしまうと、寄生虫は手を放して力を抜き、全力で増殖する。彼らは真ん中から二つに分裂することで増える。他の方法に比べると、あまり楽しくないやり方だが、効率的ではある。新しく「生まれた」寄生虫は、それからせわしなく泳ぎ回りながら、ハエがまた餌を摂るのを待つ。そのときが来ると、彼らは空に浮かぶ大きな餌へと旅立っていく。哺乳類へ。

人間を含む動物の体内で、寄生虫は免疫系の白血球に侵入し、そこで尾を失ってボールのように丸まり、増殖する。動物の中でそれは、動物の免疫状態やリーシュマニアの種類、その他あまりよくわかっていないさまざまなことに応じて、いろいろなことができる。多くの場合、特に悪いことは起こらないようだ。

だが時には、むしろ非常に悪いことが起きる。寄生虫が皮膚にとどまると、赤い虫さされのような潰瘍ができる。これは大きくなって、東洋瘤腫と呼ばれる穴の開いたじくじくした潰瘍となることがある。見た目は少し火山に似ている。人によっては、特にブラジルの寄生虫に寄生された人は、最初に侵入されてから時には数年後に、口や鼻の粘膜が完全に食い破られることがある。この状態を粘膜皮膚型《エスプンディア》という。この疾患の最悪の形は内臓リーシュマニア症というもので、小さな厄介物が脾臓《ひぞう》と肝臓に侵入し、徐々に衰弱して死に至るという状況になる。

感染地域のイヌをすべて殺せば、この病気は防げるのか?

このような複雑な寄生虫病の抑制は、どのように手をつけたらいいだろう? 昔ながらの診断・治療・ワクチン接種という手法は、もちろんある。これらは役に立つが、優れた臨床検査所、ワクチン、薬にかかっている。言い換えればつまり予算と訓練された人員だ。寄生虫病がもっとも蔓延している地域では、これらが不足しているのだ。

ハエと人間に対する寄生虫の主要供給源がイヌである地方では、それが抑制の好手段となるかもしれない。一九八〇年代末、私の教え子の大学院生が、リーシュマニア症のエピデミックを調査するため中米のある町を訪れた。到着した彼女は、自治体がすでにイヌをすべて殺し、新しいものが連れてこられていることを知った。中国はところにより、イヌを駆除することでこの病気の駆除に効果を上げたようだ。しかしイヌは、単なる病気のキャリアではなく、人間の伴侶というだけでもない。国によっては、それは食料だ。また、ネパールでの研究でわかったことだが、他の仕事、たとえば夜警や地域警察としての役割を持っていることもある。齧歯類や齧歯類の生息地を取り除いても、たとえばアフリカのペストに関係して起きたような、予想外の問題が発生するかもしれない。

それではどうすれば、この病気は防げるのだろうか？　その答えは地域社会への参加や、ウガンダで睡眠病の抑制に役立つかもしれないハエ捕りトラップの設置にとどまらない。生物医学的アプローチには、病人の治療、殺虫剤の散布、リスクのある人々の検査、輸血血液の検査などがある。これは疾患の抑制に役立つだろう。また、豊かな国のある種の化学技術産業にも大きな利益をもたらすだろう。だが、これらの疾患を予防するいかなる持続的保健プログラムも、間違いなくすぐに社会活動プログラムになるだろう。保健への生態系・社会全体論的アプローチは、予想に反して、常にウィンウィンの状況を生みだすわけではない。われわれはそれでもなお、道徳的選択をしなければならない。

血液寄生虫が引き起こすこのような疾患を予防するためのプログラムには、より平等な社会と、より公正な富の世界的分配を生む政治的目標が含まれていなければならない。栄養状態が改善されれば、感染しても発症する人は減る。家の造りがよくなれば、サシバエやサシガメを閉め出すことも楽になる。発病しても、医療が充実していれば、再感染のサイクルをより早く止められる。このような医療プログラムと社会政治的プログラムの組み合わせこそが、アルゼンチン、ボリビア、ブラジル、チリ、パラグアイ、ウルグアイでのシャーガス病発生率を下げると思われる。

リーシュマニア症とアフリカ睡眠病で同じようなプログラムが採用できるかはまだわからない。それらは生態がもっと複雑なのだ。こうした疾患の一般的生態を考えると、決して完全に排除できはしないだろうし、人口過密な世界では避けがたい悲劇に対処する補助的な医療プログラムの必要性も、なくなることはない。われわれは依然として、生態系意識と世界的連帯の両方を必要としているのだ。

6 西部ウマ脳炎（WEE）、テレビ、エアコン

感染症への人類の勝利宣言

一九六七年、アメリカ公衆衛生局長官ウィリアム・スチュアートはこのように宣言した。「合衆国内ではおおむね抑制されているので、感染症対策は終了してもいいだろう」。自国と世界の、自分の知識水準と世間一般の知識の区別がつかない人間は彼が初めてではなかったし、また最後でもないだろう。

スチュアートの感染症に対する勝利宣言は、天然痘根絶の使命を帯びた空母の舵を取る者としては時期尚早だった。当時、世界はきわめて単純に見えた。われわれの手には問題を起こす微生物を探す顕微鏡と、微生物を殺すか、少なくとも病気を引き起こさないようにする大砲——抗生物質、ワクチン、消毒薬——があった。天然痘はわれわれの優れた兵器の前に退却しつつあり、ポリオや麻疹も根絶への行列に並んでいた。ハンセン病や結核など他の疾患も、ほとんど説明もなく、世界の大部分から去ったように思われた。それら

を駆逐したものは何か、もっとも可能性の高い推測は、食料事情、飲料水、住居の改善だ――いずれも決して派手なものではなく、特許が取れるようなものでもない。

世界的にも、感染症は実際に休みに入ったかのように思われた。ほとんどの人は、感染よりも事故、自殺、心臓病、脳卒中で死ぬ確率のほうが高かった。だが、北米、ヨーロッパ、オーストラリアの郊外以外のところに住む者なら誰もが知っていることだが、微生物はまだそこにいるのだ。一九九〇年の全世界の死因調査では、心臓病と脳卒中がそれぞれ一位と二位になっている。だがそのすぐあとに呼吸器感染症と下痢が来ているのだ。

科学者が調べるほど、そして検知技術が向上するほど、微生物は増えるようだ。一七世紀後半、アントン・ファン・レーウェンフックは、「アニマルキュール」と呼ぶ小さな動物を自作の顕微鏡で見た。今では電子顕微鏡があり、細菌だけでなくウイルスの、さらにはあの信じがたい病原体、プリオンまで写真に撮ることができる。ウイルスは、固有のタンパク質の殻に包まれたＤＮＡ（デオキシリボ核酸）、あるいはＲＮＡ（リボ核酸）の薄い小片だ。ウイルスは長距離をすばやく移動する。贅肉を極限まで削ぎ落とした摂食障害のアスリートみたいにクールだ。無数のウイルスがそこらじゅうでせめぎ合っている。それが鼻孔や腸から、あるいは吸血節足動物のおかげで血管に注入されて血流に入る。体内に入ってしまうと、ウイルスは宿主の細胞を乗っ取って、宿主生物の組織を自分が増殖するために使う。だいたいウイルスは変異しながら、割合静かに鳥から蚊へ、蚊から鳥へ、鳥から蚊からネズミへと移行する。ウイルスはおそらく感染する動物のもっとも古い祖先と同じくらい古く、したがって共進化してよき隣人となることを身につける時間はたっぷりあった。普通は誰も傷つくことはない。

西部ウマ脳炎ウイルスとイエスズメと蚊

アメリカ南部、ミシシッピ川の西に、西部ウマ脳炎（ＷＥＥ、Western Equine Encephalitis）というウイルスがいる。このウイルスはさまざまな鳥の血液中と蚊の一種（キュレックス・タルサリス）の体内で増殖する。このウイルス本来のすみかは、沼地に棲息する蚊の群集と、クロムクドリモドキやツバメのような鳥だ。それは長いあいだ、感染した動物に重大な問題を起こすことなくやってきた。人間が入ってきて、干拓、灌漑、耕作によってその生息地の一部を破壊し、残りを改変すると、ウイルスと鳥は適応した。鳥は、畑や貯蔵庫の穀物のような新しい食物源を見つけ、ウイルスは細胞を乗っ取る新しい宿主を見つけた。

一方でウイルスは、常に新しい、免疫を持たない群れに感染できるように、集団の入れ替わりの早い温血動物を必要とする。一九世紀半ばにヨーロッパから移入したイエスズメは、多くの地域でこの役割を務めているようだ。もう一方で、ウイルスは積極的に鳥と哺乳類の両方の血を吸う蚊を必要とした。アメリカには一五〇種を超える蚊が棲息し（世界では数千種）、一日のうちの異なる時間に、さまざまな種から、深い縦坑の底から高山まで至るところで餌を摂るので、適当な蚊のキャリアが見つかる見込みはかなり高かった。生活環は拡大して、ＷＥＥウイルスは野ネズミ、ニワトリ、ブタに、外見上病気を引き起こすことなく感染できるようになった。

すべての動物がブタやニワトリのように運がいいわけではなかった。一九三〇年夏、カリフォルニア州サンホアキンバレーで、約六〇〇〇頭のウマが謎の脳の病気で倒れた。ウマはぎこちない動き、眠気、疲労の症状を見せ、半数が死亡した。この疾患がWEEだった。一九三〇年代から七〇年代にかけて、WEEのアウトブレイクとエピデミックはアメリカ西部一帯から北はカナダのマニトバ、サスカチェワン、アルバータ州まで、人間と動物に起きた。数千頭のウマと数百人の人間が発症した。鳥とそれにつく蚊はウイルスを自然界で保持できたが、哺乳類はいわゆる終末宿主であるようだ。病気にはかかるが、たいていの場合、伝染させるのに十分な数のウイルスを血中に持っていないのだ。

マニトバ州ウィニペグで育った私の記憶では、暑くじめじめした気候、渡り鳥、裏庭の芝生を流れていく蚊の大群は、草原地帯につきものだった。問題は、なぜ病気が発生したのかよりも、鳥もうっとうしい蚊もどこにでもいるのに、なぜ毎年発生しないのか、なぜある場所だけで発生し、他では起きないのかだ。アウトブレイクを予測することはできなかったのか？

ニワトリは発症することなくWEEへの抗体を作る

まず研究者は、ニワトリが感染し、発症することなくWEEへの抗体を作ることを利用した。長年、かごに入れたニワトリを要所要所に配置し、定期的に採血して抗体の有無を調べたことで、将来のエピデミックを予想するそれなりの手段が得られた。降雨と気温の条件は蚊の個体数の予想に利用できた。蚊の数と、ウイルスが存在した場合はニワトリの感染率の上昇から、重大なエピデミックの可能性も予想された。この種の流行予測には、かなりの集中的な観測が必要だったが、それでも答えの出ない大きな疑問が残った。ニワトリに感染する前、ウイルスはどこから来たのか。そして疾患を防止するか、もっと早く予測することはできるのか。

この疾患のパターンと、ウイルスが冬を過ごす場所には何か関係があるのだろうか？　そもそも冬のあいだどこにいるのか？　私が獣医学生のころ、指導教員のジョン・アイバーセンは、われわれ学生にリチャードソンジリスを冷蔵室から取ってこさせ、ゆっくりと目覚めるのを観察した。アイバーセンは、服装を、そしてたぶん人格も、スリーピースのスーツから白衣、そして丈夫な野外活動用の服へと突然切り替えられるタイプの科学者で、ウイルスはこのような数の多い齧歯類の中で冬を越すという理論を持っていた。結局それは確かに、他の雑多な微生物の巣ではあった。春、泥混じりの最後の残雪が消え、浮氷が水路や小川を詰まらせるころ、蚊は道ばたの水溜まりで息を吹き返し、渡り鳥が南からやってきて、拡大のサイクルが回り出す。恋人たちが腕もあらわに、馬を牽《ひ》いて森を散歩するころになると、蚊は草原の甘い空気の中で歌い、病のエピデミックが本格的に始まる。別の科学者たちは、ウイルスはカエルかヘビの中で冬を越すか、冬のあいだは冬眠中の蚊の腸内にいる（西ナイルウイルスのように）と言う。

ＷＥＥが調査されているころ、研究者は同じ疑問を、ＷＥＥに似ているがそれほど広まっておらず、もっと重大な疾患――東部ウマ脳炎（ＥＥＥ）――について抱いていた。この疾患は、多くても年に数頭のウマしか発症せず、ルイジアナ州から北へミシガン、オンタリオ、コネチカット、ケベック州に散発的に発生する。また、時にウマや人間が死亡するほか、コウライキジをはじめ数種の鳥もこの病気で死ぬらしいが、それ以外はWEEウイルスとそっくりの微生物だ。

もっとも信憑性が高く興味深い仮説が、このウイルスは北部では一切冬を越すことがないというものだ。多くの疲れ切った北部人と同様、ウイルスは暖かい南部地域、WEEはメキシコ湾岸、EEEはフロリダで静かに繁殖しながら冬を過ごすのだ。

一九八〇年代、二人のカナダ人研究者、ロバート・セラーとアブデル・マールーフは一連の論文を発表し、その中でこのように問題を提起した。一九八〇年から八三年にかけて、WEEに感染した蚊が、気流に乗ってメキシコ湾からマニトバ、ミネソタ、ノースダコタへと北上したのではないだろうか？　夏がじりじりと北上するにつれて、寒冷前線とぶつかって雨を降らせる北への暖かい気流が感染した蚊をうまく運んで、さまざまな場所に段階的に落としていくことを二人は発見した。この仮説を完全に証明するのは難しい。蚊にマイクロチップはつけられないし、不安定な天候パターン、ウマのワクチン接種、環境の変化、人間の習慣の変化などがすべて、確率を事象に変換するのに寄与するからだ。

それでも私は、自分が一九八〇年代末に、カリブ諸島で動物疾患監視システムを構築していたときのことを連想させられる。同僚の一人がある日私を事務所に呼び、机の上の瓶を見せた。中にはアルコール漬けの大きなバッタが入っていた。「アフリカのトビバッタだ」と彼は言った。「海岸で拾ったんだ。このトリニダードで」。彼は言葉を切った。「幸い、ここには大群を作るほど場所がない」。トリニダード人の女性スタッフが笑い、ゆっくりと歌うように言った。「たいていは、大きなオスが飛んできて、浜に一日寝そべってるだけだけど」

　ふと私は考えた。こんな大きく重い奴が西アフリカから飛ばされてきて、トリニダードの海岸に落ちることがあるのなら、ＷＥＥに感染した蚊が、たとえばテキサスからマニトバに到着するなど難しくもあるまい。これはやはりあとで、西ナイルウイルスが北米で突然意識されるようになったときにも頭に浮かんだことだ。他の多くの独立した事象が、西ナイルウイルスのような、エピデミックが起きる特定のパターンに当てはまる必要はあるが、世界は生態系、気候、社会の各局面で絶えず急速に変化し、誰も本当に細かく注意を払っていない以上、それは遅かれ早かれ起きるはずであった。

ウマにはワクチン、ヒトにはテレビとエアコン

　ＷＥＥの長期的パターンは、蚊が媒介する他のウイルスの多くと同じように不可解だ。セントルイス脳炎や東部ウマ脳炎は、いずれも周期的、散発的に出現するが、かつて恐れられた西部ウマ脳炎の広範囲にわたるエピデミックは、ほとんど消えたも同然だ。ＷＥＥの自然のサイクルは五年から一〇年ごとに激しさを増し、エピデミックの可能性は高まっているとアメリカ疾病対策センター（ＣＤＣ）は言うが、ウマまたは人間で最後にエピデミックがあったのは一九八七年だった。しかしウマの発病がないことは意外ではない。

　われわれはウマを大事にする。そうすることで金銭的な利益があるからだ。ウマ脳炎の予防に効果的なワクチンはすぐに開発され、広く宣伝され、たちまち獣医師が使えるようになった。同じような人間用のワク

チンはない。誰が金を出すだろう？　土のトラックを走り回る人間に誰が賭けるだろうか？　ワクチンはウマには（そして獣医師とワクチンを作る人間には）いいだろうが、ワクチンが作る抗体は、実際に感染した動物とワクチン接種を受けた動物を区別する妨げになることがよくある。さらに、ウマが予防接種を受けると、感染や発症の監視をする意味がなくなる。ウイルスがまだそこにいて、機会をうかがっているとしたら、どこを探したらいいのだろう？　おとりのニワトリを監視したり、蚊の中のウイルスを調べたりすることはできる。だが、最近重篤な症状が報告されていなければ、政府機関に監視プログラムを続けさせる圧力は弱まる。次のアウトブレイクまで、予算は他の優先事項に振り向けられる。

人間はワクチン接種に怠慢であったり、居丈高に反対したりしがちだ。ワクチンが効いて病気が消えているときは特にそうだ。すでに触れたように、これは予防衛生プログラムに共通の問題だ。成功すれば何も起こらないので、行政も個人も、もっとも成功しているものから投資を引き揚げたくなるのが常だ。病気が流行ってもいないのに、ウマのオーナーはどうして大金を払って愛馬に針を突き刺そうとするだろう？　一九八七年、リオグランデから北へとWEEが押し寄せた。四月に始まって六月まで、テキサス州のパンハンドル〔フライパンの柄のように細長く延びた部分〕、ニューメキシコ、オクラホマを経由して、ウイルスは北上し続けた。七月にはグレートプレーンズを渡ってさらに北に向かった。八月にはノースダコタ、マニトバ、ミネソタに到達していた。三七人の人間と一三二頭のウマが病気にかかったと伝えられる。カリフォルニア州のインペリアルバレーとサクラメントバレーでは、おとりのニワトリがウイルスへの抗体を作り、野生の蚊や鳥の群れがウイルスを持っていることを示したが、ウマや人間は罹患していなかった。おとりのニワトリは科学的な予言のようなものだが、そのお告げは何だったのだろう？　どうすればよかったのだろうか？

もはやＷＥＥはそれほど出現しないと言う者もいる。ウマに予防接種をしているだけではなく、蚊を駆除する薬剤を噴霧する積極的なプログラムがあるからというのが理由だ。またこの疾患は、多分に漏れず、広範囲にわたる社会的な変化によって抑制されたと提唱する者もいる。カリフォルニア州でのある調査が示す傾向では、一九四五年から八二年のあいだに、テレビとエアコンの保有率の高い郡では、そうした新奇な贅沢品を持つ人が少ない土地よりもウマ脳炎が少なかった。どうやら住民は夕方にはエアコンの効いた快適な家の中で、テレビのホームドラマを見ながら夕飯は何にしようかなどと話していて、子どもたちとボール遊びをしたりポーチに座って新聞を読んだりしていなかったようだ。彼らのウマは、もちろんワクチン接種済みだった。そして誰も、鳥と蚊のあいだで循環しているものの存在を本当に気にしてはいなかった。だが、エアコンとテレビが増えればエネルギー使用量も増える。それは長期的に気候変動の形で表われる。鳥、そのウイルス、蚊とわれわれとの関係が切れたとは、私には思えない。

7

西ナイルウイルス

渡り鳥、蚊、水たまり

ナイル川の源流発見物語

ビクトリア湖からナイル川が流れ出るジンジャで、私たちはフライドポテトをつまみにビールを飲んでいた。すぐ下流にオーエン・フォールズ・ダムが建設される前、このあたりにリポン滝があった。滔々と流れる川の岸辺の緑に囲まれた、割れた鉄錆色の銘板を私たちは読んだ。それはジョン・ハニング・スピークが、もっとも見つけがたく神秘的な戦利品、ナイル川源流の発見者であることを高らかに称えていた。しかし私は歴史的偉業よりも、愉しき熱帯の背徳感に浸っていた。二〇〇〇年の五月末のことだ。そこは静かなところだった。インド系ウガンダ人商人と欧米の観光客がちらほらいるだけだ。アミン政権時代の容赦ない民族浄化で激減した彼らだが、今はまた戻り始めていた。

湖からのそよ風がやわらかく吹いていた。鮮やかな赤橙色のくちばしと、羽根に強烈な青と黒の模様を持つハイガシラショウビンが、水にまっ逆さまに飛び込んだ。

そこは美しい自然の眺望と、仰々しい西洋人のまなざしに満ちていた。アラブ人は、黄金と象牙と奴隷を求めて、「ビクトリア湖」（一八五八年に名前を変えられるまではウケレウェと呼ばれていた）のいわゆるイドリースィー地図を一一六〇年代に作成し、この湖をナイル川の源流と表記していた。かの輝かしきアレクサンドリアの学究、プトレマイオスは、その約一〇〇〇年前にナイルの源の湖について、もっと漠然とほのめかしていた。しかし西洋文明の歴史では、湖の真の素性と、その名前と、ナイル川の源は、西洋人がふさわしい名をつけるまで、真に知られてはいなかったのだ。

湖はビクトリア女王にちなんで改名され、それが定着した。裕福で経験の浅い英国の探検家ジョン・スピークは、著名なリチャード・バートンの遠征に参加し、相棒を出し抜いて（バートンは病み上がりだった）一八五八年にビクトリア湖がナイル川の水源であると宣言した。バートンはのちに、ナイル川の真の水源をめぐって、スピークに王立地理学会の場での論争を挑んだ。スピークは討論の直前、狩猟中に謎の事故で死んだ。ドイツ人のブルクハルト・ワルデッカー博士は、一九三七年（時間的な安全距離をあけて、というのはバートンもスピークもこのときにはすでに死んでいたからだ）に、本当の水源はブルンジの山中か、もしかするとルワンダの「月の山」にある、雪解け水が涵養する湧水だと宣言しその両者をやり込めた。気候変動で水源の雪が「消え」たら、いったいナイル川はどうなるのだろう。

五月のその日に私たちが座っていたところから北で、ビクトリア・ナイル川が流れ落ち、キオガ湖とアルバート湖を経て北へ向かい、ゆるやかな流れが輝く、南スーダンの広いスッド湿地に入る。この時点で白ナイルと呼ばれるようになった川は、やがて、ゆったりと流れながらハルツームへ向かう。ここで青ナイル川と合流し、古代の王国を過ぎて世界の歴史へと、北へ向かって流れ続ける。北と東を見れば、目の前にあるのはアフリカ睡眠病と内戦に荒廃した農村だ。北と西にあるのは、一九九九年に西ナイルウイルスの起源として、少なくともアメリカでは有名になった地域だ。

アレクサンドロス大王も西ナイルウイルスで死んだ?

このウイルスは一九三七年に、ウガンダの西ナイル地方で発熱した成人女性から初めて単離された。一九五〇年代には、エジプトの研究者がこれを蚊、鳥、人間の体内で発見した。一九五七年、イスラエルで、ヒトの脊髄と脳に重度の炎症を引き起こす原因として確認された。その後二、三〇年のあいだ、人間とウマの症例が地中海西部、ロシア南部、ヨーロッパ東部および南部一帯で確認されている。

地理的にも情緒的にも複雑なナイル川が、西洋人に「発見」される何万年も前からあるように、このウイルスと感染も、発見の数億年前から存在する。アレクサンドロス大王は西ナイルウイルスによって死んだのかもしれないという説を唱える者もいる。大王が死んだバビロンには、蚊がうようよしており、その死の当日にはカラスが空から落ちてきた。またある者は、アレクサンドロスは腸チフスで死亡した可能性が高いと考える。この推測だとカラスが落ちてきたことを説明できず、私にとってはあまり面白いものではない。

西ナイルウイルスの範囲が、アフリカ、アジア、中東、ヨーロッパのあいだを定期的に行き来するさまざまな鳥類、たまに周縁化されたアフリカの症例に限られているうちは、研究者、少なくとも北米の研究者は、それほど注意を払わなかった。公平のために言えば、このウイルスやごく近縁のもの（たとえばオーストラリアや一部の南太平洋の島嶼で見られるクンジンウイルス）は世界中ほとんどどこにでもいるが、鳥にせよ人間にせよ感染しても普通は重症にはならなかった。しかし、医学研究者が一九九九年夏の到来を見ていなかったことは、生物学一般の偏狭さと、輝かしい成功のあとで多くの科学者の視野が狭まっていたことを示している。

その暑く乾燥した一九九九年夏のニューヨーク市で、人々（と動物園のさまざまな鳥）が、原因不明の神経系の病気にかかり、中には死ぬ者もいた。最初、医学研究者はこれをセントルイス脳炎ウイルスと呼んだ。いや、実のところ最初は何とも呼んでいなかったのだ。この疾患はまったくといっていいほど注目されなかった。ニューヨークで数人が奇妙な病気にかかって死んだところで、誰が気づくだろう？　これをセントルイス脳炎と呼んだのは、ある意味理にかなっていた。

蚊が媒介するウイルスたち

セントルイス脳炎は、周期的に似たようなアウトブレイクをアメリカ南部で起こしていて、西ナイルウイルスがやってくるまで、アメリカでもっともありふれたウイルス性脳炎の原因だった。一九九九年、ニューオーリンズではセントルイス脳炎の報告が二〇件あった。それはほぼ典型的な年だった。一九七〇年代中ごろ、三五を超える州で約二五〇〇人が罹患したエピデミックは、当局から常軌を逸していると見なされた。一九八〇年代中ごろにコロラド州で発生したエピデミックでは、一〇〇〇人以上が感染したが、発症が報告されたのは二十数名で、一名が死亡した。

その散発的なアウトブレイクと不顕性感染（多くの人は実際に症状を訴えない）のパターンは、このウイルスの多くによく見られるものだ。一九六〇年代半ばから西ナイルウイルスの来襲までに、アメリカでは五〇〇〇件近いセントルイス脳炎の症例があった。パターンを探しているアメリカの疫学者が言うには、セントルイス脳炎ウイルスは一〇年ないし一一年ごとにアメリカで流行を引き起こし、見たところ太陽黒点の増減と負の相関があるようだ。公衆衛生疫学者が一九九九年に積極的に太陽黒点の観測をしていたとは、私には考えづらい。

一九九九年のニューヨークでのセントルイス脳炎が疑われる症例は、通常の範囲である南西部から少しはずれていたが、とはいえ昨今では、われわれ人間を含め、多くの種でそういうことがあるので、これは意外なことではなかった。

数多くのフラビウイルス属の蚊媒介性ウイルス（西ナイルウイルスもその一員である）は、たいてい苦痛を引き起こすだけかもしれないが、発症者に低い確率とはいえ、あらゆる神経系の重大障害を起こしうるし、現に起こしている。オーストラリアのクンジンウイルスは、通常は人間に軽い症状を引き起こす程度とされているが、自然界では鳥類（サギやペリカン）と蚊のあいだで循環するマレーバレー脳炎は致命的であることも多い。

アジア各地でブタや野鳥が持っている日本脳炎は、蚊を通じて人間に拡散される。主にこのウイルスは、ブタ、鳥、カエル、蚊のあいだで静かに循環しているが、ブタでは流産と子豚の死につながることがある。このウイルスを媒介する種類の蚊は、肥料を施した水田で特によく繁殖するらしい。人間においては、このウイルスは痛みと発熱、歯茎や鼻からの出血を引き起こし、さらには激しい発作ののち死に至ることもある。東アジアでは毎年数万人がこれにより発病し、五人に一人が死亡している。この疾患にはワクチンが開発されており、とても効き目が高い。

黄熱病――奴隷船の貯水槽が運んだネッタイシマカ

この種の疾患の中で、もっとも精力的かつ真剣に研究されてきたのが黄熱病だ。おそらくはアメリカ軍の利害に関係するからだろう。その本来のすみかである熱帯アフリカでは、黄熱ウイルスは木のうろで繁殖する蚊と熱帯雨林の霊長類のあいだで自然の循環を形作っている。病気そのものはきわめてすさまじい。患者は血を吐き、体じゅうの穴という穴から出血し、皮膚は肝障害で黄色く変色する。一八世紀から一九世紀に港町が、イエロージャックと呼ばれるものにかかった船乗りがいる船の入港を嫌がった理由がわかるだろう。

性懲りもない干渉と不運で、われわれは愚かにも黄熱ウイルスを西半球にもたらしただけでなく、媒介する蚊まで選び出してしまった。「水平の木」の穴、つまり奴隷船の貯水槽で繁殖するネッタイシマカ（*Aedes aegypti*）だ。熱帯アメリカでは、この病気は二、三〇〇年のあいだ相当な惨禍をもたらし、都市と森林の両

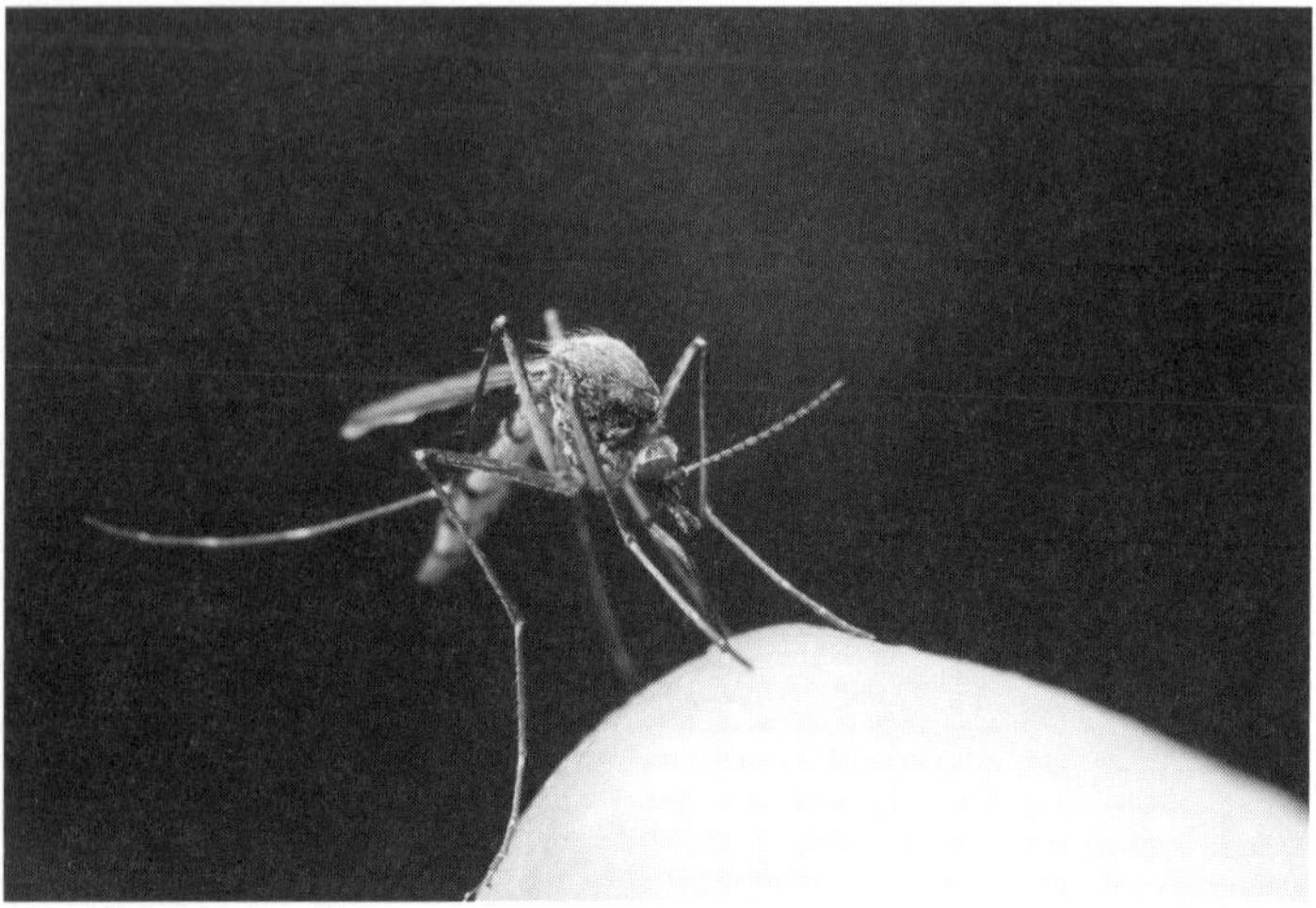

黄熱病を媒介するネッタイシマカ

方で新しい生態学的地位に収まった。黄熱病はカリブでナポレオンの精鋭の兵二万七〇〇〇人を殺し、結果としてハイチに独立をもたらした。キューバの医師カルロス・フィンレーは、この病気は蚊によって伝染するという仮説を立て、その発見をアメリカ陸軍軍医ウォルター・リードが一九〇一年に実証した。病気を拡散するもの（蚊）とその抑制方法（ベッドに蚊帳を張る、淀んだ水を除去する）の発見によりアメリカ軍は、パナマ運河建設を可能にしたのをはじめ、熱帯アメリカを征服する上での優位を得た。今日、この疾患は熱帯地域の貧しい都市部でヒト－蚊－ヒト感染症として、また無防備で熱帯雨林に入る者の人獣共通感染症として発生している。

WHOによれば、アフリカと中南米の四七カ国で、全土あるいは一部地域に黄熱病が風土病化しているという。アフリカでは、ある研究によれば二〇一三年に八万四〇〇〇人から一七万四〇〇〇人が重症の黄熱病にかかり、二万九〇〇〇人から六万人が死亡したと推定される。これにはやはり、いいワクチンがあるので、人々がまだ病気にかかって死んでいるのは、科学の不備より社会的・経済的公正さの不備の影響が大きい。

西ナイルウイルス、一九九九年、ニューヨーク

さて、ニューヨークでの死者は黄熱病によるものでも、日本脳炎によるものでもなかった。そして西ナイル何とかいう診断も白黒つけがたかった。しかしニューヨークで聞こえたひづめの音が、大方の予想に反して、シマウマのものだとしたら？　もしそれがアフリカや中東から来たウイルスだとしたら？　私たちが生

きる二一世紀が、農作物や外来ペットや旅行に出た親戚にくっついた微生物を、最速で世界中に回し、送り出し、持ち込む時代だとしたら？　そうであるならば、専門家があっと驚くようなものが到来したのかもしれない。

フラミンゴの死骸、二、三人の人間、蚊から採取したウイルスの遺伝子および抗原マッピングを、エンベロープ糖タンパク特異的モノクローナル抗体を用いて行なった（つまり、ウイルスの外側のタンパク質に限定して試験した）ところ、この病気はまさしく西ナイルウイルスの感染によるものであることが確認された。それだけではない。それは一九九八年にイスラエルでガチョウの死骸から分離されたものの親戚であると、研究者はある程度断言できたのだ（私も自分のルーツをこのくらい断言できたらいいのに）。一九九九年の夏の終わりには、この病気に六〇人以上が罹患し、七人が死亡したと報告された。のちの調査で、感染者の数は八〇〇〇人を超えていたかもしれないと示唆された。私たちが新しい病気に初めて遭遇した（あるいは病気が私たちに遭遇した）ときの常で、特に重大な症例にしか注意を払わなかったのだ。

アメリカ全土にわたって流行し、その後は慢性地方病や不安のもととして落ち着いたこの疾患は、最初にアウトブレイクが起きたとき、実際の症例数より多くの言説を生んだ。それは科学者について、科学の実際の行なわれ方について、二一世紀を生きる上で複雑な問題を切り抜ける方法をどう学ぶかについて、私たちに教えてくれるはずだ。北米の西ナイルウイルスに関しては、重大な神経系の病気に襲われた人々だけでなく、エコロジー教訓話、陰謀論とユダヤ人の旅人の噂、公衆衛生とバイオテクノロジーの大成功があった。

アメリカ疾病対策センター（CDC）の父権的な公衆衛生担当者が、（女性）獣医師から、ニューヨーク市で鳥（カラスのことなど誰が構うだろう？）が死んでいるという報告を受けても軽視しなかったとしたら、そっちのほうが驚きだ。大方の予想通り、地域で多発する鳥の集団死を調査していたブロンクス動物園の獣医師トレーシー・マクナマラは、ヒトについての訓練しか受けていない医学研究者たちから干され、黙殺され、冷遇された。謎の病原体の正体を解明するのに必要な証拠を集めていたにもかかわらずだ。男性優位のカウボーイ的自我がCDCを闊歩している——多くはその後起きた事態の前に失墜したが——ことに驚く部外者もいるが、大学の内外を問わず競争的な科学の伏魔殿に慣れた者たちにとっては、意外でもないだろう。カナダではおおむね、同僚同士の協力とチームワークのほうが生き馬の目を抜く競争よりも一般的だが、公平のためにいえば、カナダでも優れた科学研究が、企業やその他のイデオロギーに媚びへつらったり、さまざまな政府省庁から情報の共有を頑として拒絶されたりといったことで抑圧されてきた。こうした欺瞞が結果に何らかの影響を及ぼしたかどうかは何とも言えない。蚊に殺虫剤の散布が始まるころには、エピデミックはほぼ終わっていたからだ。

西ナイルウイルスのアウトブレイクは、正体不明の反体制グループによる米帝打倒をもくろんだバイオテロ攻撃だと言う者もいた。最近報告されたアウトブレイクでは、五〇〇人が感染してそのうち五〇人が死亡したが、それはルーマニアのものではなかったか？　ニューヨークでカラスが死に始める前に、ロシア南部でもアウトブレイクがなかったか？　政治活動家のアビー・ホフマンはかつてこう言った。「自分が被害妄想を持っているからといって、彼らが自分をつけ狙っていないとはいえない」。あるいはこのアウトブレイクは、毎年、私たちが地球生態系の一部であることを思い出させる（たいていすぐに忘れてしまうが）ために戻ってくるわれわれの古い友、渡り鳥からのメッセージなのかもしれない。確かに、ニューヨークのアウトブレイクは、渡り鳥、蚊、人間が集まる湿地に近い地域で起きている。

北米で風土病化する

しかしいったんここ北米に入ってしまうと、ウイルスは恒久的にとどまり、風土病化した。その最初の夏のあと、ウイルスは時機をうかがい、適当な蚊、適当な鳥、適当な地域に足場を固めていたようだ。気候変動はおそらく北米を、間違いなく以前にも水際まで来ていたはずのウイルスに適した場所にした。暖冬になれば蚊は生き延びやすくなる。渇水と高温は鳥と蚊を水溜まりに密集させる（そこで高濃度のウイルスを蓄積する）。その後、大雨が降ると鳥や蚊は広い範囲に散らばる。理由は何であれ、ウイルスはすみかを見つけ、一年ほど棲みつき、増殖して西に向かった。二〇〇〇年にはアメリカで二九のヒトの症例があった。二〇〇一年には六六六。二〇〇二年には四〇〇〇以上。そして翌年には約一万。数字はアメリカ本土とカナダを横断していく大波を表わしている。波のあと、数字は落ち着いたが、定期的に波は立った。アメリカでは、二〇〇四年に二五〇〇の症例があり、二〇〇五年には三〇〇〇弱だった。

カナダでは、病気の鳥は二〇〇一年に初めて現れ、ヒトの症例は二〇〇二年から出始めた。この時点でオンタリオ州の保健所長が、北米全土を襲う例年のインフルエンザのエピデミックと比べて、西ナイルウイルスは大したことはないとして片づけた。この発言のため彼は、心配する市民の不評を買ったが、同時に興味深い問題を提起した。病気の重要度は何をもって判断されるべきものなのだろうか？　患者数か？　死亡数か？　障害調整生命年か？　影響を受ける人口か？　大腸菌０１５７：Ｈ７は数千人に影響しながら、社会的影響はごく小さかったが、数人の中産階級の子どもがかかってから、アメリカの食肉検査システム全体が変わった。私たちを驚かせる病気は、当たり前のように受け取られているものより重要なのだろうか？　驚きは結局のところ、科学者が無知か、見るべき場所を注意深く見ていないかのどちらかであることを表わしている。驚き（「予想」を超える患者数）は流行の重要な要素の一つなのだ。

最初の年は、誰も準備ができていなかったので、オンタリオでは診断はなかなか進まなかったが、考えられる流行の経路の追跡をもとに、研究者は二、三年先の予報を得た。しかし、この追跡結果は例の動物の医者たちが出したものだった。彼らに何がわかるというんだ。これはインフルエンザなんかじゃないのに。初期の報告は、最初の年にヒト症例が一〇〇件未満だったことを示している。のちの報告は四〇〇件近くを示している。二〇〇三年、西ナイルウイルスは国を横断して西へ飛んだ。もっと可能性が高いのが、東海岸かららいったん南へ飛んだウイルスが、新たな飛行経路を見つけて北へ移動したというものだ。プレーリー州〔マニトバ、サスカチェワン、アルバータの三州〕では一〇〇〇を超える症例が発生し、病気は山脈をあふれ出して西海岸にこぼれた。鳥は何しろ飛べるのだ。多くの感染した鳥がアメリカ南部から戻ってきていた。そこはこの病が、西半球の生息地としてすっかり定着した場所だった。

カラスやフクロウが地面に落ちて死んでいく

そして至るところで、カラス、ワタリガラス、カササギ、カケスが地面に落ちて死んでいた。死んだ鳥はほとんどがカラス科だったが、全部というわけではなかった。オンタリオ州では、フクロウの野生復帰センターで発生し、北方で繁殖する大型のフクロウはほとんど死んだが、南方で繁殖する小型のものは残った。傷ついた鳥にリハビリを施して自然に返すことを目的とするそのセンターで、シラミバエに刺されてウイルスは伝染したようだった。センターの外の動物や人にうつったとは考えにくい。ほとんどの人はフクロウにあまり近づこうとしないが、獣医学生はそういった変なことをやらかしかねない。

サスカトゥーンの獣医学部の学生だったとき、私は夏の一時期、ケガから回復したフクロウの放鳥前の訓練を手伝ったことがある。訓練の一環として、フクロウは私の腕にとまり、誰かが投げたネズミの死骸を追いかけた。夏の半ばごろ、私はひどい頭痛に悩まされ始め、記憶に影響が出た。ある日、私の義理の姉から電話があった。会話は弾んだが、どうも不自然だったようだ。電話を切ると、私はたちまち電話があったことを忘れてしまった。妻が何かおかしいと見抜き、私を病院へ連れて行った。私はウイルス性髄膜炎と診断され、意識の混濁、幻覚、割れるような頭痛にさいなまれながら何週間も入院生活を送った。これがハリー・ポッター誕生のずっと前の話でなければ、フクロウが私にディメンターからのメッセージを送ってきたんじゃないかと思ったところだが、それ以外に何度も曝露していたかもしれなかったのだ。

フクロウはクラミドフィラ・ピタッシという、オウム病を引き起こす微生物を持っていることがある。この生物は以前クラミジア・ピタッシと呼ばれていたが、一つには新しい遺伝子情報を反映して名前が変更された。この変更は、この人獣共通のクラミジア感染症と、人間に膣感染症を引き起こすクラミジアとの混同を解消するのにも役立った。人間のオウム病は軽い呼吸器感染症から発熱、悪寒、重症の肺炎まで多岐にわたるが、罹患のきっかけはペットの鳥のエアロゾル化した糞を吸い込んだことの場合が多い。アメリカでは二〇〇五年に、フクロウの糞塊を切り刻んだ小学生のあいだでサルモネラ症のアウトブレイクがあった。こうしたわずかな可能性はあるが、実際の感染の事例は本当に少ない。西ナイルウイルス流行のピークのあいだ、この病気で死にかけたり死んだタカ、キジ、その他の鳥も、北米全土の野生動物疾患調査センターに収容されていた。

カラスやワタリガラスは歴史的にメッセージ、多くは凶報を運ぶ鳥だった。この場合、メッセンジャーがメッセージそのものだと、カラスがわれわれを皆殺しにするウイルスを運んでいると考える者もいた。しかし、保有宿主をこれほど多く殺してしまうウイルスは、長続きしない。これはダーウィン選択のもっとも単純な形だ。西ナイルウイルス研究が引きずっている疑問の一つが、ウイルスは、出てきて殺しにふけっているときや、郊外居住者に恐怖を吹き込んでいるとき以外、どこに棲んでいるのかだ。ウイルスが殺さないものは何なのか？

五大湖周辺のカモメが病原体の隠れ場所か

二〇〇四年、私の指導のもと大学院で研究していた獣医師のシャロン・カルビンは、西ナイルウイルスの隠れ場所候補として、カモメの調査をすることにした。レスリー・ストリート・スピットは、トロントの湖岸からオンタリオ湖に突きだした長さ五キロの半島にある東側の岬である。今では公園と野生動物保護区になっているが、この半島は五〇年にわたり港の浚渫土砂と産業廃棄物で築かれてきた。初夏、岬の水際に立って、飛び散る羽毛の中で鳥が鳴きわめき叫びながら波のようにうねり、刺すような炎暑の空に糞尿を撒き散らすのを前にすると、カモメが絶滅に瀕していた時代があったことなど想像しがたい。

他の多くの種と同じように、人間はカモメの生息地を破壊し、羽根を帽子に、卵を食料に利用して、一度は激減させてしまった。一九世紀初頭には大量にいたクロワカモメは、二〇世紀の初めには五大湖からほとんど消えていた。その後一九一七年、カナダ、アメリカ、メキシコ、ロシアは、渡り鳥協定法に調印した。こうした政府間協定を疑問視する者は、トロントの水辺を訪れてみるといい。このゴミを食う雑食性動物への豊富な餌の供給と、コンクリート、鉱滓、泥、その他いわゆる廃棄物と呼ばれる都市建設のあとに残ったものでできた新しい巣作り場所に、協定は支えられている。少なくともカモメは、この保護策の恩恵を受けている。現在おそらく七五万の巣が五大湖流域とセントローレンス川上流にある。

そのようなわけで二〇〇四年には、カモメは餌とすみかを与えれば与えただけ増えていた。そして西ナイルウイルスで死んでいなかった。カモメが、カナダガンをはじめ他の水鳥保護の恩恵を受けている種と同様に、ありとあらゆるたちの悪い人間の病原体（たとえばサルモネラやカンピロバクター）をゴミ捨て場や堆肥から拾って、さらに新しい場所にそれを拡散していることをわれわれはすでに知っていた。鳥の（コウモリのもそうだが）糞は、ヒストプラスマ・カプスラーツムという、吸い込むと酵母菌になって人間に肺炎を引き起こす菌類の絶好の媒介物だが、古い建物を清掃する人にはリスクになっても、公衆に対してはならない。カモメはニューカッスル病ウイルスの変種を持っていることもわかっている。これはインドネシアとイングランドで一九二〇年代に初めて発見され、現在ニワトリの致命的疾患として世界中で知られている。このウイルスはパラミクソウイルス科に分類される。麻疹、流行性耳下腺炎、人獣共通感染症のヘンドラウイルス、ニパウイルス（コウモリが媒介する）と同じだ。もっとも病原性の高い種類のニューカッスル病は、世界中で養鶏場を壊滅させている。より最近では、別の変種が北米でウとペリカンを殺している。人間（主に獣医と養鶏農家）に対しては、ニューカッスル病は結膜炎と頭痛を引き起こす。

カモメも水鳥なので、さまざまな鳥インフルエンザウイルスを媒介する。鳥インフルエンザのアウトブレイクで、私が住むオンタリオ州キッチナー＝ウォータールーでも、屋根の上で放浪者のように暮らしているカモメが数百羽死んでいた。先行する研究では、鳥インフルエンザウイルス（参考までにウイルスの郵便番号を挙げれば、H13N6）の形跡が、検査したオンタリオ湖のコロニーのカモメ三六〇羽ほとんどすべてから見つかっている。まあ、水鳥はインフルエンザウイルスの自然界でのすみかなので、これはさほど驚くまでもない。西ナイルウイルスもそうではないのだろうか？

二〇〇四年夏、トロントとハミルトンの住民は、白い宇宙服を着てヘルメットを被った（鳥が急降下爆撃で撒き散らす糞から身を守るため）小集団が、レスリー・ストリート・スピットの自然の区画とハミルトン港で、網を持ってカモメを追い回しているのを目にしたかもしれない。その夏いっぱいシャロンは、われわれグエルフ大学とカナダ公衆衛生庁のチームと共に、カモメの母親と雛から血液と拭き取り検体を採取し、蚊のトラップを仕掛けた。

結局その年は、住民にはすばらしい年であり、西ナイルウイルスを探すにはよくない年だった。私たちは、シャロンが探していた別の二種のウイルスの形跡を見つけたが、蚊からも鳥からも西ナイルウイルスの陽性反応は出なかった。原因は冷夏だったからかも、政府による蚊の駆除プログラムのせいかも、研究設計のせい、われわれが用いた試験のせい、あるいはカモメが西ナイルウイルスの経緯に大きな役割を果たしていないからかもしれない。科学というのはそういうものだ。西ナイルウイルスが蚊と鳥に依存するならば、農村部と都市部の景観設計への影響について問うのは理にかなっている。都市地域の設計方法に、病気の拡大を促進するようなものがあったのだろうか？　端的に答えれば、そうだ。

西ナイルウイルスや類似のウイルス、たとえばセントルイスウイルス、西部および東部ウマ脳炎ウイルスなどは、感染したある種のスズメ目の鳥（たとえばコマツグミ、クロムクドリモドキなど、これらは増幅動物の役割を果たす）からある種の蚊に、それからウマや人間のような哺乳類に伝染する。鳥はすべてが増幅動物であるわけではない。たとえばカラスやカケスのようなカラス科の鳥は、死亡率が高く、ウイルスが広まっていることへの初期警告にはなるが、増幅と拡散に重要ではない。ウマも人間も、蚊を再感染させるほど高いウイルス血症は起こさないようだ。景観設計の観点から、関係する蚊や鳥のための生息地は、より綿密な調査を要求する。

二〇種を超える蚊が、北アメリカでの西ナイルウイルス拡散に関与しているが、もっとも心配な蚊は東部のアカイエカ（*Culex pipiens*）と西部のキュレックス・タルサリスだ。共に夕方と明け方に活発になり、ほとんどの時間を樹冠で過ごし、主に鳥の血を吸う。しかし、夏の終わりが近づくと、いずれも宿主の好みを変えて、鳥だけでなく哺乳類も餌にするようになる。両者とも都市環境によく適応している。アカイエカは有機物を多く含む水を好み、おそらくは蚊の中でもっとも汚染に耐えられるので、よく下水処理場の水路で見られる。C・タルサリスは腐敗した植物が混ざった水（たとえば側溝）を求め、羽化後わずか四日で吸血せずに初回分の卵を成熟させることで知られている。いずれの蚊も機会があれば容器に溜まった水で繁殖し、ほとんどあらゆる淀んだ水に卵を産む。共に成虫で越冬し、そのために風雨から守られた湿った場所を探す。

蚊を越冬させない都市景観設計

こうした生態学的変数は景観設計にどのような関係があるのだろう？　雨水渠は、住宅や商業施設から流れ出る雨水を運ぶもので、多くは舗装道路の下にある。下水道は道路によって上から温められる。この温度上昇は、コンクリートが熱を吸収・輻射する、より一般的な「ヒートアイランド」現象を局地化した例の代表的なものだ。ヒートアイランド現象とは、都市の中心部は概して周辺の緑地より温度が高いことを意味する。また、流れが非常にゆっくりで地下にあるため、雨水渠には魚のような昆虫を捕食する動物が生息しない。こうした特徴から、雨水渠は一部の種の蚊にとって、繁殖と越冬に理想的な生息地である。さらに、重要な居住空間と新鮮な空気を供給する都市および郊外景観は、多くがスズメ、フィンチ、クロムクドリモドキのような鳥類にも好適な生息地となる。これらはもっともウイルス受容性の高い宿主だ。

生態学者による研究で、生物多様性の低い生態系に生息する植物、哺乳類、鳥類、昆虫の集団は、多様性が高い生態系の集団に比べて宿主特異的な疾患の悪影響を受けやすく、効率よく拡散する傾向にあるという結論が出ている。こうした多様性の低い地域の潜在的な宿主の集団は、競合する種や捕食者に抑制されることが少ないので、宿主は密集しがちになり、その中で疾患を拡散しやすくなるのだ。この生物多様性が高い生態系での「希釈効果」は、アメリカにおけるライム病伝染については当てはまるようだ。西ナイルウイルスにも当てはまるのだろうか？

スウェーデンでは、都市部において生物多様性の高い緑地（森林および保全された自然生態系）の数と鳥の個体数のあいだに、直接の因果関係があることに研究者が気づいた。キツツキ、樹洞営巣性鳥類、森林性鳥類の種の多様性が、植生の多様化につれて、都市中心部から周辺部まで高まったのだ。しかし、都会の鳥は住宅地域に集中していた。住宅地の生息地は多数の鳥を支える一方、種の多様性は著しく低く、この生息地が特定の都会の鳥には良好であるが、他の多くの種には厳しかったり不適当であったりすることを示した。研究者たちは、緑道が緑のくさびとして隣接地域の種の豊かさを高めたと仮定し、このデータから、市内への緑道が増えれば市の中心部を含めた地域全体の種の多様性が増すと結論した。植物被覆も種の豊かさと正の相関関係を持つ。

スウェーデンでの都市における鳥類の生物多様性の研究は、西ナイルウイルスにぴったり当てはめることができる。アメリカとカナダでもっともウイルス受容性の高い一〇種の鳥は、年間を通じて庭の鳥を数えた結果、個体数の多さを根拠にして、すべて「都会の鳥」に分類できる。カケス、コマツグミ、クロムクドリモドキは、北米全土でありふれた庭の鳥であり、カラスとカササギはありふれた都会のゴミあさりだ。フィンチとスズメは都市部のどこにでもいる。このような鳥の多くは野生では渡りをするが、都市に棲むものは食物源（例を挙げれば庭の餌台、交通事故死した動物、ゴミ箱など）がなくならないので、冬じゅうとどまることが多い。

これら多くの鳥の共通点は、餌を摂るための開けた地面と、巣作りや止まり木に使う大きな木を必要とすることだ。成長した樹冠と開けた芝生は、多くの住宅地で見られ、これに淀んだ雨水渠やコンクリートが生むヒートアイランドをあわせると、西ナイルウイルスや類似のウイルスが持続、拡散する高リスクの環境が生まれる。

多額の出費と、パニックの高まりと、科学研究熱のあと、西ナイルウイルスへの社会の関心は薄れた。ウイルスはここにあって、新しく見つけたすみかを静かに循環し、定期的に人間やそれ以外の動物を発症させ、時に不幸ななりゆきとなる。

五〇年前、多くの北米人は緑の芝生と広い街路を夢見た。自然というのは、整え、刈り込んであるにしても、いいものじゃないか？　すべての緑の空間、鳥、蚊が同じではなく、郊外の緑の芝生と広い街路にはマイナス面もあるかもしれないことを、もし、西ナイルウイルスによって、自然がわれわれに思い出させようとしていたのだとすれば、私たちは耳を傾けただろうか？　注意を払っているだろうか？　春のカラスの不協和音を歓迎するだろうか？

もし私たちが、自分の家や庭の生息地が立てる静かなささやき声を無視していたとしても、気に病むことはない。自然はまた語りかけてくれる。私たちが心に留めるようになるまで何度でも。たとえば二〇一八年、CDCは二六四七件の西ナイルウイルスの症例と、一六七件の死亡を報告した。カナダでは、二〇〇三年に一四八一件に増加し、二〇〇七年に二二一五件でピークに達したあと、ヒトの症例は年に数十件から多くても数百件に減った。二〇一八年には、四二七人のカナダ人がこの病気にかかったと報告されている。WHOの専門家がすでに触れているように、パンデミックでない期間などないのだ。慎重にいこう。

8

家禽の飼育と渡り鳥、そして食料生産の社会的、生態学的重要性に関する知識について

新型鳥インフルエンザ

一九九七年、香港で、直前まで元気だった三歳の男の子ラム・ホイ・カが多臓器不全で死亡したとき、これが世界を変える出来事になるとは誰ひとり思わなかった。オランダのウイルス学者チームが、この致命的な病原体はH5N1、それまで鳥の感染しか知られていなかったウイルスだと表明すると、科学者は慄然とした。毎年世界中の人々が「インフル」にかかっている。だが、それはこのウイルスではなく、また決してニワトリから直接うつるウイルスではなかった。数千万人が死亡した一九一八年のインフルエンザに似た、壊滅的な世界的パンデミックの理論上の可能性が、突如として現実のものとなったのだ。

一九九七年の世界が今とどのくらい違っていたか、思い出してみる価値はある。世界のどこでも、パーソナルコンピューターを持っている人はごく少なかった。SARSが初めて大々的にメディアに取り上げられ

た二〇〇三年でさえ、フェイスブックは男子学生が女子学生を採点している大学のロッカールームのオンライン版みたいなもので、ツイッターはまだ開発されておらず、大手通信社がオンラインに参入するという発想は、報道ビジネス関係者の多くから笑いものにされていた。

こんなことを言うのは、鳥インフルエンザが最初に突然世界の注目を集めたとき、私たちのほとんどはニュースを新聞かテレビから得ていたと言いたいがためだ。

世界中のウイルス学者と疫学者が、新型ウイルスの起源と拡散の始まりを突き止めようと躍起になっていたころ、それ以外の人間はおおむね、テレビの映像で、危険な物質を扱うために設計された白いつなぎ（ハズマット・スーツ）を着た人たちが歩き回っているところを見ていた。それは養蜂家が身につける装備にちょっと似ていた。違うのはこの作業員たちが、死んだニワトリを詰めたゴミ袋を運び出して捨てていたことだ。

インフルエンザウイルスは単純で小さなものだ。八つの分節からなるリボ核酸（RNA）が、ひもまたは直径八〇から一〇〇ナノメートルの球（一ナノメートルは一〇億分の一メートル。髪の毛の直径は約一〇万ナノメートル、細菌は約一〇〇〇ナノメートル）に詰め込まれたものだ。小さく、専門的にいえば生物ではないが、ウイルスは大きなものたちができないことをやってのける。たとえば、生きた細胞の仕組みを勝手に使って増殖できるのだ。中に入ってしまうと、ウイルスはごちゃごちゃに交ざり合い、たまたま近くにいたものと断片を交換するようだ。このウイルスは、A、B、C、D型に分類され、人間、ブタ、ウマ、鳥、ミンク、ネコ、クジラ、アザラシの中を循環する。

人間の性格型もそうだが、Ａ型は医療従事者にとってもっとも気がかりなものだ〔Ａ型性格と呼ばれる攻撃的な性格は心疾患のリスクが高いとされる。なお血液型とは関係ない〕。Ａ型はそのＨＡ（ヘマグルチニン、少なくとも一六種類ある）とＮＡ（ノイラミニダーゼ）抗原（ＲＮＡを取り囲む脂質のエンベロープから突きだした突起。九種類ある）に応じて細分される。ニワトリでは、Ａ型インフルエンザの特定の亜型《サブタイプ》が、昔から家禽ペストとして知られる病気を引き起こす。低病原性鳥インフルエンザ（ＬＰＡＩ）と高病原性鳥インフルエンザ（ＨＰＡＩ）があり、ＨＰＡＩは大量のニワトリをあっという間に殺すことができる。

インフルエンザウイルスは、遺伝子の多種多様な組み合わせで、病原性がほぼ無限に変わる。それはウイルス自体だけでなく、遺伝、健康、栄養状況や、ウイルスが持ち込まれた集団の構成にも左右される。二〇〇六年に世界中を不安のどん底に陥れていた組み合わせは、Ｈ５Ｎ１（ヘマグルチニン五型、ノイラミニダーゼ一型）だった。これは伝染しにくいが、いったん他の鳥、ネコ、人間、その他さまざまな種に伝染してしまうと、並はずれて致死性が高い。インフルエンザウイルスがこれほどの悪さをするとは考えられていなかった。

一九九七年のニュース映像を、混乱と不安を招くものにしたのは、付随する報道内容だった。香港では、ニワトリに適応したウイルスが人間に直接うつった。このようなことはそれまで報告されていなかった。

カナダでもどこでも、ハズマット・スーツを着た人が、ＬＰＡＩに感染したとされるニワトリを処分していた。ＬＰＡＩは人間には心配ないという。だが、それならどうして、あんな白いつなぎを着ているんだ？少なくとも私が覚えている限りで、はっきりとされていなかったのは、ＬＰＡＩウイルスはＨＰＡＩ変異株に、かなり急に変異することだ。

科学者、政治家、一般市民にとってこれは現実離れした出来事だった。映像を説明し、できることなら筋道立ててその背景がわかるような納得のいく話を、誰ひとり知らなかった。たいていの人にとってニワトリは、食料品店で売っているプラスチック容器に入った「ヘルシーで低脂肪な」肉であって、大量死を運ぶ者ではなかった。

獣医師兼疫学者として、私自身のニワトリの話は、多くの北米人やヨーロッパ人が知るものとは違っていたが、同じくらい不満足な説明にしかならなかった。

ジャワ島でニワトリと暮らす

一九八五年から八七年にかけて、私はインドネシア、ジャワ島のジョグジャカルタ近郊にあるカナダ国際開発庁と接点があった。私が動物疾患の臨床検査所設立のために働くあいだ、妻（看護師で保健学修士）が自宅で子どもの勉強を見て、ボランティアで地域医療の仕事をした。

ニワトリは至るところにいた。

元気よく荒々しい、甲高い声で私は眠りを破られた。汗びっしょりで朦朧《もうろう》としながら、私は、ジャワの昔ながらのホテルで大変愛好されている長い円筒形の枕を押しやった。インドネシア人の友人は、これは「ダッチワイフ」というのだと自信たっぷりに言った。つんのめるようにベッドから飛び出すと、私は腰布《サロン》を巻

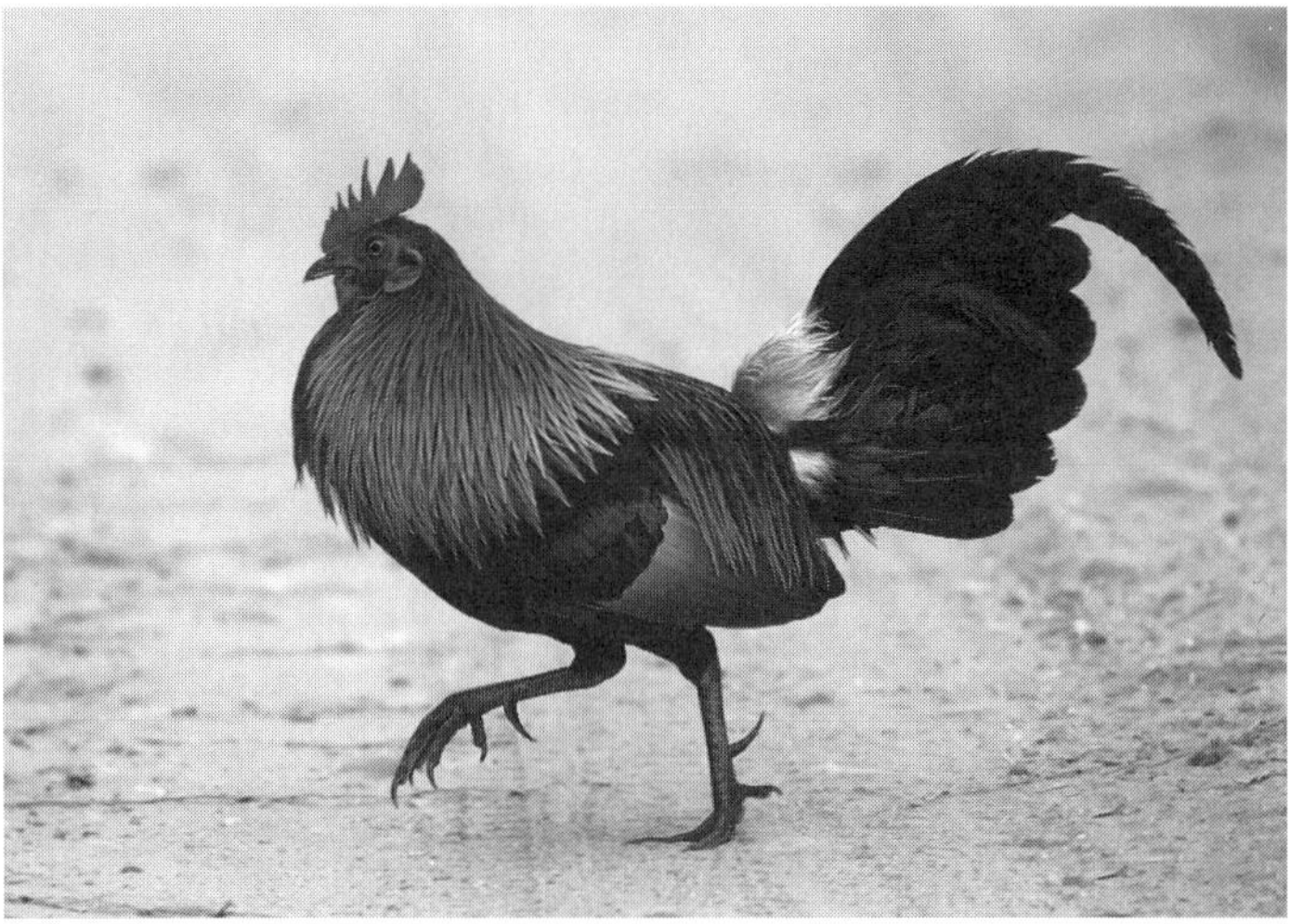

闘鶏のために交配されたセキショクヤケイ

いてドアへと駆けていって、もやがかった熱帯の空気の中に頭を突き出した。数メートル先の低い木の枝に、すべてのニワトリの父が威厳たっぷりに止まっていた。彼の肉垂れはたぷたぷと膨らみ、肉厚で、ピンク色をしていた。気取った鳥の王がまとうローブのように、襟羽がとさかから背中に垂れ、銅色、赤錆色、金色に輝いていて、末端では白い羽毛が首を取り巻いていた。胸の下部とほとばしるような尾羽は、早朝の陽光に黒から青、そして緑ときらめいた。鋭く黒い眼が私を捉えて放さなかった。これは挑戦から黙って逃げるような鳥ではない。

セキショクヤケイ（赤色野鶏）とその親戚筋のハイイロヤケイ（灰色野鶏）、アオエリヤケイ（青襟野鶏）は、南アジアおよび東南アジア――インド、ミャンマー、ラオス、ベトナム、中国、マレーシア、ジャワ――で何千年も前に最初に家畜化された。この鳥はもともとは闘鶏用に交配され、野生の魂と、おそらくは腸に棲むウイルスと細菌を持って、インドから西を目指しペルシャに入った。ニワトリが低脂肪、低コスト、低炭水化物の食品、あるいは公衆衛生上の脅威と見なされていたという証拠はない。

ゾロアスター教徒は雄鶏を、夜の悪魔を追い払い家庭を守るものとして賞賛した。ペルシャから、この鳥は北アフリカとヨーロッパに入った。ホメロスが『オデュッセイア』で描写した「ばら色の指の夜明け」に時を告げるニワトリはいないが、アイスキュロス（紀元前五世紀後半）はアテナに（悲劇『エウメニデス』の中で）、内戦は闘鶏のようなものとギリシア人に対し警告させた。戦争一般に敷衍《ふえん》したくなるイメージ（獰猛で脳の小さな美しい鳥が、どちらかが死ぬまで激しくつつき合う）ではある。とはいえ闘鶏自体にはたぶん他にも魅力があるのだろう。

ローマ人は生きたニワトリを占いに使った。鳥が与えられた餌をがつがつ食べれば、物事はうまく運ぶ。そうでなければ、これは悪い前兆だ。ご想像の通り、ニワトリは占いの時間が来るまで餌を減らされた。紀元前二四九年、ドレパナ（現在のシチリア島西部）沖におけるカルタゴとの戦闘の最中、ローマの執政官プブリウス・クラウディウス・プルケルは、聖なるニワトリが餌を食べようとしないのを見るや、こう言って船上から海に放り込んだ。「食わないのなら飲ませてやれ」。その日、カルタゴ軍により執政官が率いる船一二三隻のうち九三隻を沈められた。執政官は直ちに召還され、多額の罰金を科せられた。この出来事から教訓を引き出すこともできるだろうが、この話の中で予言を行なうのが早すぎたと断言するのは早計だろう。

その一九八六年のジャワの朝、大きさのばらばらなカンポン（「村」）のニワトリが、建物のあいだで、あるいはバナナやマンゴーやジャックフルーツの木の下で地面を引っかき回したり、近くの舗装道路をディーゼルの黒煙を吐きながら我が物顔で轟々と通り過ぎるバスやトラックの下をすれすれで走り抜けたりするのを、ジャスミン茶をすすり菓子パンをかじりながら私は見ていた。女性が身を伏せるように運転するバイクが、市場に向けてけたたましく走っていく。その後ろではニワトリが爪でしがみついて騒々しくもがいている。カンポンの鳥たちの錆色と黒の羽は、野生の親戚と比べると薄くみすぼらしいが、それでも王家の血筋の名残を見せていた。

ニワトリの脳みその味

一九八〇年代後半、ジャワの地方市場でカンポン・チキンは、成長が早く性質がおだやかな都会の親類に比べて高値で取引されていた。とても貴重なので捨てるところがない。私たち一家は、ジャワ中部のジョクジャカルタにあるケンタッキー《K》フライド《F》チキン《C》のジャワ版、ニョニャ・スハルティで食事をした。チキンは美味でとても柔らかく、指をなめるほど脂ぎっていた。

「あのね」と九歳になる息子が切り出した。「この国にはニワトリの頭やなんかを食べる人がいるんだって」

私はすでに知っており、鶏もつカレースープを試したことがあった。私はたった今置いた、衣に包まれたニワトリの部位を見て、くちばし、とさか、目玉に気づいた。脳みそはすっかり食べられていた——私が食べたのだ。自分が食べているものへの私のあまりの無頓着ぶりに、テーブルの一同はどっと笑った。

「カナダに手紙を書いて知らせようか」。妻のキャシーは笑いながら言った。

「脳みそはレバーみたいな味だった」。私は言った。

キャシーは自分の皿の上にある、食べ終えたばかりの部位に目を落とした。くちばし、とさか、目玉。脳みそはすっかり食べられていた。

「いったい何だろうと思った」。妻は言った。

ニワトリの脳を食べるのには、サルの脳みそを食べるような道徳的障壁あるいは感染症の危険はない。それでも、どうしても食べ切れない夕食の残りを前にインドの飢えた子どもたちのことを思い起こしている人でさえ、「無駄がなければ不足なし」という格言を金科玉条のごとく重んじている文化があることには、とまどいを覚えるかもしれない。夕食の終わりに無駄が出なければ、農場の末端でも無駄が出ない。都会のニワトリとは違い村のニワトリは残飯だけが餌で、余分な建築投資を必要とせず、人間に食料と、娯楽と、この愚かな鳥が実は美しく賢いという驚きを与えていた。

たまに獣医疫学の研究のために田舎へ行ったとき、私は狭いアスファルト道路の脇に車を停め、痩せた男性のあとをついて歩くアヒルの行列を見た。男性は先端に白い旗をはためかせた竹竿を持っていた。東ジャワ州から、小さなアヒルの子たちを連れて来ているのだと聞いた。アヒルたちは白旗についていくようにすり込まれ、忠実で愚かな美人のように（実際そうだ）そのあとに従っていた。アヒル使いは水田に来ると足を止め、アヒルはそこで一日餌をあさって、害虫と雑草の駆除係を務めた。夜になると、アヒルたちは白旗のまわりにみっしりと集まって、身を守りながら寝た。翌日、アヒルたちはさらに西の次の水田を目指す。路肩の溝で歩いたり泳いだり、田んぼで餌を取ったりしながら、アヒルははるか西のジャカルタへと進む。そこでアヒルは売られる。群れの先導役は代金を受け取り、列車で東へ帰って、また最初から始める。アヒルとその養父にとって悪くない生活だな、と私は思った。環境に優しく、経済的に優れている。そして、少なくともニワトリの糞をすみかとするウイルスと細菌にも都合がよいことが明らかになった。

数年後、私はオンタリオ州南部のブロイラー飼育小屋、つまりニワトリを食肉用に育てる小屋の中に立っていた。プラスチック・ブーツと白い使い捨ての防護服（私ではなく鳥を守るため）、マスク（わら屑の微粒子を肺に吸い込まないため）を身につけて、私は一万羽のまったく同じニワトリを見渡した。部屋は広く、わらは清潔だった。餌、水、空気の供給はコンピューター制御されていた。ニワトリは羽根が白く、まるまる太っていて、生きることへの興味が少ない。それは都会のオフィスに棲む鳥だった。五週間後には――みんなそろって――ちょうどＫＦＣが求める大きさに成長する。

世界中で同じニワトリが工業製品のように育てられることの疫学的意味を考える

驚異的な遺伝学と特定形質の集約的繁殖によって、まったくの野生品種である野鶏は、より早く、均質に、また何点かの基準で効率的に成長するように変化させられた。そしてこの品種、餌、場合によっては建物まで輸入し、安価な化石燃料の代わりに地元の低賃金労働力を使えば、世界中ほぼどこでも、この離れ業をやってのけることができるのだ。これも驚くべきことだ。

一九六一年から二〇一七年のあいだに、世界の鶏肉生産量は九〇〇〇万トンから一億二二〇〇万トンに増加し、卵の生産量は一五〇〇万トンから八七〇〇万トンに跳ね上がった。たいていの人間は、ニワトリとトンを同じ文の中で見ると認知的不協和のようなものを感じるので、このように言い換えよう。一九六一年には、世界には三〇億強の人間と、四〇億弱のニワトリがいた。二〇二〇年、本書執筆時点では、約七七億人が二〇〇億羽を超えるニワトリと一緒に狭い場所に押し合いへし合いしている――しかもニワトリの出荷と補充の回転の速さを勘定に入れると、この数はおそらく五〇〇億羽にもなる。

鶏肉の商業生産がもっとも成長著しいのは開発途上国だ。一九九〇年代後半には、インドネシアやブラジルなどは年に約一〇パーセントも商業生産を増やしていた。私がアフリカの南スーダンを訪れていた二〇一二年は、三〇年に及ぶ内戦の末に独立を勝ち取った直後だったが、首都ジュバの市場では「新鮮な」南米ブラジル産の鶏肉が売られているのを私は見た。中国はすでに世界最大級の生産国で、鶏肉生産量を一九九〇年代に年間約四パーセント増加させている。ニワトリは技術的に可能な限り迅速に育てられ、出荷され、輸送され、調理される。地球上のこれほど多くの人間に、見たところ易々と食べ物を与えられるなど、誰が想像しただろう？

まあ、遺伝学者のおかげではある。世界を養うこの鳥は、昔ながらのただのニワトリではない。二〇一八年、とある査読つき論文の著者は、現代の商品用ニワトリ――その体重の全世界合計は、現在それ以外の鳥すべての合計を上回る――の「骨格形態、病理、骨の地球化学と遺伝学」は祖先とまったく違うので、「人間による地球生物圏の先例のない再構成」を象徴する「新しい形態型」と見なすことができると言明した。

人類がそんなに賢く、そして無邪気だなどと誰が想像しただろう？　だが、生態学では――つまり、すべてが遅かれ早かれ他のすべてとつながる世界では――コストがあり、トレードオフがある。この偉業が養鶏場規模のアウトブレイクの絶好の条件――数千の一様に感受性が高い動物が一つ屋根の下に集まっている――をも作りだし、さらにパンデミックのための絶好の条件を生む世界的に統合されたシステムにぴったり収まるなどと誰が想像しただろう？　二〇世紀の終わりにはすでに、食品媒介感染症を専門にする疫学者は、胃腸への急性の影響と関節炎や心臓血管疾患への長期的影響の両方があるサルモネラ症のパンデミックが、大規模養鶏の隠れたコストであることを十分承知していた（詳しくは拙著 *Food, Sex and Salmonella* を参照されたい）。

このパンデミックを、世界のニワトリからの警告、予言、いわば威嚇射撃として受け取ることもできた。予言はあいまいなものではなかった。それはこんな具合だったのだろう。ニワトリは固有の細菌とウイルスの微生物相を持っている。養鶏における規模の経済は、感染症の規模の経済と同じだ。小さな農場でアウトブレイクがある。大規模農場がエピデミックを拡大する。大規模農場のグローバル化はパンデミックを生む。だが、二二〇〇年前にプルケルがやったように、人類は予言を無視し、ニワトリを海に投げ込んで食品安全技術の進歩を信じたのだ。

予言が無視されると、二〇世紀末の研究者には、ブロイラー小屋に入ったり、頭上を飛んでいくカモに、あるいはそのカモを静かで快適な乗り物として空の長旅に利用するウイルスや細菌や寄生虫に思いを巡らそうという者はほとんどいなかった。北米の獣医師の中には、カモについて考えたとたん、家禽に影響するニューカッスル病ウイルスか、水泳性痒疹やダック・イッチなどと呼ばれるものを引き起こす住血吸虫という寄生虫を持っている心配をする者も少数だがいるかもしれない。住血吸虫は通常、水鳥から河川や湖沼の水を通じて巻貝へ、そこから逆に水を通じて鳥やマスクラットへと循環する。東南アジアの親戚筋で、人間に重大な害をもたらす日本住血吸虫とは違い、この種の寄生虫は本当は人間を好まない。ヒトの皮膚に潜り込むとアレルギー反応を起こし、かゆみだけ残して死滅する。

鳥の腸に普通に棲むウイルスが人類の脅威となる道筋

閑話休題。その安全で清潔なオンタリオのニワトリ小屋を訪れてからまもなく、私はぴりっとした秋晴れの下、水面にさざ波立つ美しいオンタリオの沼のほとりにいた。生態系の健康を学ぶ獣医学生の集団が一緒だった。私の腕に背を預けているのは、野生のメスのマガモだった。私はその総排泄孔（尿と糞の共通の経路）を拭き取り検査《スワビング》した。私たちは、擬似インフルエンザアウトブレイクの一環として、インフルエンザウイルスの検査をしていた。

ガンやカモのような水鳥は、野鶏よりさらに前、おそらく「文明のゆりかご」中東で家畜化されていた。その腸は、A型インフルエンザウイルスの既知の亜型一六種すべての、天然のすみかだ。あらゆる種類の水鳥――カモ、ガン、カモメ――を世界中ほとんどどこでも検査すれば、その変種が見つかる。シャロン・カルビンは、トロントとハミルトンのカモメの八〇パーセントに、インフルエンザ感染の形跡を見つけた。その沼で、擬似インフルエンザアウトブレイクの一環として、私たちがスワビングしたカモの多くにも、インフルエンザウイルスがいた。見つからなかったら驚きだ。こうした水鳥にいるインフルエンザウイルスは、たいてい進化的に適応していて、自然の宿主には病気を起こさない。ところが、水鳥がニワトリやブタや人間と至近距離で交わると――東南アジアで例の環境に優しい農民がやっていたように――ウイルスに新たな機会が生まれ、遺伝的に不安定になって、進化が加速する。

一九九六年、H5N1ウイルスの前駆体によって中国南部でガンが死んだ。誰もさほど気にしなかった。それからウイルスは、ウズラとカモから遺伝子フラグメントを拾って、香港の家禽市場に広がり、ヒトに移った。感染者一八人中六人が死亡した。香港の家禽の大量殺処分により、問題は一時的に収まった。しかしウイルスはカモとガンに感染しては、うまいことだらだらと進化し続けた。二〇〇二年末、このウイルスの新たな変種が、香港の自然公園にいる水鳥の大部分を殺した。それから数年で、致死性のより高い新しい変種がベトナム、タイ、インドネシア、カンボジア、ラオス、中国、マレーシア——地域の市場全体——に広まった。それは鳥を病気にして殺すだけでなく、ネコ、フェレット、果ては人間にも感染した。

私がインドネシアに住んでいた一九八〇年代、そこでの農業は農業生態学者《アグロエコロジスト》の夢——高い多様性、資源のリサイクル、低エネルギー投入——のようだった。インフルエンザは、中国南部の創造力豊かな微生物群から定期的に出現する人間の病気で、世界中を漂って、(主に)高齢者やすでに衰弱した人たちを死に至らしめるが、他の動物や健康な人にはだいたい無害なものだった。農業における生物多様性は、問題ではなく解決と考えられていた。それなのに何があったのだろう?

二〇世紀のインフルエンザ拡大について論じる者は、一九一八年の世界的パンデミックに言及する。これはカンザス州のアメリカ軍部隊から始まり、全世界に広まったものだが、話はそれよりはるか昔に遡る。ヒポクラテスは紀元前四一二年にエピデミックを記録しており、「インフルエンザ」という病名自体は一五世紀イタリアが起源で、星の影響(インフルエンツァ)だと信じられていた予期しないエピデミックについて述べたものだった。ニワトリ自体の起源を考えれば、そこそこ十分な情報のある最初のエピデミックが、アフリカやヨーロッパに広まる前にアジアで始まったことは意外ではない。カモとニワトリは長いあいだ一緒にいて、ある種のインフルエンザウイルスは、われわれの集合的記憶にある限りでは、問題を引き起こしてきた。私たちは適応することを覚えた。ウイルスがどこから来るかを観察し、ワクチンを作りだした。二〇世紀の大半、こうしたやり方は事態を多かれ少なかれ抑えていた。

H5N1の出現と二一世紀のパンデミック

二〇〇五年の五月から六月にかけて中国の青海湖で、H5N1の新しい変種の一つにより、五〇〇〇羽を超すインドガン、カモメ、カモが死んだ。感染した鳥は死ぬ前にうまく立てなくなり、神経障害（ばたばた羽ばたいてまわる）を起こしていた。多くの研究者が、渡り鳥がインドにウイルスを持ち込むことを危惧した。渡り鳥は実際にヨーロッパやアフリカにウイルスを持ち込んでいたかもしれないが、証拠はいつもはっきりせず、公式なものにせよ非公式なものにせよ、家禽の国際取引が病気の拡大に対するもう一つの説明として残っている。ウイルスを運ぶためには、野鳥は生きていなければならない。鳥を殺してしまえば、ウイルスはその場から動けない。鳥が生き延びたとすれば、免疫ができたか、ウイルスが病原性の低いものに進化したかだ。二〇〇六年八月、同じウイルスがイラク北部のネコから見つかった。それがどのように運ばれたにせよ、危険の大きさがどのくらいにせよ、世界へ向けて旅立ったことは確かだ。

渡り鳥はあらゆる種類のインフルエンザウイルスを世界中に運ぶが、これらの変種は普通はその鳥を殺さない。もし死んでいるとしたら、国内で飼養された群れで進化した、新しい変種を拾ったからだろう。もう一つの可能性のあるウイルス散布手段で、われわれがもっとも恐れるものは、国内外産の鳥をさまざまな大陸へと輸送することによるもの——言い換えれば人の手によるものだ。

散布手段にはきわめて文化特異的なものがある。タイでは、闘鶏は大変重んじられ、この鳥の闘士としての起源を彷彿とさせる。試合の際、金を賭ける人たちは一回りして選手のくちばしに息を吹き込み、肺活量を調べることもある。ラウンドのあいだにオーナーは、くちばしから粘液を吸い出してやりもするだろう。試合から試合へと地方を巡業し、こうした密接な接触をすることになるため、闘鶏場は感染を拡大する主要な経路となる。

二〇〇四年一〇月、あるタイ人が、手荷物に二羽のカワリクマタカを入れバンコクからブリュッセル空港に飛んだ。彼は税関職員に、これは友人への土産だと言った。鳥は布にくるまれて柳の枝を編んだ筒に詰め込まれ、空気が通るように少しジッパーを開けたバッグに入っており、見たところ健康そうだった。それは「人道的に犠牲にされ」(この用語のきわめて適切な使い方だ。大義とされるもののために命を捧げたのだから)、科学者はニューカッスル病と鳥インフルエンザを探した。インフルエンザだけでなく、誰もが恐れていたH5N1株も見つかった。この種の違法取引は一大ビジネスであり、あらゆる細菌やウイルスにとっては、新天地に新しいすみかを見つける絶好の機会でもある。

年に何百万トンもの生物材料——人間の食料、動物の飼料、肉骨粉(基本的には動物性の廃物で、インドネシアでは肥料、アメリカではネコ用サプリメント、その他現代生活に必須のさまざまなものに再利用されている）——が地球を巡っている。経済的には、この循環は自由貿易と表現される。科学的には、それは単にさまざまな種類の生物や無生物を生態学的な本来のありか（そこでは普通ほとんど問題を起こさない）から新しい場所（さまざまな問題を起こしやすい）へと運ぶことだ。肉骨粉は、国内でも国際的にも牛海綿状脳症（ＢＳＥ、つまり狂牛病）を伝達する主な媒体だった。世界貿易機関の文書を入念に作りあげた人たちは、はたしてこの可能性を考慮していたのだろうか。その中に生物学の初歩的な知識を持っているか、せめて食べ物がどこから来るか知っている者がいったい何人いたのだろうか。

東南アジアの農民が、鶏肉製品の生産を拡大せず、取引の量を増やしスピードを上げたのは、ただ「何となく」ではない。彼らは安価な動物性食品の市場の需要に応えていたのだ。彼らは都会生活を支えるのに必要なタンパク質その他の栄養素を供給して、生計を立てているのだ。このような農家は、本当の意味で、都市生態系に欠かせない担い手だ。急速な経済成長と都市化がなければ、鳥インフルエンザは小さな問題にとどまっていた可能性が高い。

国連によれば、一九六〇年には三人に一人が都市に住んでいた。二〇世紀の終わりには、ほぼ半分の人間がそうだった。二〇三〇年には、人口の六〇パーセント以上が都市に住んでいると予想されている。このような巨大都市の多くは開発途上諸国、特に南アジアと東南アジアにある。都市住民は食べ物を必要とし、タンパク質を欲する。ニワトリ、アヒル、ガチョウ、ブタ、すべて産業モデルに基づいて飼育され、目的にかなうだろう。ブラジル、アメリカ、中国、ＥＵは世界最大級の家禽生産国だ。中国はアヒルとカモで世界をリードしている。意外なことではないが、この地域の他の国々——特にタイ——は、この拡大する都市市場をうまく利用して、白熱する経済競争に飛び込もうとしていた。タイやインドネシアのような国では、生産増加は時に、私が一九八〇年代に見たものを拡大した、のんびりした投入なしのニワトリ飼育法で達成されている。若干のニワトリとアヒルに水田や養魚池という組み合わせがよいものなら、なぜより多ければさらによいことにならないのか？　驚くまでもないことだが、目下の鳥インフルエンザの流行は、中国南部に始まり、そこから外に広がったのだ。

それでも、人間のおごりではなく野鳥のせいにしたくなる気持ちは強い。H5N1がロシアに出現したとき、病気の拡大防止のためにカモを撃つことをハンターが申し出ているという噂が流れた。西欧人はこの粗野な反応を笑った。

二〇〇五年一〇月、H5N1インフルエンザの症例がヨーロッパに現れ始めると、英国のハンターは準備万端整えて、カモを撃つのは単なるマッチョな趣味ではなく、国の公衆衛生上重要な行為であり、まじめな科学調査であると言い張った。

その同じ月、アメリカ大統領ジョージ・W・ブッシュは、恐ろしい鳥インフルと闘うために軍を召集すると発言した。他に反応が思い浮かばなかったようだ。

ウイルス研究者は、中国で見つかったH5型インフルエンザウイルスが、一九五九年にスコットランドで家禽から分離された病原性の高いH5N1と共通の祖先を持つことを指摘した。インフルエンザウイルスは絶えずドリフト（連続変異、小さな変化）やシフト（不連続変異、大きく突然の変化）を起こしているので、現在広まっている変種は最初に分離されたものとは異なっている。しかし、家禽生産の増大と世界的な遺伝的「均一化」が、この一件を含めたさまざまな疫病の原動力でないとするのは、不誠実というものだろう。

南アジアや東アジアの農家も、北米やヨーロッパでわれわれがやっているような方法で――厳密に管理された建物内で――ニワトリを育てるべきだと、思い上がったことを言う者がいる。こうした人たちは、高温多湿の熱帯地域にある貧しい国に住んだこともないし、かつて小さな農場がいくつもあった場所に、少数の大きなものを作ることで発生する制度的問題をわかってもいない。ヨーロッパや北米にあるようなバイオセキュリティを要求すれば、熱帯の農家は鶏小屋を閉め切らなければならなくなる。だが熱帯では、空調がなければ、鳥はたちまち死に始めるだろう。空調の電源はどこにあるのか？　わずかな数のニワトリに食料と、教育や医療の支払いを頼っている田舎の貧しい農民はどうなるのか？　一九八〇年代、白旗の男とアヒルに、村のニワトリに、野生の野鶏に驚いていたころ、私たちは的はずれだったのだろうか？　そうは思わない。私たちにはそのころ以来、学んだことがいくつかある。その中の一つが、疑いなく、われわれの住む世界の途方もない複雑さと関係しているに違いないのだ。

二〇〇五年、世界の生態系を評価するための、それまでにない地球規模の科学的取り組み、ミレニアム生態系評価が発表された。それは、完全な生態系がわれわれに提供するサービス――空気、水、食料、意義のある仕事――のすべてを示し、また、水、土壌、森林、海洋が転換点《ティッピングポイント》かその近くにあるために、全人類が現在どれほど脆弱化しているかを明らかにした。そう、インフルエンザ問題への解決を見つけたいなら、同じようなことをやっていてはうまくいかない。病気のニワトリを全部殺して、残りをエアコンの効いたホテルに入れても、カモはまだ頭の上を飛んでいるし、ネコやフェレットは、植え込みを出たり入ったり忍び歩いている。鳥インフルエンザの大規模なアウトブレイクの中には、超富裕国にある世界有数の管理が行き届いた養鶏場で起きたものもある。このウイルスは、あらゆる微生物がそうであるように、新しい状況にすぐ適応する。すでに二〇〇六年後半には、ニワトリに投与されたワクチンによる淘汰圧への反応であろう、H5N1鳥インフルエンザウイルスの新しい変種が中国で出現している。二〇一六年には、H5N6、H7N9、H9N2のヒト症例が報告されている。

食料の社会的、生態学的重要性に関する知識

都市住民は食べ物を必要とするが、彼らは食べ物がどこから来て、その生産、加工、輸送コストがどれほどのものかについて教育を受ける必要がある。たとえば商業的養鶏のエネルギーコストは、よく行なわれるように単純に投入と生産高の比率で片づけて、ウシと比較することはできない。そうすると、ニワトリは他の食肉より常に効率がいいように見える。しかし建物や機械に、特別な飼料を栽培するのに、飼料を農場に、ニワトリを市場に届けるのにどれだけのエネルギーを要するのか？　小規模農家が生計手段としてのニワトリを失ったら、どうやって教育や医療の費用を払うのだろう？　こうしたものこそが本当のコストであり、誰かがそれを支払っているのだ。

食料の社会・生態学的重要性についての知識は、食品消費者教育すべてに含まれるべきだ。食料品の買い物ができない、食事の支度ができない、食料品がどこから来るのかについて知的な話ができない、そんな政

治家や企業経営者は罷免されるべきだ。鳥インフルエンザのアウトブレイクから数年間、私は、この病気が北アメリカに侵入するのを防ぐ方法を考えるためカナダの政策担当者と、流行を発生源で食い止める方法を探すために東南アジアの農民と、多大な時間と労力を費やして協同で働いた。多くの役人や企業の経営者は、国には感染動物の殺処分を奨励し、農村住民にはニワトリの平飼いをやめさせようとしていた。二〇〇八年三月、タイ東部の市場で私が知ったのは、売り手が経済的インセンティブに応えていれば、小規模養鶏をやめさせることを意図したプログラムは、うまくいきそうにないということだ。内臓を抜いた鳥を並べて売っていた女性によれば、村のニワトリは、重さあたりで、商業的に飼育されたブロイラーの二倍ほどの値段で売れるとのことだった。

大手商社との下請け契約にまんまと乗せられてしまうのは、多くが男性だった。このくり返されるパターンは、経済開発の歴史でよく見られるものだ。家計のための活動（庭での養鶏、卵売り、自家飼育のコオロギ）であれば、女性の仕事だ。市場での経済的収益があると（工業型農業、競争力のあるニワトリ）、たちまち男性が横取りしてしまう。世界に食料を供給し、パンデミックを防ぐための解決策はすべて、この家父長制のイバラの道へ踏み込んでしまい、元の問題を「解決」することで、さらに多くの問題を作りだしてしまう。食糧安全保障とパンデミック防止のすべての戦略は、ジェンダー関係の問題に対処していなければ、持続的な人類の福祉を実現できない。

翌月、インドネシア人の同僚たちの招待で、妻と私はジャワのとある村を訪れた。鳥インフルエンザの多発が報告されている地域だったが、それでも私たちのワークショップに参加した村民は、鳥インフルだと確定した症例はないと主張した。もちろん、鳥は他の原因で死んでおり、死骸は「安全に」近くの川に処分されていた。

集会のあと、村民は私たちにニワトリを見せてくれた。彼らの最大の自慢はアヤム・プルーン――鳴き合わせのための歌う雄鶏だ。この鳥は背が高く、約九〇センチあり、鳴き声は長く尾を引く低音で、カーボベルデの「裸足の歌姫」、セザリア・エヴォラを思わせた。この歌う雄鶏は、一羽二〇〇〇～三〇〇〇米ドルの価値がある。こうした大多数の農家の年収よりも高い。鳥インフルエンザがニュースになる前は、この雄鶏たちは全国、さらには国外まで鳴き合わせに連れて行かれた。勝者は一回のショーで五〇〇ドルを稼ぐことができた。ある農家はブリーダーとして雄鶏を、遠くは日本からのバイヤーに売っていた。検査で陽性になったニワトリの殺処分と、市販ブロイラーの市場価格での補償を基本とするプログラムは、こうした村ではうまくいきそうになかった。もちろん、この鳥たちは鳥インフルを持っていなかった。もちろん、死んだ鳥は何か他の病気にやられたのだ。鳥インフルエンザ根絶の世界的プログラムを設計した人たちは、ニワトリは「ただの」ニワトリだと思っていたのだろうが、これは明らかに事実と違っていた。

そのとき私は、鳴き合わせを一九八六年に見ていたのを思い出した。揺れる竿にかごが高く下げられ、審判が鳥から鳥へと歩き回り、耳を傾けていた。審判の基準がどのようなものか、私にはわからなかったが、熱帯の朝、木陰のかすかな涼しさの中で、そのファド〔ポルトガルの民族歌謡〕のような愛と喪失の歌を聴くと、私はゾロアスター教徒のように、野鶏の声が闇の悪魔を追い払うのがわかる気がした。

9

ニパウイルス、SARS-CoV、SARS-CoV-2の物語

日本脳炎ではなくニパウイルスだった

一九九四年一〇月の第一週、私は電子メッセージをプロメドから受け取った。プロメドは、当時できたばかりだった新興感染症に関する国際電子掲示板だ。世界中のフィールドワーカーは新しい、または変わった疾患の発生を投稿することを奨励され、それ以外の者には、知見や助言の提供が求められていた。以来プロメドは、新しいあるいは新興の疾患の報告が、地球の果てからでも即座に届く、大規模で効果的な国際ネットワークへと成長した。今もっとも脂の乗った科学コミュニティだ。

その日の投稿は、オーストラリア獣医局長から、パリにある国際獣疫事務局の事務局長に宛てた手紙だった。その中で獣医局長は、一九九四年九月七日から二六日のあいだに起きた、急性呼吸器症候群による一四頭のウマの死について述べていた。ウマの調教師もよく似た急性呼吸器感染症で九月二七日に死亡した。病

原体はわからなかった。

その後新たに同定されたウイルスはやがて、アウトブレイクが起きたブリスベン郊外の地名から、ヘンドラと名付けられた。十数頭のウマと一人の人間。夜も眠れないほど心配なものではないといって差しつかえなさそうだ。

一九九八年末、やはりプロメドで、西ナイルウイルスと同族のウイルスが引き起こし蚊が媒介する疾患、日本脳炎のアウトブレイクに関する報告がマレーシアから届いた。日本脳炎はその地域の風土病なので、これらの報告は興味深いが、大変な驚きというわけではなかった。一二月までに一二人が発病し、四人が死亡した。農場は霞んで見えるほど殺虫剤を散布され、ワクチン接種が行なわれ、アウトブレイクの終結が宣言された。一九九九年二月までに、二五の症例が発生し、一三人が死亡していた。三月半ばには、九八人が発症し、うち四四人が三日以内に死亡したと報告された。数千の住居と養豚場で殺虫剤が大量散布され、数千人が日本脳炎ワクチンの接種を受けた。同月下旬、シンガポールの食肉工場労働者が、マレーシア産のブタを屠畜したあとで脳炎にかかったという報告があった。日本脳炎は蚊が伝染させる。これが日本脳炎のはずがない。本当は、日本脳炎ではなく、新しい病気ではないのか?

その直後、この疾患は「ヘンドラ脳炎」と呼ばれるようになり、さらにあとになって、スンガイ・ニパ村に初めて発生したことから、ニパウイルス脳炎とされた。

発熱と咳のあとで眠気と時に昏睡を起こすのが特徴の新しい疾患は、どこからともなく現れたようだった。ブタから始まり、イヌ、人間へと広がったらしい。高齢の動物は重症になりやすく、脚がふらついたり口から泡を吹いたりする。世界中の科学者と研究者が調査に力を合わせた。

アメリカ疾病対策センター（CDC）からの報告は、興味深くもあり気がかりでもあった。このウイルスはそれまで知られていないもので、どのように伝染し、何をする能力があるのかわからなかった。科学者はガウン、手袋、バッテリー駆動のレスピレーター〔強制的に換気する防護マスク〕を身につけて、流行の中心にある養豚場をのろのろと歩いていた。科学的調査が進められると同時に、マレーシア陸軍が介入した。一〇〇万を超えるブタが殺処分され、埋められた。一九九九年五月にエピデミックが終結するころには、マレーシアのペラ、ヌグリ・スンビラン、セランゴール各州で二六五人——主に養豚場の労働者——が脳炎にかかり、一〇〇人以上が死亡していた。

この病気はどこから来たのだろう。オオコウモリ属（*Pteropus* spp.）のコウモリはオーストラリアのヘンドラウイルスの主な保有宿主と疑われていたので、研究者はその線を手がかりの一つとして追った。オオコウモリ属は、脳の構造が霊長類やヒヨケザルに似た、興味深い動物だ。オオコウモリはメガキロプテラ、大翼手類に分類され、ミクロキロプテラ（小翼手類）、ココウモリとは区別される（見ればわかりそうなものだが）。オオコウモリは視力がよく、洞窟や家の中でなく木をねぐらにする。オスが求愛の鳴き声を立てるものもある。メスは子どもを一匹だけ産み、母乳で育てる。果実や蜜を食べ、アフリカ、アジア、オセアニアで花が咲き実をつける植物の生存と拡散に重要な役割を果たす。

オオコウモリからブタ、そしてヒトへ

さまざまなコウモリは、ヘンドラウイルス、ニパウイルス、あとでわかるようにSARS－CoV、SARS－CoV－2、アフリカのエボラ出血熱やマールブルグ熱の病原ウイルスを含む、さまざまな興味深いウイルスの巣だ。それだけではない。グアム島のチャモロ族は、致死的な進行性麻痺、筋萎縮性側索硬化症（ALS、ルー・ゲーリック病）の罹患率が世界でもトップクラスに高い。カリフォルニア州立大学の研究者グループは、彼らが神経毒に侵されているのではないかと提唱した。この毒素はヤシに似たソテツの一種、キカス・ミクロネシカの果実に含まれるもので、特にオオコウモリに濃縮され、チャモロ族はそれをココナツミルクで煮て食べている。

オオコウモリは地球の生態学的持続可能性に重要なものだ。それは群居性で、子どもたちの優れた社会的役割モデルである。味もかなりいいようで、多くの東アジアの市場で食物として売られている。そしてことによれば致命的であり、手を出さないほうがいい。人間とほとんど同じだ。

しかしこのウイルスが果実食コウモリからブタへ、そして養豚場で働く人間へとどのようにうつったのか？　そしてなぜ一九九八年から九九年だったのか？　調査から浮かび上がった説得力のある筋書きは、複雑な相互作用を一つにまとめている。悲しいことに、その筋書きは厄介でもあり、だんだんありふれたことになってもいるのだ。

エルニーニョ南方振動（ENSO、El Nino-Southern Oscillation）現象は、南太平洋一帯における海流と気流の大規模な自然の周期である。ペルー人がこれをエルニーニョと呼んだのは、クリスマスの直後にやってくるからで、エルニーニョとはスペイン語で幼子キリストのことだ。ENSOは、ペルーのアンチョビの大量発生（と消滅）から南アジア、東アジアからはるかアフリカ東海岸一帯の雨季と渇水まで、幅広い自然現象と結びつけられてきた。

ENSOの周期は、おそらく人為的気候変動の結果として、より頻繁に、そして強烈になっていると、科学者は考える。一九九七～九八年のENSOは当時、観測史上最悪で、東南アジア全土に大規模な渇水をもたらした。渇水が激化する一方、インドネシアの林業事業者はその地域の森林を好き勝手に伐採し、苦境に立たされたインドネシアとマレーシアの農民は、開墾のために火を放った。その年、数百万エーカーが燃え狂い、煙霧は地域を覆い、地景に影を落とした。日光が煙でさえぎられたため、火災で直接破壊されなかった森林や灌木林でも、さまざまな植物が激減し、その中には開花結実する植物も多くあった。ここでオオコウモリの話に戻る。森が消え、煙霧によって花や果実をつける植物が弱ったので、オオコウモリには選択の余地がなくなった。

一九八〇年代後半、マレーシア（イスラム教国だ）は、ブタを大幅に増産した。東南アジア、特に土地を使い果たして農業から徐々に撤退していたシンガポールの中国系住民のニーズに応えるためだった。マレーシア人は、土地の利用効率を考えて、養豚場にマンゴーを植えた。実際、マンゴー生産は一九八〇年代から九〇年代にかけてブタの生産とほぼ同率で拡大した。

また、マレーシア人はブタを屋外の囲いに入れて、外気を吸わせていた。さて、どうなる？　オオコウモリが果物を見つけた。屋根のない囲いの中に糞をし、食べかけの実を落とした。ブタは何でも食べるので、みんな食べてしまった。そこにウイルスがついていた。ウイルスはブタが気に入った。発症したブタはごくわずかだったが、ウイルスは盛んに増殖していった。農民はブタからウイルスに感染した。ブタの大量殺処分のほかに、流行を止める手だてはなかった。

この流行から数年後、バングラデシュとインドの西ベンガル州で、発熱、頭痛、「意識レベルの変容」の症状が表われるニパウイルスのアウトブレイクがあった。これらの国々では、ナツメヤシの木に登って生のヤシジュースを飲んだ人が病気になった。ヤシジュースは蓋のない陶器の容器に集められる。どうやら同じ木で餌を摂るオオコウモリが、食べかけの果実を、そしておそらくは糞も、容器に落としていたようだ。この場合、予防手段はマレーシアより簡単で、ショックの少ないものだった。容器に布のカバーをつけることだ。

SARS——異常に重症な急性肺炎

二〇〇三年五月末、私はオタワからトロントへ向かう列車に乗っていた。カナダ著作家組合の年次総会からの帰りだった。窓の外は田園地帯で、緑が芽吹いていた。車内は不安といらだちに満ちていた。私の同行者の何人かは、トロントまで行ったほうがいいかどうか迷っていた。ＷＨＯが、重症急性呼吸器症候群という新たに確認された疾患に関する国際渡航情報リストから、トロントをはずして一週間後、流行の第二波が街を席巻していた。二〇〇〇人以上が自主隔離していたが、これはその年のカナダでは、善意と市民の責任感が頼りの、いささか当てにならない発想だった。カナダ政府が、中国がやったように、隔離を守らなかった者は死刑または終身刑に処すと布告することはありそうにない。

民主的社会においては、いったい誰が死と混乱を撒き散らしているのかわからない。社会の責任感を当てにすることができるのか？　私の友人たちは外出時にマスクをする必要があるのか？　われわれの文化の自己中心的な消費主義に、私はおおむね冷笑的であったのだが、振り返ってみると意外なことに、みんな隔離の呼びかけにはだいたい自主的に留意していた。隔離を守らなかった場合も、その行動は悪意ではなく無知のためであったようだ。

トロントでの二件の死亡例がこれほどの恐怖を植えつけるなど、誰が考えただろう？　七八歳の女性シウ・チュー・クワンは、三月五日に心臓発作とされるもので死亡した。一週間後、その息子で四四歳のチー・クワイ・チェは、救急センターに収容されて一八時間後、結核と思われるものにより息を引き取った。それでも、二一世紀最初のパンデミックと呼ばれるものの中国人以外の犠牲者として、われわれの過去の行為と無作為両方の結果と、ありうべき未来を示すものとして、クワン夫人とその息子の死は9・11と同じような重大な意味を持っていた。私たちのように医療制度の周辺で働く者は、混乱と内輪もめと中傷と英雄主義に愕然とした。医師、看護師、疫学者、政治家、へとへとのボランティアを大量動員したものの、四〇〇人あまりのカナダ人が発病し、四四人が死亡した。

全世界で、八〇〇〇人がこの病気にかかり、八〇〇人以上が死んだ。しかし死者の数は実は本筋ではない。本筋は、間違いなく平凡な出来事（誰かが命取りになるかもしれない感染症にかかる）であったはずのものに、世界中のもっとも高度な、科学に基づく医療制度が、下手な対処しかできなかったことだ。この話は、現代の健康を当たり前として享受している者たちの、一種の文化的記憶喪失と傲慢な満足感にまつわるものなのだ。

異常に重症な急性肺炎の最初の症例は、早くも二〇〇二年一一月に中国南部広東省で報告されていた。二月には、症例がベトナムで報告された。同じ月、医師でWHO職員のカルロ・ウルバニは、ハノイにあるフレンチ・ホスピタルで、この新型疾患らしき症例を記録し始めた。三月上旬には、すでに二十数名の病院職員が感染したことに、ウルバニは懸念を表明していた。ウルバニはこの新型疾患を、重症急性呼吸器症候群と呼んだ。「症候群」というのは、一群の症状があるが、それが一つの疾患を反映しているのかどうか、もしそうだとしても、その疾患が何なのか正確にわからないときに使われる医学用語だ。

三月中旬には、症例は香港とカナダからも報告されていた。世界中のハイテク研究所は病原体を同定しようとフル回転しており、WHOは全世界に向けて警告を発していた。研究者は、ある個人が「スーパーシェダー」――つまり並はずれて大量のウイルスを排出している人――であるかもしれないと示唆した。クワン夫人は香港を訪問してトロントに戻ったが、香港では中国のある教授と同じホテルに宿泊していた。この教授が、本人は気づいていなかったが、スーパーシェダーだったのだ。

WHOは、特定の場所への旅行をできるだけ避けるようにとの勧告を出し始めた。四月の第三週には、そのリストには東アジアの都市だけでなく、トロントも含まれていた。私がトロントへ向けて、警戒心の強い同業の作家たちと列車の旅をしていたころには、渡航情報はレベルを引き上げられて、疲弊した医療従事者たちは病気の新たな勃発を抑制しようと苦闘しており、トロント大学医学部長デイビッド・ネイラー博士が、SARSと公衆衛生に関する特別諮問委員会の委員長就任に同意していた。同業者の多くは、オンタリオ州の医療制度がどうしてこうもへまをやったのか、次のパンデミックに備えて制度をどのように修正するかを考えていた。カナダの研究者は悪いウイルスのゲノム配列を解析できたが、基礎的でローテクな公衆衛生対策が、疾患の抑制に応用できるようになるまでには一カ月以上がかかった。

遺伝子配列解析は明らかに、データの共有、明確なコミュニケーション経路の構築、院内感染防止措置の遵守よりもかっこいい。私は遺伝子解析者を非難するつもりはない。彼らは一番得意なことをやっていたのだし、その働きは病気の起源を突き止め、検査法とワクチンを開発するために重要なのだから。しかし、歴史を見ても、病気が遺伝子解析で抑制されたことはない。もっとも効果的な対策は、注意深い臨床観察と、昔ながらのヘルスケアだ。ここでいう「ケア」は文字通り気をつけることだ。今回のエピデミックについてのネイラー博士の報告は、そうした問題の多くを検討している。

明敏な公衆衛生担当国務大臣キャロリン・ベネットが立ち上げ、ネイラー博士率いる諮問委員会は、何よりもカナダ公衆衛生庁の設立につながった。以来この機関は、起こりうる新興感染症の脅威を特定し、それに対処するための方策を整理することに大いに尽力している。

SARSはどこから来たのか

エピデミックが始まってしまってからの問題はともあれ、このパンデミックがどこから来たのかに私は興味を持っていた。私の考えでは、SARSや鳥インフルエンザにかかった人が病院の玄関に現れるのは、医療対応がどんなに効果的で大成功だろうと、公衆衛生の失敗を意味している。長い目で見て重要なのは、こうした感染症がそもそもどのようにして出現したのかを考えることだと、私には思えた。それではSARSはどこでどのように現れたのか？

二〇〇二年ごろ中国南部から出てきたらしいことは、よく知られている。しかし、なぜそのときそこに出現したのだろう？

二〇〇三年三月中旬、当初このウイルスを研究する科学者は、それが麻疹、あるいは犬ジステンパーや牛疫のような動物疾患と同類か、少なくとも同じパラミクソウイルス科ではないかと述べた。WHO担当者も同意し、研究者たちはこのようなウイルスを探しにかかり、多くの症例で発見した。

別の科学者はコロナウイルス説を唱えた。これは電子顕微鏡で見るとコロナ、つまり冠を持っているのでその名が付いたと言われる。私には、この種のウイルスはピンを突き立てた球のように見える。もっとも私は冠というものをよく知らないのだが。ある種のコロナウイルスは、風邪を引き起こす。あるものはニワトリの呼吸器病（伝染性ファブリキウス嚢病）を引き起こす。またあるものはイヌの下痢と関係がある。科学者はそれをＳＡＲＳ－コロナウイルス、またはＳＡＲＳ－ＣｏＶと呼んだ。ハイテク研究所の人たちはさっそく期待に応えたのだ。

しかしもっと大きな疑問、病気はどこから来て、そもそもどうすれば食い止めたり抑えたりできるのかという問題はどうなっているのだろうか？　鳥インフルエンザは一九九七年に香港でニワトリから人間にうつった。ＳＡＲＳも動物から人間へ同じような道をたどったのだろうか？　中国南部、特に広東省で飼育、捕獲、売買され食用にされるさまざまな動物に詳しい研究者は、市場で手に入れた六種以上の動物を検査した。彼らは一頭のタヌキと数頭のハクビシン（*Paguma Larvata*）に、新型ウイルスの形跡を見つけた。後者はジャコウネコ科で、ネコに似た姿だが、ヤシの木に棲む果実食性の動物であり、マングースに近いものだ。

ハクビシンはなかなかのグルメで、ドリアンが大好物だ。ドリアンは東南アジアの果物で、取引額は数百万ドル相当になる。ジャワに住んでいたころ、ドリアンが好物の私の友人が、それは公衆便所でアイスクリームを食べているような感じだと説明した。強烈な匂いのため、インドネシア人はバスや飛行機にドリアンを持ち込ませないが、それでもそのすばらしい味を信奉している。

ハクビシンは特定の種類のベトナム産コーヒー豆を非常に好んで食べる。ハクビシンの消化管を旅してきた豆が姿を現すと、ほら、それがカフェ・クット・チョン、すなわち狐糞コーヒーで、一部の人が珍重するものだ。紀元前一〇世紀ごろから近代まで、ハクビシンは強烈な麝香《じゃこう》によっても珍重され、それは香水を安定させるために使われた。中には（おそらく年に一〇〇頭ほど）アメリカにペットとして輸入されるものもある。北米への輸入は現在、ＳＡＲＳウイルスとの関連のために禁止されている。中国人とベトナム人は食べるほうを好む。

いずれにせよ、いったんハクビシンが犯人扱いされると、数万頭が殺処分された。それでも、ハクビシンが保有宿主であって、単なるエピデミックの一部ではないのではないかという不安は根強かった（エピデミックは他の発生源から起きていた）。調査はねばり強く続いた。中国、広州で二〇〇三年から二〇〇四年の冬に、調理前のハクビシンが入れられている檻の近くでハクビシンを配膳したウェイトレスと食べた客がSARSに感染した状況を除いて、データはあいまいだった。もしかするとハクビシンは保有宿主などではなく、西ナイルウイルスの場合のカラスのように、この病気の犠牲者だったり、どこか他から来たウイルスの侵略の踏み台か、増幅動物にすぎなかったりするのか？　研究者は、養殖にせよ野生にせよ、ハクビシンに広範囲な感染を見つけられなかった。他にどこを探せばいいのだろうか？

コウモリも食用や薬用として利用するために、中国南部や東南アジアの市場のそこらじゅうに（多分に意に反して）いるのが見られる。ニパウイルス、ヘンドラウイルスの前歴を考えて、コウモリを調べることにした科学者がいた。検査したコウモリの種のすべてに、自身は発症することなくSARS－CoV類似ウイルスに感染した形跡があった。コウモリは、誰からも注目されることなく静かに感染する、完璧な保有宿主だった。

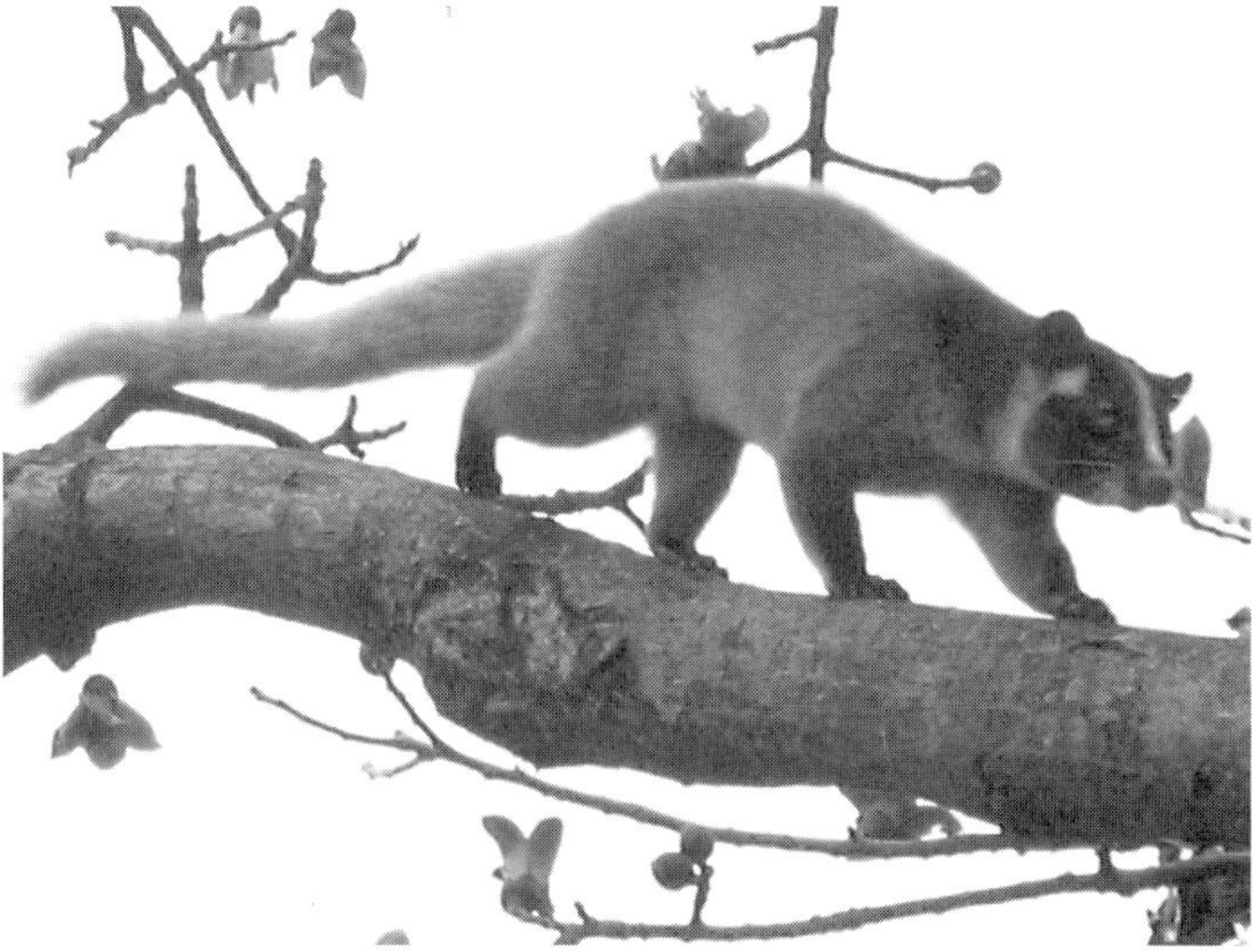

新型ウイルスの感染経路とされたハクビシン

SARS－CoV－2はどのように発生したのか

鳥インフルエンザとSARSという警鐘によって、われわれはCOVID－19への準備ができたと思われるかもしれない。もしわれわれがまだ二〇〇三年の世界に、豊富な周辺視野――多種多様な全世界のニュースサイトへの即時アクセスや、ソーシャルメディア網を通じた世界とのつながり――なしで生きているとしたら、来るべきパンデミックに気づかなくても許されただろう。一方で、選択肢が多すぎるがゆえに、身動きがとれなくなってしまうこともありうる。わが家の庭のニワトリが、懐中電灯の光に固まってしまうように。たぶん進化は私たちに、二一世紀の準備を十分にさせていないのだろう。おそらく、結局のところ、私たちは気づかなかった自分を許せるのだ。

二〇一九年末に起きたSARS－CoV－2の爆発的発生の顚末は、大部分が中国、武漢の市場から始まる。どうもパンデミックの始まりは、混雑した市場で不運とこすっからい肉屋が出合って火がついたということらしい。これは一部は本当だろう。しかし、より完全に背景を理解するには、集団的周辺視野を研ぎ澄ますことが必要だ。二〇二〇年のパンデミックの誕生物語は、ブタの壊滅的な病気、鳥インフル、数億人の旧正月に浮かれる人々、こすっからかったかも（そうでなかったかも）しれない、でも単なる抜け目ない資本主義的企業家だった可能性の高い市場の商人たちからできている。それではブタの致命的な流行病から始めさせてもらおう。

アフリカ豚熱ウイルスは、急速に死に至る出血熱をブタに引き起こす。このウイルスは、一七〇〇年ごろにアフリカで、ヒメダニのウイルスから進化して、現在ではブタに致命的なものになったらしい。ダニには、野生のカワイノシシの場合と同様、ウイルスは何も悪さをしないようだ。一九世紀の終わり、アフリカで数百万頭のウシが牛疫により死んだのち、ヨーロッパと東アジアから輸入したブタの養殖が急速に広まり、それにつれてウイルスの生息域も拡大した。以来、アフリカ豚熱は世界各地に、時にはハンターや美食家が移入した野生イノシシ群を通じて出現している。各国は感染したブタを殺処分することでこの病気を抑制しようとしている。アフリカ豚熱については、二〇一九年にデンマークが、ドイツからのイノシシの侵入を防ぐため、南部の国境に沿って壁を造ることを提案したとき、ジョークのオチだと思った人もいるだろう。

二〇一八年と二〇一九年に、中国で二億頭を超えるブタがアフリカ豚熱で死んだ――あるいはその「撲滅」のために殺された。これは中国のブタの約半数であり、全世界のブタの四分の一だった。二〇一九年一一月の『ブルームバーグ・ニュース』の報道によれば「全世界の豚肉が中国に輸出されたとしても、二二〇〇万トン不足している豚肉供給量のうち一〇〇〇万トンしか穴埋めできない」。二〇一九年末から二〇二〇年初頭にかけて、数億の中国人が、旧暦の亥年の終わりと子年の始まりを祝うため、乏しい肉を求めて市場やショッピングモールにくり出した。

二〇二〇年一月、湖南省（地理的に湖北省に隣接している）で鳥インフルエンザが発生したと、『サウスチャイナ・モーニング・ポスト』紙が報じた。このアウトブレイクで、一つの農場で飼われていた七八五〇羽のニワトリの半数以上が死んだ。関係する鳥インフルエンザの変種はＨ５Ｎ１だった。今世紀の初頭から数千万羽が鳥インフルエンザで死に、数億羽が殺処分された。それでも二〇〇三年以来、鳥インフルエンザの感染者は全世界で一〇〇〇人に満たないと、WHOは報告している。その半分ほどが死亡しており、そしてそれぞれの死は個人としては悲劇であるけれど、世界で五〇〇人の、主にニワトリとの「密接な」接触（屠畜、解体）をする人たちの死は、一部で予測されたような地球規模の大惨事ではない。数が少ないのは、われわれが脅威に対して過剰に反応したか、対応に成功したことを意味するのだろう。

ブタとニワトリの供給が不足しても、中国、湖北省の武漢華南海鮮卸売市場には、他の種の在庫が豊富にあり、新年の準備をする客に重宝されていた。この中にはクジャク、野ウサギ、ヘビ、シカ、ワニ、シチメンチョウ、ハクチョウ、カンガルー、リス、カタツムリ、キツネ、キジ、ハクビシン、ダチョウ、ラクダ、セミ、カエル、雄鶏、ハト、ムカデ、ハリネズミ、ヤギなどがあった。

この動物疾患と祝宴の混沌とした状況を考えると、数名の人間が一匹ないしそれ以上の動物からウイルスを拾って家に持ち帰り、友人や家族にうつしたとしても、驚くには当たらない。彼らが感染した病気は、連続する乾いた咳、発熱から息切れなどの症状を起こし、ごく一部ではあるが死に至ることもあった。

この新型ウイルスは、二〇二〇年初めにすぐさま発見、記載され、その特徴的な王冠状の構造から、ウイルス学者の手でコロナウイルスに分類された——人間に感染することがわかっている既知のコロナウイルスでは七番目だ。コロナウイルスに感染して起きる疾患のほとんどは、風邪のような軽いものだ。中にはもっと重いものもある。ニワトリでは、コロナウイルスは感染性の気管支炎を、ウシやブタでは下痢を引き起こす。そうした変種は通常人間には感染しない。獣医疫学者として、私はそれが身につけているのが王冠だろうがジーンズだろうがかまわない。関心があるのは、それがどのようにふるまうのかだ。人獣共通感染症なのか——つまり他の動物から人間に伝染するのか？　H1N1やSARSのように、ヒトに適応してヒトからヒトへうつるのか？　きわめて内向的で、すみかの近くにとどまっているのか、外向的で、たやすく世界に躍り出るのか？

この新たに認識されたウイルスは、SARSに関係するものと同族であるらしかった。SARSはコウモリからハクビシン（または他の何らかの動物）に、それから人間にうつったと考えられている。それはまたMERS-CoV、コウモリからラクダに、またラクダから人間にうつってMERS（Middle East respiratory syndrome、中東呼吸器症候群）という病気を引き起こすコロナウイルスの近い親戚でもある。

当初、研究室での調査では、新型コロナウイルスはヘビから見つかったウイルスに遺伝的に似ているとされた。そのすぐあとの研究で、ウイルスのゲノムはセンザンコウ（鱗に覆われたアリクイの一種）で見つかったものとより近い関係があることが示唆された。それがコウモリから人間に直接広まった証拠はない。センザンコウは、英国のウィリアム王子お気に入りの動物ということで割合よく知られており、絶滅危惧種である。鳥インフルエンザの国際的研究が、野鳥の世界的な違法取引網を暴いたように、COVID-19のパンデミックはセンザンコウの密輸を明るみに出そうとしている。その肉は一部の富裕層に富と名声の象徴として望まれ、鱗は薬効があるとされて、絶望的にだまされやすい人たちから求められているため（あの鱗の成分は、爪や髪の毛と同じ普通のケラチンだ）、センザンコウは二〇二〇年初めに、世界でもっとも広く不正取引されている野生動物となっている。

やはり二〇二〇年初頭、このウイルス——のちに科学者によってSARS‐CoV‐2と名付けられた——は人間に十分適応し、ヒトからヒトへ直接伝染するようになっているようだった。SARS‐CoVのように、新型ウイルスは主に感染者が咳、くしゃみ、会話をしたときに出る呼吸器飛沫で伝染する。ソーシャル・ディスタンシングに関する公衆衛生上の命令が、二〇二〇年三月までにほとんど全世界で導入されたのは、この経路が主な理由だ。

ウイルスは、便や尿の中に存在するほか、ボール紙上で二、三時間、プラスチックやステンレスの上で二、三日安定であると実験室レベルで証明されている。SARS‐CoVと同様、この種の無生物（媒介物）を通じた感染はありうるが、二〇二〇年四月現在、一般的であるとは考えられていない。

意外なことではないが、パンデミックのすぐあとには、経済不安がつきまとう。ウイルスがどのように出現し、どのように蔓延し、特に拡大するパンデミックをどのように管理、阻止するかについての物語をめぐる熾烈な闘いも、やはり驚くまでもない。政治的経済的な利益と権力は物語の支配を伴う。これはリベラルな自由貿易という物語の失敗なのだろうか？　予言と統制と支配という、専制君主と一部の科学者から熱愛される物語の失敗なのだろうか？　製薬会社が社会の目を麻薬の乱用からそらし、注意を別の儲け口に向けさせるための策なのだろうか？　邪悪な自由市場支持者の物語なのだろうか？　気取った金持ちの坊っちゃんが、野球カードや風船ガムを交換するみたいにして、食料取引ゲームで遊んでいる物語だろうか？　機能不全を起こした農業・食料システムのルールで働く、主に善意の人々が生んだ、予期せぬ結果の物語だろうか？　もしくはほとんど調査の手が入らない生態系の網目に埋め込まれた、複雑な人間の行動の物語なのだろうか？

それとも、一部の人間が信じるように、こうした物語のすべてが真実なのだろうか？　そして、もしそうだとしたら、私たちに何ができるだろうか？

10 出血熱

ラッサとエボラとマールブルグ

ラッサ熱ウイルス

出血熱は、その名が示す通りのものであり、もっとも忌わしい恐怖を呼び起こすものだ。この病気はすべて、アフリカの熱帯雨林の中から現れたらしい。それは人類を「恐怖に陥れる」あるいは人類に「忍び寄る」ものとして描かれる。病原体は常に「致死的」であり「殺し屋」である。それは、映画『アウトブレイク』のように、アフリカの村を爆撃で焼き払い、同じことをアメリカの都市にしようとする十分な理由となるものだ。それらにはこんな名前が付いている。ラッサ、エボラ、マールブルグ。マールブルグだって？ドイツの？　そう、そして奇妙なことに、電子顕微鏡写真を見慣れたウイルス学者なら、ラッサは仲間はずれだと言うだろう。ラッサはアレナウイルス、あとの二つはフィロウイルスで、ひものような形状をしている。

ウイルス学者でない者にとっては、それよりも重要なことがある。これらはどれも、程度の差はあれ、倦怠感と筋肉痛に始まり、それが高熱、咳、下痢、身体各部の痛みへと移り、そして、最悪の場合、全身からの出血、脳障害、ショックを起こして死に至る。

一九六九年、ナイジェリア北東州の看護師が、熱と痛みで倒れた——マラリアのような重い熱帯病や、腸チフスのような貧困病のありふれた症状だ。地元での治療でよくならないので、ナイジェリアの都市ジョスの病院へ飛行機で搬送された。彼女は死んだ。病院で治療に当たった看護師の一人も死亡した。三人目の看護師は、最初の看護師の検死を手伝ったあと発病して、民間の航空機でアメリカに帰国した。イェール大学アルボウイルス研究ユニットが彼女の血液からウイルスを分離し、ラッサウイルスと名付けた。イェール大学の研究所職員が発症し、第三の看護師(回復し、おそらく抗体を持っていた)からの血清の輸血で治療された。職員は回復した。五カ月後、その研究所に勤務する別の検査技師がラッサ熱で死亡した。なぜそのようなことになったのかはわからなかった。

ラッサ熱ウイルスの自然宿主は、マストミス(*Mastomys natalensis*)と呼ばれる齧歯類である。マストミスは、サハラ以南の西アフリカ一帯に普通に見られる疎開林をすみかとする。このネズミはあるときは害獣、あるときは食用として説明される。たぶんそれは、どこで見つけたか、見つけた人がどのくらい空腹だったかによるのだろう。

ラッサ熱ウイルスは、齧歯類を好むウイルスの科に属している。同じ科にはマチュポウイルス(ボリビア出血熱)、フニンウイルス(アルゼンチン出血熱)、グアナリトウイルス(ベネズエラ出血熱)、リンパ球性脈絡髄膜炎ウイルス（ヨーロッパと北アメリカで見られ、「インフルエンザ様」のリンパ球性脈絡髄膜炎、LCMを引き起こす。人間では髄膜炎はまれである）などが含まれる。

一九七〇年代初め、ラッサ熱はまれな疾患と考えられており、感染した人間（主に病院内で）の約半数は死亡した。とはいえ、たいていの病気は、発見当初は深刻に捉えられる。もっとも深刻な症例が最初に報告されるからだ。数年のあいだ、死亡率の高い小規模なアウトブレイクが、ナイジェリアとリベリアの病院で報告された。その後、シエラレオネの院内アウトブレイクの研究者が、院内感染は感染者の一〇パーセントに満たないと報告した。致死率は五パーセント未満だった。

この報告を出発点として、カール・ジョンソンと、のちにはジョゼフ・マコーミックが率いるアメリカ疾病対策センター（CDC）の研究グループが、自然の環境におけるラッサ熱ウイルスの疫学と生態を記述するために発足した。この疾患が西アフリカの多くで風土病とされていることを彼らは発見した。年間数十万人が感染していると見られ、そのうち一五パーセントが「多臓器」不全——要するにすべての内臓器官の停止——で死亡していた。

今もときどき、アフリカでラッサ熱に感染して、他の地域に持ち帰る人がいる。二〇〇四年、リベリアに五カ月滞在したビジネスマンがニュージャージーに戻った。アフリカ滞在が終わりに近づいたころ、彼は熱、悪寒、喉の痛み、下痢、背中の痛みなどの症状を覚えた。ニュージャージー州トレントンの病院の医師は、抗マラリア薬と抗生物質（腸チフス用）を投与した。病状は悪化し、患者は呼吸困難に陥った。医師は可能性のある病気を全部検討して、黄熱病とラッサ熱を候補として思いついた。このいずれも、高価な抗ウイルス薬による治療を必要とする。治療を開始する前に、患者は死亡した。発病してから、彼またはその体液（血液）は、同じ飛行機の乗客、同じ列車の乗客、家族、検査室の職員と接触していた。幸い、他に発症者は出なかった。しかし、エボラと同様、ラッサ熱は深刻ではあるが、ウイルスは簡単には伝染せず、感染した体液との濃厚接触が必要となる。

ドイツの研究所でサルから始まったマールブルグ病

一九六七年、ドイツのフランクフルトとマールブルグ、およびユーゴスラビアのベオグラードで、研究所職員二五人が、高熱、筋肉と関節の痛み、嘔吐、下痢、発疹、内出血と鼻血を伴う急性疾患に陥った。患者の手当に当たった人の中にも発症者が出た。ある患者の妻は、夫の精液から感染した。感染者のうち七人が死亡した。

最初の感染者は全員、ウガンダから輸入したアフリカミドリザル（*Cercopithecus aethiops*）の組織と血液を使い研究をしていた。アフリカミドリザル由来の細胞株は、ワクチン研究とさまざまな検査に用いられる。たとえば、悪名高い大腸菌O157：H7に関連する疾患、別名ハンバーガー病だ。O157：H7は、ベロ毒素産成性大腸菌とも呼ばれる。実際に病気を引き起こすのは、いわゆるベロ毒素だ。この毒素の名前は、実験室でアフリカミドリザルの腎臓細胞を殺すことに由来する。元になったサル群は、病気を持ってるようには見えなかったが、ウガンダからの輸送中には毎日のように死んでおり、実験的に接種したさまざまな種類のサルも発症して死んだ。

もっともな理由がいくつもあって、まずサルが保有宿主として疑われた。非人類霊長類は、人間にとって特に危険な病原だ。非人類霊長類がわれわれの遺伝的親戚であることをダーウィンが明らかにして以来、何度も気づかされてきたように、感染症のサルから人類への伝染は、大きな飛躍というよりは小さな一歩だ。たとえば、サルマラリア原虫（*Plasmodium knowlesi*）という寄生虫が引き起こすある種のサルマラリアは、人間と東南アジアの旧世界ザルの両方に広まっていて、すでに世界的に大きな課題となっているマラリアへの対処を複雑なものにしている。

非人類霊長類から人間への感染のもっとも悲惨な実例は、おそらくＨＩＶのものだ。サル免疫不全ウイルス（ＳＩＶ）が、チンパンジーの一亜種チュウオウチンパンジー（*Pan troglodytes troglodytes*）から猟師に（切り傷から）うつり、そこから世界的なパンデミックに至ったのは、複数の意図せぬ結果の古典的な事例だった。一九二〇年代、アフリカのフランス統治地域において、大規模な睡眠病の負担軽減プログラムに保健当局が着手した。使える唯一の治療手段は、ヒ素系注射剤だった。注射針と注射器は不足しており、器具を簡単に滅菌することもできず、いずれにせよ汚染された注射器でウイルスがうつることもわかっていなかった。そこから、ヒトに適応したＨＩＶが、隣接するフランスおよびベルギー統治地域に、医療目的の注射とセックスワーカー（植民地産業の発展に補助的なサービスを提供していた）の両方を通じて広まった。一九六〇年代初め、ベルギー撤退後のコンゴ再建を支援するために、ハイチは一〇〇〇人を超える技術者と教師を送った。彼らが帰国するころ、ハイチはアメリカの医科大学向けに死体と血漿《けっしょう》を積極的に輸出していた。

HIV／AIDSのその後の悲劇については、ノンフィクションでも詳しく語られているので、ここでくどくどくり返すのはやめておこう。

要するに、研究者がマールブルグ病を前にして、まずサルを疑う十分な理由があったということだ。マールブルグのサルは、キオガ湖に浮かぶ島から輸入されたものだった。キオガ湖は、ケニアとウガンダの国境にあるエルゴン山の近くにある浅い沼沢地で、私は以前ここで、人獣共通の睡眠病の大規模な調査プログラムに参加したことがある。マールブルグウイルスに感染した多くのサルが感染により死んでいたことから、それが実は自然宿主ではないことがわかったはずだ。自然宿主は普通、発症することなく病原体がすみかとすることができる動物なのだ。

病気のサルを捕まえて食べた人間が、このウイルスに感染して発症することがあるが、現在、自然宿主はエジプトルーセットオオコウモリ（*Rousettus aegyptiacus*）であるとほぼ確定している。これは群居性が高い洞窟に棲むコウモリで、アフリカの広い範囲に分布し、花粉媒介者、種子散布者として重要である。

最初のアウトブレイクから二〇年、マールブルグ病はケニア、南アフリカ、ジンバブエで五、六件しか記録されず、感染者は合計で数十人、その四分の一が死亡している。これが突然変わったのが一九九八年、コンゴ民主共和国の「非公式」金鉱労働者のあいだでマールブルグ病のアウトブレイクが始まったときだ。一四九人が発病し、うち一二三人が死亡した。その後二〇〇四年から二〇〇五年にかけて、アンゴラ北部で発熱、嘔吐、咳、出血、下痢のアウトブレイクが報告された。一二四人が発症し、そのうち四分の三が五歳未満の幼児だった。一一七人の患者が死亡した。以来、マールブルグ病の小さく散発的なアウトブレイクや、たいていはコウモリが棲む洞窟に入った人間に単独の症例が起きているが、大規模なエピデミックはない。

エボラウイルスとNMLによるワクチン開発

一九六七年のマールブルグ病のアウトブレイクからほぼ一〇年後、出血熱のすさまじいエピデミックがスーダン南部とザイール北部を襲った。スーダンでは、約三〇〇人が発病して半数以上が死亡した。ザイール(現在のコンゴ民主共和国)では、約三〇〇人が発症してそのうち八〇パーセントが死亡した。犠牲者から分離されたウイルスは、まさにマールブルグウイルスのように見えたが、別の何かであることが判明した。医師たちはそれを、コンゴ(ザイール)川の源流の一つ、エボラ川にちなんでエボラウイルスと呼んだ。

一九七六年のエピデミック以来、このウイルスに少なくとも四つの変種があることを、科学者は突き止めている。マリディ種は、スーダン南部とウガンダ北西部を襲ったもので、感染者の三分の一から三分の二を死に至らしめる。ザイール亜型は、ザイール、ガボン、コンゴ民主共和国、コンゴ共和国での発症に関係し、患者の六〇から九〇パーセントを殺す。第三のアフリカの変種、コートジボワールのものは、チンパンジーを殺すが人間は死なないことで知られる。もう一つのエボラの変種、レストンウイルスは、アメリカのバージニア州レストンにある検疫所でサルから分離された。そのカニクイザル(とウイルス)はフィリピンから来たものだった。ウイルスはサルには致命的であり、ベストセラー作家のネタ元になったり大衆に恐怖を吹き込んだりしたが、この変種が人間に重大な病気を引き起こすことはないようだ。

一九七〇年代以降、アフリカでは、エボラウイルスの深刻なアウトブレイクの頻度が高まっている。一九七六年から二〇一三年のあいだに二四のアウトブレイクがあり、二三八七人が感染して三分の二が死亡したとWHOは報告している。

そして、二〇一三年末に始まり二〇一六年まで続いたアウトブレイクでは、約二万九〇〇〇人が発病して四〇パーセントが死亡した。この流行の指針症例（最初に報告された症例）は、ギニア共和国の一八カ月の男児で、コウモリから感染したと考えられている。その貧しい農村から、病気はたちまち隣接するリベリアとシエラレオネに広がった。

一度人間が感染すると、エボラウイルスは患者とその看護人との濃厚接触でも、葬儀や葬儀のための遺体の処置でも広まる。したがって拡大を防止するには、文化に配慮した地域住民との関わりが必要となる。愛する者の世話や葬儀は歴史と文化に深く根ざしており、医療関係者からの説教で変わるものではないからだ。病気への対処に効果的な、まさにその技術（指揮命令系統、統制、技術的専門知識への信頼）が、予防と長期的な保健の推進には、もっとも効果が低いことも少なくないのだ。

このエボラのアウトブレイクは、多くの西欧諸国でパニックを巻き起こした。SARSやCOVID－19とは違い、パニックは不確実さに根ざすものではなかった。医療の専門家は、このウイルスが、マールブルグウイルスと同様に伝染しにくいことを確信していた。否定的な反応のいくぶんかは明らかに、無知と人種差別と外国人嫌悪が根本にあった。アメリカでの反応は、病気をメキシコからの移民のせいにすることから、アフリカのどこかを訪問したことのある教師を学校が閉め出すことまで多岐にわたった。モロッコは、エボラの流行地からは遠く離れているのに、サッカーのアフリカネイションズカップを中止した。またCOVID－19に伴う事態の不気味な予言のように、メキシコとベリーズは、ある健康体の乗客がダラスの病院でエボラ関係の検体を扱っていたことを理由に、クルーズ船の入港を許可しなかった。

さすがにCDCは、感謝祭の七面鳥からエボラがうつることはありえないと断言すると、流行の中心地へ治療チームを派遣した。また同センターは、西アフリカで約二万五〇〇〇人の医療従事者を訓練し、ギニア、リベリア、シエラレオネで研究所のエボラウイルス検査能力を拡張した。他の非アフリカ諸国も技術援助を行なった。

ウィニペグのカナダ国立微生物研究所（NML）は、一九九〇年代末に操業を開始した。二〇〇四年には、研究所はカナダ公衆衛生庁（SARSへの対処の不備に関するネイラー報告に応じて創設された）の所属となった。NMLは、カナダ唯一の封じ込めレベル4（バイオセーフティレベル4）の施設だ。人間と動物両方の病原体を研究する、世界でも数少ない研究所の一つなので、エボラ出血熱やSARSのようなものを引き起こすウイルスを扱うには理想的な地位にある。ゲイリー・コビンガーが率いる研究所のチームは、エボラワクチンを開発したが、二〇一四年まではWHOも民間企業も興味を持つことはなかった。二〇一四年八月、カナダはワクチンをWHOに寄付した。その年の一一月、二つの民間企業による合弁企業がワクチンの権利を買い取り、量産と野外試験を開始した。二〇一六年一二月には、rVSV－ZEBOV（ワクチンの専門的な名前）の接種によって九五パーセントから一〇〇パーセントのエボラ出血熱の予防効果が得られると判断した。

エボラのアウトブレイクの指針症例は、必ずしもコウモリを扱った人だけではない。ゴリラ、チンパンジー、ダイカー〔サハラ以南のアフリカに生息するウシ科の動物〕の死骸に触った人のほうが多く報告されている。こうした動物はブッシュミート、つまり野生動物の肉の重要な供給源だ。くり返すが、非人類霊長類の肉は特に危険である。微生物にとって、人間という新しいすみかに移るのに大きな適応を必要としないからだ。

新たな伝染病発生の根本的原因

人間がブッシュミートを食べる理由も含め、こうした伝染病の根本的な原因は、少なくともある程度深く、または持続的に検討されることはめったにない。それは複雑ではあるが、ロケットを飛ばすような高度な科学ではない。難しい科学だが、必ずしも旧来の意味での「ハード」サイエンスではない。西アフリカ諸国のような多くの貧しい国々では、たいていの場合、国際ビジネスや援助機関のはたらきかけにより、外国為替の不足が認識されている。一時期はこれが、地域の産業とインフラの強化のための財源をもたらす方策として考えられていたのだろう。そうした建前はとうの昔に失われてしまった。この富の生成でまず利益を得るのは、北米やヨーロッパ（近年では中国）の人間だ。

こうした国々の何を、豊かな国々は欲しがっているのだろう？　木材と希少鉱物がリストの上位にあるようだ。そうして起こるのが急速で野放図な森林伐採と採鉱で、それは戦争を引き起こしかねず、さらなる規制緩和につながる。リベリアは一九八九年から九七年、一九九九年から二〇〇三年と相次ぐ内戦に苦しんだ。

後者はギニアに支援された集団が起こしたものだった。二〇一四年、ギニア共和国は、向こう一〇年間で五〇〇億ドルの鉱業への投資を期待していると報告した。停戦後、リベリアの森林の半分以上が林業会社に売却された。

貧しく周縁化された人々は、こうした金を生み出す活動に引きつけられた（誰のための金か、私たちは問うべきだ）。その結果、そのような人たちは手当たり次第に食料をあさるようになった。

人間がある食物を食べる理由はさまざまだ。あるものは――豚肉を避けるように――文化的、宗教的自己規定に関わっている。またある人々にとっては、食物の好みは手に入りやすさと関係する。私はキャベツ、ニンジン、ジャガイモで作るボルシチで育った。いずれも先祖の出身地の長い冬のあいだ保存が利く食物だ。私のアカディア人〔北米東部アカディア地方のフランス系住民〕の同業者に言わせれば、伝統的な（したがって最高の）トゥルティエール〔肉と野菜のパイ〕は、家族が狩った野生動物の肉で作るものだそうだ。

アフリカのエボラ発生地域でブッシュミートを狩る人がいるのは、食べたいからというだけでなく、彼らがかつて住んでいた自給農地から離れてしまったからだ。ブッシュミートを狩れば、新しい環境での食料事情が向上する。新たに切り開かれ海外資本が侵入した地域で、一番簡単に手に入る肉は、すでにエボラなどの病気か、生息地の喪失による餌不足で弱った動物だった。住民が食料を求めて新たな生態系を探ったり、その奥深くに押しやられたりするにつれ、ブッシュミート取引は、おそらくＡＩＤＳを引き起こすウイルスのいくつかの変種を含めた、新興疾患の持続的な発生源となった。エボラ出血熱のヒト流行は、動物での致死的な流行に続いて、あるいは連動して起きているようであり、生物学者は、エボラが中央アフリカのある種の野生動物に壊滅的打撃を与えるのではないかと恐れている。

いつもの反応なのか、裕福な篤志家が駆けつけてきて、ブッシュミートを食べてはいけないと地元住民に説教している。一方、富裕国と国内の富裕層はその病気で経済的利益を得る。人獣共通感染症は、ある程度までは、（一部の）ビジネスのために有利なのだ。

エジプトルーセットオオコウモリは、自分ではアフリカの外に出ないが、人間はさまざまな動物を、合法的にも非合法にも、アフリカの外に日々持ち出している。動物はペット用に、実験動物用に、食用に輸送される。あるいは特に目的もなく。二〇〇三年、サル痘（幸い、人間には致死的な病気ではない）がアメリカに入り込んだ。ある動物商が多数の齧歯類をガーナから輸入したのが発端だった。その中にはキリス属（*Funisciurus* sp.）、タイヨウリス属（*Heliosciurus* sp.）、アフリカオニネズミ属（*Cricetomys* sp.）、フサオヤマアラシ属（*Atherurus* sp.）、アフリカヤマネ属（*Graphiurus* sp.）、スジマウス属（*Hybomys*）などがいた。この動物たちはその後、全国のペットショップに出荷され、プレーリードッグ（農家が撃ちたがる例のきびきびした動物）を売っている店に置かれた。どうやらペットとしてこうした小動物の市場があるらしい。そしてどうやら、その市場はこのような動物が、微生物が広い世界に進出するための乗り物の役割を果たしていることを知らないようだ。

本書執筆中も、二〇一九年六月に「国際的に懸念される公衆衛生上の緊急事態」だと宣言されたコンゴ民主共和国のエボラのエピデミックは継続中だ。非アフリカ諸国はほとんどが注意を払っていない。私たちは「漠然とやっている」ことを見直す時期に来ているのかもしれない。

11

レプトスピラ症とハンタウイルス

ネズミの小便をかきわけて

二五〇種以上のスピロヘータが引き起こす病気

齧歯類の群れと暖かく湿った気候が問題なのは、ペストとライム病だけが理由ではない。スピロヘータのもう一つのグループ（分岐群《クレード》と呼ぶ微生物学者もいる）、レプトスピラが原因でもある。レプトスピラ症は、二五〇種を超えるスピロヘータが引き起こす、おそらく世界でもっともありふれた人獣共通感染症である。いや実は、どのくらいありふれているのかはわからない。報告義務と遵守率にむらがあるからだ。この病気がもっとも頻繁に報告されるのは、カリブ海諸国、ラテンアメリカ、インド亜大陸、東南アジア、オセアニアだ。しかしいつもそうとは限らない。

一九九八年六月中旬、イリノイ州のスプリングフィールド湖岸に、八〇〇人を超すトライアスロン選手がずらりと並んだ。第一六回スプリングフィールド・アイアンホース・トライアスロンだ。健康な若い男女が、これから澄んだ中西部の湖を二・四キロ泳ぎ、自転車で平原を七二キロ走り、さらに一六キロ走ろうとしていた。水の中を彼らと並んで泳ぐのは、目に見えないレプトスピラ菌の群れだった。それは眼、口、鼻、膣、ペニスなどの粘膜を気づかれずに通過して、選手たちの血流へと侵入した。

それから二、三週間、小さな高速バクテリアは血管の中を駆けめぐり、最後にあちこちの毛細血管、特に腎臓に詰まって、局所の損傷や出血など面倒を引き起こした。さらに一、二週間後、若く元気な選手たち数十人が、熱、悪寒、頭痛、筋肉痛、下痢、目の充血に苦しんでいた。二三人が入院した。ネズミかウシか何か他の動物が湖に小便をしていたとも、ネズミがペストやハンタウイルスだけでなく、しばしば慢性的に、腎臓にレプトスピラを持っていて、環境中に絶えず尿と一緒に放出しているとも、誰も彼らに言っていなかった。レプトスピラが淡水、湿った土、泥、草木の中をうろつくのを好むことも誰も言っていなかった。一九九六年に同じ病気にコスタリカでかかったラフティング愛好者は、何か特別だと思われていたかもしれない。何しろあっちは中米なのだから。

経済的特権階級に属する少数の冒険家が訴えたのが筋肉痛や熱だったなら、この疾患を世界的な課題のトップに引き上げなくても文句は言われないだろう。何しろ誰ひとりとして、この疾患のもっとも重症な型にかかって、腎臓障害、肺出血、黄疸のような結果になっていないのだ。

ネズミの小便からヒトの腎臓へ

この重症型はワイル病（Weil's disease）と呼ばれているが、フランスの神秘思想家シモーヌ・ヴェイユ（Simone Weil）の名を取ったわけではない。とはいえ貧者と共に働こうとする彼女の情熱は、ワイル病にもっとも苦しめられている人々から歓迎されるだろう。この病名は一九世紀の医師、アドルフ・ワイル（Adolf Weil）にちなむものだ。ただしワイルは、この病気を記載したが、本当の意味で発見してはいない。二〇世紀初めに日本人の研究者が、先端にかぎを持ったらせん形の生物を炭鉱労働者の腎臓から発見し（炭鉱労働者のあいだで、この病気はよく見られた）、ネズミが一次キャリアであることを示した。初期の研究の多くは、南アジアや東アジアの高温多湿の環境で行なわれた。

少数のトライアスロン選手が吐き気を催したくらいで、この病気がアメリカの心配事リストの一番上に据えられることはなかった。しかし人類の大部分は、北米以外に住んでいる。ニュージーランドの酪農場労働者は感染したウシに小便をかけられ、熱帯地域全体では、水田、サトウキビ畑、鉱山の何百万という労働者が、ネズミなど小動物の小便の中を歩いたり、時にはうっかり口に入れてしまったりしている。ネズミは慢性キャリア（腎臓の中に）と考えられているが、イヌ、ウシ、ブタもレプトスピラを持っていて、排出していることがある。家畜やイヌにはワクチン接種できるが、ワクチンは発病を防ぐだけで、微生物が腎臓でぬくぬくと生きることも、小さな高速スピロヘータが黄色い奔流となって尿道から噴出することも防げない。

ほとんどの場合、レプトスピラは腎臓に感染し、少数の毛細血管に損傷を与えて出血させ、その結果微熱が出るが、それ以上の深刻な事態は引き起こさない。

それより厄介なのは――もし目下のパンデミックから、または子どもたちの今夜の行先という心配から気をそらすものを探しているなら――これだ。一九九八年、ハリケーン・ミッチによるニカラグアの洪水のあと、二〇〇〇人が病気になり十数人が死亡した。患者は明らかに肺から出血していた。一九九六年から九八年にかけて――大規模なエルニーニョ南方振動（ＥＮＳＯ）現象の直前から最中――エクアドル、ペルー、ブラジルで深刻なアウトブレイクがあった。

一九九六年、ブラジル、サルバドルのある病院で数百人が発症し、そのうち五〇人が死亡した。患者の死亡の予測因子は「精神状態の変調」「呼吸不全」（つまり息ができなくなった）そして腎不全だった。同じ年、わずか二カ月（二月から三月）のあいだに一五〇〇もの症例がリオデジャネイロで報告された。意外なことではないが、もっとも重要な病気の予測因子は、下水処理やゴミ収集の状況が劣悪で、清潔な飲料水が分配されない急峻地に住んでいることと関係していた。ペルーでの研究では、スラム環境に住むこと、野外で靴を履かないことが発病のリスクになるとわかった。どういうことだ？　アメリカ疾病対策センター（ＣＤＣ）がスプリングフィールド湖でやったように、水に入るなとの勧告を掲示するのは少々的はずれのようだ。

大規模なレクリエーション大会に参加することとスラム街に住むことは、どこでこの病気に感染しやすいかの二大予測因子だ。この二つは同じ人間には両立しないのではないかと、私は思う。そして問題解決のために、より多くの資源が割かれそうなのはどちらの行動だと、読者は思うだろうか？

イヌのレプトスピラ症は世界各地で増えているようだ。一つにはおそらく、地球温暖化が原因だろう。さらに、動物に感染するレプトスピラ症の型が変わってきている。ワクチンが予防する変種は増殖しにくく、環境に漏れだしにくい。鳥インフルエンザで起きているように、ワクチン接種は意図せずに別の変種を選択しているのだ。このワクチンは交差保護をしない。細菌は私たちが、そしてわれわれ自慢のバイオメディカル技術が太刀打ちできないほど速く増殖し進化する。気候変動の影響の一つとして突然の激しい降雨があると、ネズミは小便をして逃げ出す(獣医師でない読者のために説明すると、排尿して移動するということ)。逃げていった先が、世界で数十億人が現在住んでいるところ――大都会のスラムだ。

ハンタウイルスとCDC

齧歯類が引き起こす問題の説明のついでに、ハンタウイルスにも触れておこう。この科のウイルスは、小さな野生齧歯類の唾液、糞便、尿がエアロゾル化して、それを埃と一緒に吸い込むと人間へと広まる。気持ちのいい話ではない。

アメリカ南西部のフォーコーナーズ地域は、ナバホ族保留地がある高原で、ユタ、コロラド、ニューメキシコ、アリゾナの州境が出合うことからその名がある。一九九三年春、人々が地域の医療センターにふらりと入ってくるようになった。最初は熱、筋肉痛、咳といった普通のインフルエンザ様の症状だった。一つだけ厄介なのは、一日ほど経ったころ、病気の挙動がインフルエンザらしくなくなってしまうことだった。医療センターに最初に現れた十数人のうち、約四分の三が呼吸不全でたちまち死亡した。ニューメキシコ州ギャラップ近郊で五月一四日から一週間で、若いアスリートとその婚約者、その他四名が死亡した。夏のあいだに、さらに数十人がこの新しい病気で倒れ、致死率は下がったものの、誰もが安心するほど大幅な低下ではなかった。

ＣＤＣは、彼らのもっとも得意とすることをした。病原体の分離と、その分子構造に至るまでの同定に一致協力して取り組んだのだ。ＣＤＣ職員は時に尊大で、疾患の生態学的・社会的決定因子への対処に難があることもあるが、こうした技術的なことは本当にうまい。彼らは未確認のハンタウイルスを同定し、それはシン・ノンブレ（「名無し」）というふさわしい名前をつけられた。この疾患はハンタウイルス肺症候群と呼ばれた。

ハンタウイルスから人間社会へのメッセージ

一九九三年以来、科学者はこのウイルスの一族について多くのことを知った。一九五〇年代初め、朝鮮戦争の最中、三〇〇〇人を超える国連軍将兵が、当局が韓国出血熱と呼ぶ「新しい」病気にかかった。この急性の熱、出血、腎不全を引き起こしているものが何かは、よくわからなかった。患者の一〇から一五パーセントが死亡した。この型の疾患を現在では腎症候性出血熱と呼んでいる。このほうがいくらか医学的に有益な情報が含まれている（が、歴史的情報はいくらか少ない）。中国だけで毎年一〇万人以上がこの疾患にかかっている。実際にウイルスが初めて同定されたのは一九七六年のことで、韓国の研究者李鎬汪《イホワン》が分離し、この疾患が多発する非武装地帯を流れる漢灘江《ハンタンガン》という川の名を取ってハンタンウイルスと命名した。国連軍将兵の医学的診断は、発病から四〇年以上経って、保存されていた血清のサンプルとカルテをもとに行なわれた。この件は私が、いつか必要になるかもしれないものを何箱も捨てずに置いていることを、正当化するために使う理由の一つだ。

類似したウイルス一族が引き起こすこの疾患のバリエーションは、スカンジナビア半島から中国東北部までそれぞれ離れた土地から、早くも二〇世紀初頭に報告されている。スカンジナビアでは、アジア型よりも重症度が低いらしく、ネプロパティア・エンデミカと呼ばれる。これは、いつもまわりにあって腎臓に影響するという意味だ。もう一つの型は、アジアのものに似た、バルカン半島に発生するものだ。一部の研究者は、アメリカでは同じ科のウイルスが、高血圧症と腎臓病の原因になっているかもしれないことを示唆している。

一九九三年のアウトブレイクが、医学研究者のアドレナリン分泌量を高めていたころ、ジェームズ・ルデュックらWHOの研究者たちは、その時点でハンタウイルスについてわかっていたことの多くをまとめた。このウイルスは「きわめて広範囲に分布し、今のところ確認されていない世界の多くの地域で、ヒト疾患の原因となっていることもありうる」と彼らは言う。それが書かれてから、ますます多くの症例とアウトブレイクが南北アメリカで確認されるようになり、ウイルスも宿主の齧歯類も、さまざまな種類が同定された。研究者たちは、小さな齧歯類の生活、その疾患、人間との関係についても詳しい調査を行なった。ドブネズミはこの病気を持っていることがあるが、それ以外でもシカシロアシネズミ、シロアシネズミ、オニネズミ、アメリカハタネズミ、オオハタネズミ、ジャコウネズミ、ヨーロッパハタネズミ、キクビアカネズミ、ピグミーライスラット、メキシカンハーベストマウス、コットンラット、プレーリーハタネズミ、カリフォルニアハタネズミ、ヨルマウス、オナガコメネズミ、シベリアレミングなどがこのウイルスのキャリアである。

「二十日鼠に、その巣をすき起こして」という詩で、ロバート・バーンズは（母語である英語でスコットランド人の精神を理解しようと格闘して、私にわかる限りでは）小さな野ネズミの巣をかき乱したことと、ネズミが感じた恐怖によって示された自然の破壊を嘆いている。“Wee, sleekit, cowrin, tim'rous beastie”（ああ、おまえの胸中の狼狽はいかばかりか！）と、バーンズは「同じ命あるもの」「土より生まれた仲間」に向けて記した。

バーンズがハンタウイルス肺症候群のことを知っていたなら、自身が狼狽したかもしれない――そして私たちの言語と文化は、もっと貧相なものになっていただろう。北アメリカでの多くの症例は、春にコテージを掃除したときに、巣をかき乱してネズミの排泄物を舞い上がらせたことで発生している。

一九八九年から二〇一五年のあいだに、一〇九の症例と二七の死亡例がカナダでは報告されている。アメリカでは、七二八症例と二六二の死亡例が、一九九三年から二〇一七年に報告された。齧歯類の巣をかき乱したということで、個々の症例の多くは説明できるが、アウトブレイクの説明は普通はできない。そうした事例では、通常、ヒトの行動と生態系の変化が組み合わさって作用している。

このことを理解するためには、もっと広く情報を集める必要がある。一九九二年以前の数年間、フォーコーナーズの高原はいつも通りの半乾燥気候だった。その年は、ＥＮＳＯの影響で、大雨が降った。雨は松の実の豊作をもたらした。松の実が豊作になると野ネズミの生存率が上がり、個体数が爆発的に増える。一九九三年の春は、この高原では特にネズミの多い年となった。シン・ノンブレ・ウイルスは（すべてのハンタウイルスがそうであるように）齧歯類のあいだをあまり害を及ぼすことなく循環する。それは腎臓と肺に入り、小さな齧歯類は際限なくウイルスを垂れ流すようだ。小屋やコテージに侵入する齧歯類が増える。掃除する排泄物が増える。人間との接触が増える。症例が増える。

そのあとで、医学が予測型の計画と制御に執着していることを見越したかのように、人間が天気を操作しようとするだろうことをおそらく憂えて、バーンズはこう戒める。"The best-laid schemes o' mice an' men / Gang aft agley"（二十日鼠と人間の、もっとも練られた企ても／たいがい当てがはずれる）。何もかも制御しようとすれば、私たちは自分自身と向き合わねばならぬのだ。

ハンタウイルス肺症候群から北米人へのメッセージは、コテージを掃除するときはマスクをつけることと、暖かく雨の多い冬と春のあとは特に用心することだ。しかしもう一つ、もっと大きなメッセージが、ネズミからわれわれにあり、それは政治家たちや土地開発業者たちにわかる言葉に、これから翻訳されねばならない。メッセージは、こんなふうに始まる。どうして人間たちはネズミと接触するようになったのか？　人間は限界耕作地を開拓するまでに追い込まれ、「すくみ上がった」獣を脅かす。人間はスラムに押し寄せ、ネズミは彼らと一緒に住むようになる。たぶんレプトスピラ症やハンタウイルス肺症候群のような疾患が増えているのは、私たちが以前にもまして懸命に探すようになったからだ。だが、それだけではないと私は思っている。貧困と、格差と、われわれが祖先から引き継いだ地球の浪費と、それは関係しているのだ。

富裕層が、時に齧歯類が運ぶ病気から自衛しなければならないとしたら、白状すると私は、自然のか細い声が、高価で高度な医療技術の防衛体制をすり抜けて私たちの耳に届いたことに、少しばかり満足感を覚える。コテージの齧歯類の排泄物。湖の齧歯類の小便。「われわれは空気中にいる」。彼らはささやく。「われわれは水中にいる。われわれの世界へようこそ」

12

狂犬病

吸血コウモリ、パスツール

恐怖と怒りの源泉

フランス語で狂犬病を*la rage*《ラ・ラージュ》（噴怒）という。言いえて妙だ。狂犬病は汲めども尽きぬかのような恐怖と怒りの源泉に近いものだ。その理由は、自然の中心を占める陰鬱な荒野への、人が持つ深い不安に行き着く。そこには野生の獣がいて、われわれを待っている。よだれを流すイヌと、その野生の親戚、オオカミのイメージが、その獣の顔だ。この恐ろしい病気に倒れる年間数万人——二〇一八年には六万人が報告されている——のほとんどは南半球の貧しい国で、おそらく四分の一はインドと中国の人々だ。中国では四度の流行の波が一九五〇年代半ばから一〇年間隔で発生し、少なくとも一〇万人が死亡している。もっとも激烈だった一九九〇年代のものでは、五万五〇〇〇人以上が死亡したことがわかっている。二〇〇四年の二五〇〇症例をピークに、中国では狂犬病による死者は減少し、二〇一八年には四二六人にまで減った。すべての国で、ヒトの犠牲者のほとんどはイヌに嚙まれて発病している。

狂犬病の物語は、今では五〇年前と比べてもより複雑になっている。以前は「狂犬」が人を嚙む病気だと考えられていて、歴史的には、それはだいたい正しい。世界の大半では、今もそうだ。だが二〇〇〇年ごろまでには、より完全な科学的理解に基づいて、狂犬病に関して別の物語が構築されていた。第二次世界大戦後、ソ連以西のヨーロッパ一帯でキツネ狂犬病が猛威をふるった。一九五〇年代には、キツネ狂犬病は北方からカナダ南部へと侵入し、そこでキツネとスカンクの群れにすっかり定着した。

アライグマ狂犬病はフロリダ州で一九五〇年代に初めて確認された。最初は小さな範囲から、この疾患は北と西へ年に約四〇キロ拡大した。それから、一九七〇年代に、アライグマ狂犬病を大きく加速させる事態が起きた。ウェストバージニア州のハンターが、狩猟の対象としてアライグマがもっと欲しいと考え、トラック数台分を北へと運んだ。その中の少なくとも一頭が狂犬病を持っていた。一九八〇年代から九〇年代には、アライグマ狂犬病は街、都市、屋根裏部屋、納屋を通過して北へと拡大の速度を増していた。一九九九年には、狂犬病を持ったアライグマはセントローレンス川に達し、初めてカナダに渡った。オンタリオ州は野生動物ワクチン接種プログラムで、キツネ狂犬病を抑制したばかりだった。オンタリオ州南部ではところにより一平方マイル（約二・六平方キロメートル）に二〇〇から三〇〇頭のアライグマがいる。大惨事が起きようとしていた。

狂犬病は、グレートプレーンズ〔北米大陸中西部の大平原〕ではスカンク、テキサスではコヨーテ、ラテンアメリカではチスイコウモリ、ほとんどの地域で食虫コウモリの中で生きている。過去数十年、科学者は、以前の想定をはるかに超える多種多様な動物が、狂犬病の宿主になっていることを突き止めただけでなく、ウイルスのさまざまな変種も同定した。狂犬病ウイルスのある型は、アライグマに、別の型はキツネに、またあるものはコウモリによく適応している。二〇世紀中ごろには、狂犬病は基本的に一つの疾患だと思われていた。もっとも、変わり種の狂犬病様ウイルスがいくつかアフリカで同定され、オウロウ・ファト（イヌに非致死的な疾患を引き起こす）やドゥベンヘイジウイルス（まさしく狂犬病のように見えるがどうやら違うらしいものを引き起こす）のような名前をつけられたが。五〇年が経ち、科学文献の中で「狂犬病様《よう》」リッサウイルスがオーストラリア、東南アジア、ヨーロッパ、その他多くの意外な場所でコウモリから発見されたという報告がなされていた。詳細に見れば見るほど、全体像は複雑に見え、ウイルスはより不安定で均質でないように思える。

古典と狂犬病

"rabies"（狂犬病）という語自体は、「暴力をふるう」という意味を持つ紀元前三〇〇〇年のサンスクリット語 rabhas に由来する。紀元前五五五年の中国の記録では、「狂犬」とヒト疾患の恐水病に同じ語が使われている。ギリシア語の lyssa《リッサ》 は「狂乱」を意味する語根から派生したものだ。古代の精神疾患に関するジェラルド・モスの著作（ブロズウェルとサンディソン編、*Diseases in Antiquity*［古代の病気］参照）によれば、lyssa はそもそも「英雄を支配する激しい怒り」を意味していたようだ。しかし『イリアス』では、lyssa は

「狂犬」として「犬」と結びつけられている。

このように狂犬と医学的な狂犬病（恐水病《ハイドロフォビア》と呼ばれることもある）の関係は、非常に古い。精神錯乱や水を怖がる恐水症状と結びついたり、狂犬と関連づけたりする狂犬病の描写は、紀元前二三世紀のバビロニアにまで遡る。ルイ・パスツールより三五〇年前、イタリアの学者ジローラモ・フラカストロは、疾患とその感染経路の両方を記述している。

「リッサウイルス」は、狂犬病ウイルスを含む一群のウイルスに、現在与えられている名前だ。リッサウイルスはラブドウイルス科に分類され、片方の端が平たくもう片方が丸い、弾丸に似た棒状をしている。疾患の重大さを考えれば、ふさわしい形だと言えるかもしれない。

多様な潜伏期間、多様な症状、多様な社会的行動を持つ病気

このウイルスは、皮膚から筋肉に浸透して増殖し、神経を見つけ、脳に向けて軸策を昇っていき、定期的に神経細胞接合部で止まって繁殖する。この脳への旅には数週間から一年以上かかることもある。脳に到達すると、ウイルスはまた増殖し、神経から唾液腺を含む全身の臓器へと旅立っていく。脳がウイルスに支配され、損傷するので、動物は奇妙な行動を取るようになる。

この病気には主に二つの形態がある。凶暴性狂犬病の動物は、無警戒の犠牲者を攻撃する。寡黙性狂犬病では、動物は所在なく歩き回り、ふさぎ込む。ゲーム理論を使ったある興味深い研究では、ウイルスが動物

集団の中で永続するための最善の策は、多様な潜伏期間、多様な症状、多様な社会的行動を持つことだとされる。常に同じパターンを見せなければ、どれが避けるべき動物かを知ることはかなり難しい。自然選択は、ちょうどそのような予測不能の組み合わせを与えたようだ。

病気の記述は、そしてそれと行動のおかしなイヌを結びつけることは昔からあったのだが、この悪魔の病を医学的に描写することは、それを治療することにも、緩和することにさえも役に立たなかった。かつて、狂犬病らしきイヌに嚙まれた人が、死後の世界でのなりゆきよりも病気を恐れてみずから命を絶つことがあった。他の治療法には、回復するか溺れるまで人を水に沈めるという、原因を突き止めるのでなく症状(恐水症状)に対処しようとするものや、ニワトリやイヌのさまざまな部位を食べさせるものがあった。いったん臨床症状が出始めたら、今日私たちが自由にかかれる最高の医療技術を含め、いかなる治療も効果がない。

有史以前、人類がアフリカと中東のエデンの園から移住したときから、イヌは変わることないわれわれの忠実な友であり相棒であり続けた。われわれが狩猟生活を送っていたころ、彼らは獲物まで案内してくれた。ヒツジやウシを誘導し、時には命がけで守った。人類が定住して農耕を始めると、近づいてくるよそ者に吠えて、財産を守った。人類の集団生活は、究極的には自然を支配するための長い旅路であり、イヌはその頼もしい道づれだ。

パスツールとワクチン

自然を支配することは数々の利益をもたらした。私たちは品種改良されたトウモロコシやコーヒーの木を、手入れが行き届き肥料を施した畑に植え、尾を振るイヌの友達に、服従を教えて付き従えた。だが自然には暗い秘密があった。支配したと思ったとたん、それはするりと逃げていく。眠っていると思っていた火山が、強大な破壊衝動を爆発させる。「すべての鍋へ」入る運命のニワトリが持つ微生物群が反乱を起こす。イヌはもっと単刀直入だった。牙をむいて嚙みつき、死と狂気をもたらしたのだ。まるで自分の子どもがわれわれを襲うように。ルイ・パスツールは、生涯最後の大きな研究対象として狂犬病に取り組んだとき、常にわれわれにつきまとう悪霊と向き合っていた。それはこう問いかける。われわれが普通であり善いと思っているものがみな、突然刃向かってきたらどうする。

パスツールには、史上最大級に恐ろしい人獣共通感染症を制圧する必要はなかった。パスツールはすでに、ビール、ワイン、牛乳が腐る理由とそれを防ぐ方法——低温殺菌法《パスチャライゼーション》——を解明していた。カイコに猛威をふるった病気による壊滅から、フランスの生糸産業を救った。そして、きわめて華々しく、炭疽菌を発見して、その予防法を公開で証明したのだった。

一八八二年五月、パリから南へすぐの農村プイイ・ル・フォールで、疑いの目で注意深く見守るメディアを前に、パスツールは五〇頭のヒツジに病原性の炭疽菌を注射した。半数のヒツジには、実験室で培養した弱毒化された菌を使って作ったワクチンを接種してあった。もう半分は何もされていなかった。ワクチン接種を受けていた二五頭は生き延びた。ワクチンを受けていなかったものは死んだ。ある試算によれば、その後のヒツジとウシへのワクチン接種により、フランスは普仏戦争の敗北で生じたプロシアへの戦時賠償を十分埋め合わせる額を節約することができたという。

ワクチンはすばらしいが、万能ではない。病気の発生が散発的であるときや、国民が非常に貧しい場合、ワクチン接種は行なわれず、病気が定期的に返り咲くチャンスができる。炭疽は今もわれわれと共にある。バイオテロの脅威としてもだが、より重大なのは人獣共通感染症としてのほうだ。芽胞は土壌中に非常に長く残る。アウトブレイクはカナダとアメリカの一部（多くはバイソンや放牧場のウシに関連して）、南ヨーロッパ、アフリカとアジアの一部で今も起きている。ヒト症例はインド、トルコをはじめ数カ国で発生が続いている。アメリカでは二〇〇六年に、コートジボワールから乾燥したヤギの皮を持ち帰った男性が炭疽にかかっている。

一八八五年までにパスツールが、丈夫な歯、ハッピーアワー〔居酒屋などの値引きタイム〕、フランス製のシルクのパジャマ、炭疽ワクチンを世界にもたらしたといっても決して誇張ではない。一人の人間がこれ以上の遺産を世界に遺せるだろうか？　だからパスツールは、狂犬病に関心を向ける必要などなかったのだ。しかし彼はそうした。当時、ウイルスについて知る者はいなかった。ロベルト・コッホのような科学者は、もっと大きな細菌と疾患の関係を整理し始めたばかりだった。しかしパスツールは、脳と脊髄が狂犬病の動物においてもっとも影響を受けており、新たな動物に注入するともっとも疾患を起こしやすい組織であることを発見した。

狂犬から脊髄を採取してウサギに注射すると、やはり狂犬病になった。次にパスツールは、狂犬病ウサギから脊髄を採取して乾燥させた。長く乾燥させるほど組織が狂犬病を起こす力は弱くなった。手持ちの「もっとも弱い」組織から始めて、パスツールはイヌにだんだんと病原性の強い組織を、イヌが完全に抵抗力を持つまで注射していった。だが、この手法は人間にも通用するのだろうか？　試していいものか、パスツールは自信がなかった。

一八八五年七月六日、アルザスの母親が、九歳の息子をパスツールのもとへ連れてきた。七月四日、少年は狂犬にひどく噛み散らかされ、歩くこともできなかった。奇跡の薬を使ってはもらえないかと、母親は懇願した。多少の不安を覚えながらも、パスツールは一五日間乾燥させたウサギの脊髄で治療を開始した。それからの一〇日間、少年は少しずつ強くした薬剤を皮下に注射された。その少年、ヨーゼフ・マイスターは生き延びた。次に羊飼いが治療に訪れた。それから数百人が訪れ、私が生まれたころ（もっとずっとあとだ！）には、恐ろしい――そしてきわめて効果的な――パスツールの治療法を誰もが知るまでになった。一九六〇年代にトラック、バス、列車、徒歩でトルコ、イラン、アフガニスタン、インド、ネパールを旅した私は、行動がおかしなイヌには近づいてはならないことを知っていた。だが私は、腹への一四回の痛い注射も知っている。それで私は救われたのだ。

今日の多くの者にとって、どれもあまりに縁遠いことに思われる。一九七〇年代、私が獣医学部を卒業するころには、曝露前ワクチンはアヒルの卵の中で生産されていた。これは、私が思うに、ウサギ好きの人にはいいことだが、アヒル好きはちょっと複雑だ。私のクラスメートの一人はワクチン接種中に気が遠くなった――たぶん動物好きとして、この複雑な問題を考えすぎたのだろう。現在、有効な曝露前ワクチンは、ヒト組織培養細胞で生産されている（これはこれで倫理的難問だ）。やはり効果的な曝露後ワクチン接種もある。これはウイルスが噛み傷から神経に入るのをブロックする目的で設計された。こうした新しい曝露後治療は、パスツールの治療法に比べると、ショックが少ない。これらは曝露後予防（ＰＥＰ、post exposure prophylaxis）と呼ばれている。

ラテンアメリカの狂犬病とチスイコウモリ

多くの北米とヨーロッパの住人には、グアテマラ、中国、インドのような、狂犬や恐水病が単なる比喩表現でない地域の状況は想像しがたい。だが、美が悲しみに出合い、幸せなマヤ族が戦争と狂犬病に出合うグアテマラは、北米からほんのひとっ飛びだ。キチェ族の美しい古都、ケツァルテナンゴ（「シェラ」）はグアテマラ第二の都市で、高山の懐に抱かれて、直接に恐怖を喚起するものではない。二〇〇〇年の一〇月と一一月に、狂犬病はその忌まわしい頭をもたげ、四人が恐ろしい死を遂げた。グアテマラ保健省は野良犬を駆逐するプログラムに着手したが、ストリキニーネは尽き、動物の権利擁護団体の抗議に直面した。

ラテンアメリカで狂犬病を持つもう一種類の動物が、ナミチスイコウモリ（*Desmodus rotundud*）だ。この動物に言及しただけで拒絶反応を招く。チスイコウモリと人間は同じアメリカ大陸の熱帯生態系を、約一万年共有しており、この吸血コウモリとそれが持つ病気の物語は、熱帯アメリカではもっとも古い文化の一部だ。この関係はもともと危なっかしいものだったに違いないが、ヨーロッパ人がウシを連れてやってきたとき、バランスは一気に崩れた。血が吸い放題だ！　二〇世紀には、主だったチスイコウモリ害獣論は、人間

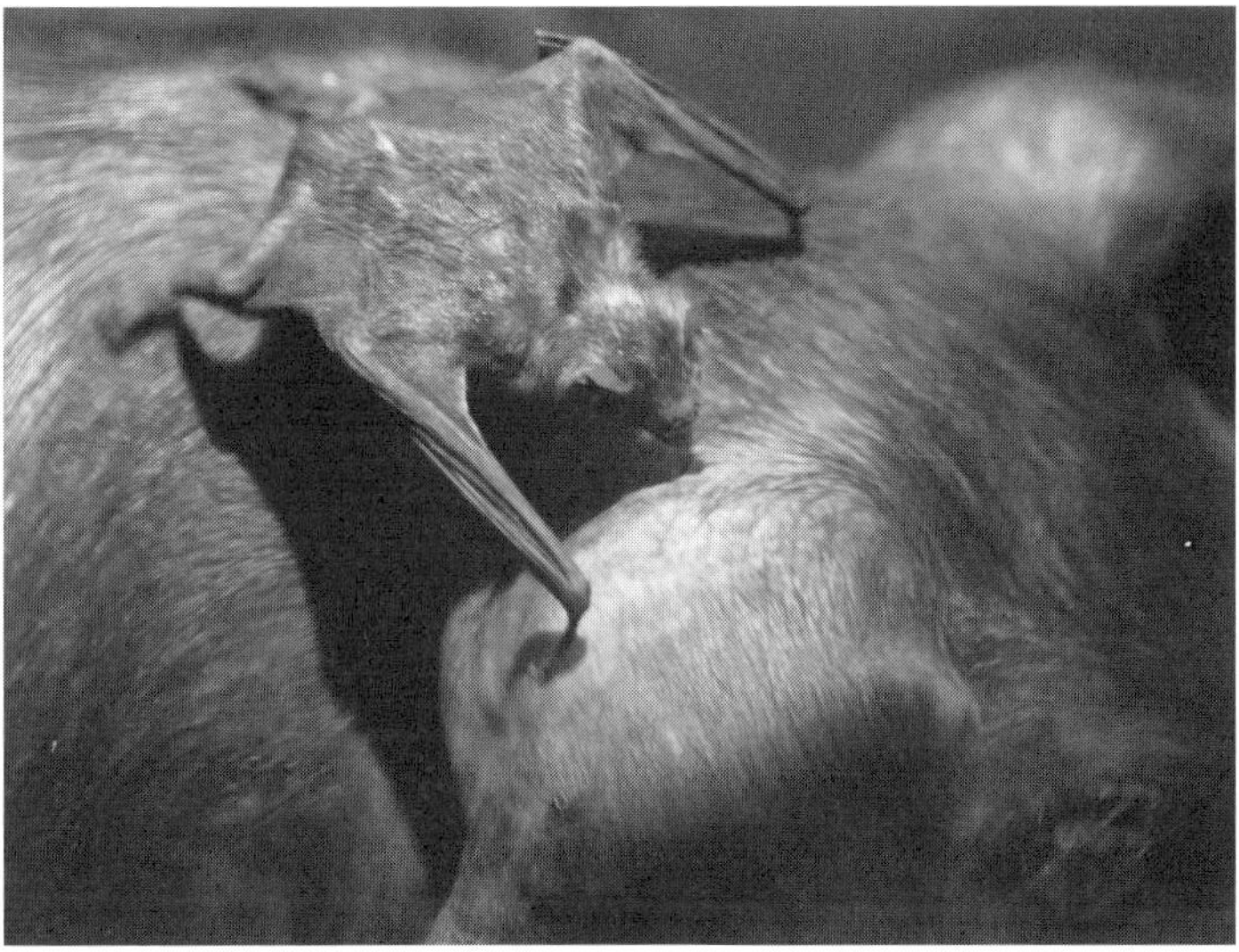

ウシに取り付くチスイコウモリ（剥製）

を襲うからというよりも（たまに襲うこともあるが）、麻痺型の狂犬病を感染させることと吸血の影響で、ウシに経済的損失を引き起こすからというものだった。

コウモリの起源は少なくとも五〇〇〇万年前に遡る。最古の哺乳類の一つであり、人類が登場するはるか昔から地球上に存在した。それはおそらく、すべての大陸の母パンゲアから約二億五〇〇〇万年前に分かれた二つの超大陸の一つ、ローラシア大陸（もう一つはゴンドワナ）から（大部分は）出現した。ローラシアはのちに分裂して北アメリカ、アジア、ヨーロッパになった。

全世界に約一一〇〇種のコウモリが生息しており、哺乳類全体の二〇から二五パーセントを占める。ラテンアメリカには二五〇種近いコウモリがいる。哺乳類全体の半分以上がコウモリだ。ラテンアメリカのコウモリの七〇パーセントほどは昆虫を食べ、中には一時間に最大五〇〇匹食べるものもいる。これはコウモリを保護する理由として十分だろう。だがコウモリは、花の咲く植物にとっても、花粉媒介と種子散布のために重要だ。野生でコウモリによる受粉と散布に頼る植物のリストには、バナナ、アボカドからナツメヤシ、イチジク、モモ、マンゴー、リュウゼツラン、ドリアンとあらゆるものが含まれる。ただし最後の奴は、私の著書の中では、いささか不名誉な扱いを受けているが。

一部の花粉媒介コウモリは「キーストーン」種とされることがある。もしいなくなると、それが生息する生態系が、絶滅の連鎖で崩壊するかもしれないというものだ。三種類、一〇〇〇匹に一匹未満がチスイコウモリだ。しかし、人間が初めて狂犬病のチスイコウモリに対応したとき、こうしたことを知らなかったし、知ろうともしなかった。動機は何であれ、その反応は古く根深い恐怖と怒りを反映し、洞窟へのダイナマイト、火、毒薬、ガスでの攻撃から毒入りバナナの仕掛けまで多岐にわたった。吸血動物にバナナ？　明らかに、それで死んだコウモリはすべてチスイコウモリではなかった。

一九七〇年代から八〇年代にかけて、より対象を絞った作戦が開始され、ウシへのワクチン接種や、ウシに抗凝固剤を塗ることが行なわれた。抗凝固剤を身体につけて帰ったコウモリは、毛繕いでそれを仲間に広げ、多数が駆除される。一九九〇年代以降は、新たなパターンが現れた。一部の農村地域では、ブタとウシが急速に姿を消すと（自由貿易の「要請」に応えて、多くの農家がなくなり畜産が統合されたため）、コウモリは新しい餌を求めて人間に目をつけた。別の事例では、人間が未開拓地域——アマゾンの鉱山キャンプのような——に進出し、普段餌にする野生動物がいなくなると、コウモリはやはり皮の柔らかいご馳走に目を向けた——人間に。

主にパスツールのような科学的人道主義者のおかげで、自然の中心にあるこの暗く制御不能な未開拓地は、多くの北米人やヨーロッパ人には無縁のものに思われている。このような地域（ロシア連邦を例外として）では、報告される狂犬病のほとんどすべてが野生動物（キツネ、スカンク、アライグマ、マングース、コウモリ）のもので、ネコ、イヌ、ウシのような家畜のものはごくわずかしかない。ヒト症例はアメリカとカナダではまれで、症例数の増加に関しては、どのように感染したのかわからないか、曝露経路が異常であったかのどちらかだ。

ほとんどの年は、カナダ、アメリカ、ヨーロッパでは一人も狂犬病にかからない。アメリカでは、二〇〇四年は例外的な年だった。感染したドナーからの臓器移植を受けて四人が死亡したのだ。さらに二人がアメリカ国外で狂犬に噛まれ、一人がコウモリから感染したが、事前にワクチン接種を受けていなかったのに生き延びた（きわめて異例、おそらく奇跡的なことだ）。死ぬときは、たいてい曝露から数週間から数カ月のあいだで、それは本当に悲惨な死に方だ。カナダでは、二〇〇〇年から二〇一二年のあいだにヒトの狂犬病は四例しかない。二例は国外での曝露によるもの、二例は国内のコウモリからだ。アメリカでは年に一から三例あり、ほとんどはコウモリへの曝露によるものだが、アライグマ、イヌによるもの、そしてごくまれに臓器移植によるものがある。ウイルスの出所や曝露経路にかかわらず、病気は恐水症状、痙攣、よだれ、窒息、死という結末に至る。

WHOが「二〇三〇年までにヒトの狂犬病死者ゼロ」を目指す「狂犬病根絶連合」プログラムを主導している理由が理解できるだろう。アルバータ州で一九五〇年代に政府が全面戦争を開始し、約五万のアカギツネ、三万五〇〇〇のコヨーテ、四二〇〇のオオカミ、七五〇〇のオオヤマネコ、一八五〇のクマ、五〇〇のスカンク、一六四のクーガーの死体を残した理由さえ私にはほぼ理解できる。これが厳密に科学的な行為でなかったとしても、その冷徹さに表われた覚悟は、尊敬に値すると私は思う。

狂犬病の中心地・オンタリオ州

一九八〇年代後半、オンタリオ州は世界の狂犬病を対象にした最大級の公衆衛生プログラムを開始した。医師や公衆衛生従事者の多くは、この情報を聞いて驚くだろう。というのは、彼らは公衆衛生とは医療を届けることだという間違った認識を持っているからだ。この想定が正しいことはごくまれだ。一九八〇年代に、私が獣医師としてオンタリオ州で働き始めたとき、州内で年間一五〇〇から三〇〇〇件の狂犬病の症例があった。これは西半球の自治体の報告率では最高の部類だ。急いでつけ加えておくが、中国の状況とは違い、これはヒト以外の動物の症例だ。

オンタリオに来てすぐ、私は「食欲がない」雌牛を検査するために、とある酪農場を訪れた。それは見かけは正常な白黒のホルスタインだった。雌牛はとにかく食べようとせず、尻が少しぐらぐらしていた。世界中たいていどこでも、何かの外傷か消化不良か、あるいは毒素が原因だと思うだろう。そのとき私が自分に言い聞かせていたのは、ここは世界のどこことも違うということだ。そこは一九八〇年代のオンタリオ州だった。動物の行動がおかしければ、狂犬病を疑え。それこそまさに雌牛がかかっていた病気だった。一九八六年八月、ある女性が四匹のかわいい子犬を、カナダのとある街のアニマルシェルターに届けたことも、この狂犬病という背景の中にあった。女性がシェルターの職員に話さなかったのは、住んでいた農場で子犬たちが母犬と一緒に、キツネと接触していたことだった。そして、五日前に獣医から言われた、すべてのイヌは殺処分するか隔離すべきであるということも、話していなかった。

狂犬病の子犬が老人ホームへ贈られる

シェルターにやってきた日、二匹の子犬が動物介在プログラムの一環として、老人ホームに送られた。その後の二四時間で、四匹すべてが引き取られた。

一週間のうちに、子犬の一匹が下痢と嘔吐を起こして死んだ。もう一匹も病死した。どちらの子犬にもひどく興奮して狂ったように噛みつく症状はなかったが、共に狂犬病にかかっていたことが判明した。全部で一三九人がPEPを受けなければならなかった。この、起こったこと(一匹の動物への曝露)と曝露後ワクチン接種の数との不釣り合いは結構よくあることだ。一九九四年にニューハンプシャーで起きた狂犬病の子猫への曝露では、六六五人がPEPを要した。一九九六年にニューヨーク州の農産物品評会で、ヤギが狂犬病を発症したときには、四〇〇人が治療を受けた。

老人ホームでもシェルターでも、実際に狂犬病にかかった人はいなかった。運がよかったからか、処理がうまかったからか、PEPのおかげかははっきりとはわからない。この一件のあいだ、母犬はずっと元気だった。地元の医師の一人は、先に私が漏らした不安に乗じて、だから老人ホームに動物を入れるべきでないんだと断定口調で言った。しかしそれは単純すぎる病気の見方で、保健をまったく無視している。読み取るべき教訓は、すべての関係には利益とリスクがあり、知識によってリスクを減らすことができるが、なくすことはできないということだ。カナダ保健省のアンドレア・エリスと私は小冊子 *Good for Your Animals, Good for You*(動物にとっていいことは、あなたにもいいこと)を作成した。これは、学校や老人ホームで動物を利用したい人のためのルールを明示したものだ。狂犬病に関するルールは単純だ。人なつっこい野生動物は、罹患していないことが証明されるまで病気だと推定すること。出自のわからない動物は、人間と接触させる前に適切な予防接種を行ない、数週間観察する(もちろん、動物のほうを)こと。

野生キツネへのワクチン接種プログラムの成功

しかし病気のリスク軽減は、究極的には単に個人の行為ではない。それは社会計画の機能でもあるのだ。われわれを取り巻く集団から狂犬病の総数を減らすことができれば、人間がそれに接触する確率も、その行動に関わりなく、やはり減らすことができる。それができれば、私たちは誰かが噛まれるたびに、狂犬病の地獄に堕ちることを恐れる必要はなくなる。

一九八〇年代のオンタリオ州の症例は、ほとんどが野生動物のものだったが、公衆衛生当局者と医師は、毎年一万五〇〇〇から二万五〇〇〇件の動物とヒトの遭遇を調査しなければならなかった。単純に疑いのレベルがまだ高かったからだ。狂犬病は動物のあいだで蔓延していたので、咬傷はすべて致命的な感染につながる可能性があった。先見の明のある一部の生物学者は、問題はその根元で対処すべきだと判断している。そうした野生動物の症例のほとんどは、ウイルスがキツネのあいだをどう循環しているかにまで遡ることができると、彼らは気づいた。科学者がキツネ狂犬病を抑制できれば、全状況を管理することができる。動物を殺すと、もっと大きな流行が起こりかねないことは理解していた。新たに若い（そして時に狂犬病にかかった）キツネが周辺地域から空いた縄張りに入り込み、互いに戦うからだ。

ワクチン接種プログラムは、ヨーロッパで以前キツネにワクチン接種をした経験、オンタリオ州におけるキツネの行動の的確な野外観察のくり返し、きわめて巧みな数理モデル、ねばり強い野生生物学者の努力に基づいていた。彼らは、七〇パーセントのキツネにワクチン接種すれば、エピデミックを抑制できると計算した。ワクチンは餌に混ぜて空から、あるいは人の手で撒かれた。餌には「食べるな」というラベルがつけられていた。これは、人間はこのような警告を読んで守る可能性がキツネより高いという、時に疑わしい想定に基づいていた。この自然を制御する試みは、(そう言ってよければ) すばらしくうまくいった。二〇〇〇年代に入るころには、症例数は年に一〇〇未満まで低下した。

現在北米では、注意は狂犬病アライグマとコウモリに向いている。アライグマは東海岸一帯に拡大し、対岸にある医療制度が整った土地、カナダのナイアガラフォールズをうかがっている。またコウモリは、目下の人間への感染源だからだ (増加中の「不明」な曝露は、コウモリもしくはエアロゾル化したコウモリの排泄物が原因かもしれないし、そうでないかもしれない)。それでも、世界的にはイヌに関連する狂犬病がヒト症例全体の九〇パーセントを占め、一方で、狂犬病がなくてもイヌはコウモリよりもはるかに多くの人間を殺している。

実験と思考によって恐怖から抜け出せる

この世界的状況については、効果的な対処法がある。たとえばイヌ個体数抑制プログラムとワクチンは、全世界で狂犬病をかなり早く制圧することができた。ルイ・パスツールとその知的後裔たちは、至極当然ながらこう言うだろう。われわれは、実験と思考によって恐怖から抜け出すことができると。パスツールは市民に対して、科学実験室という聖なる神殿を崇拝することを促した。そうすることで、人類は病気を克服するだけでなく、狂信と野蛮に背を向けて、富と幸福と自然との調和を見いだすようになると確信していたのだ。

パスツールの崇高な理想を考えると、そのもっとも世に知られた患者の最期は、二重に悲劇的だった。一九四〇年、パスツールがワクチンで命を救ったヨーゼフ・マイスターは、パリにあるパスツール研究所の門衛を務めていた。侵略してきたドイツ軍――ソ連と同様、イデオロギー主導の、建前としては冷静な科学を追求していた――は、パスツールの地下墓所を開けるように命令した。墓所を開いて命の恩人の墓を野蛮人に冒瀆されるより、マイスターは自ら命を絶つことを選んだ。

パスツールはその時代最高の科学者だった。彼は世界を自分の実験室に持ち込み、それから結果を世界に戻した。秘密主義的な企業や政府の実験室で研究を行なって、自分のために金儲けをしようとか、面子を立てようとか、名を上げようとしたことはなかった。パスツールは開かれた場所で研究し、したがって批判に対しても開かれていた。パスツールが創設した研究所のネットワークは、一八九一年にサイゴン（現ホーチミン市）に設立された二番目のパスツール研究所に始まり、世界中に広がっている。

だが、全人類が実験室で研究をしているわけではない。多くは言語、金、わかりにくい専門用語と排他性という科学界の文化によって締め出されているのだ。ワクチンは、分配・使用されなければ、役に立たない。WHOの報告によれば「狂犬病曝露の治療は、狂犬病の曝露後予防（PEP）の費用がアフリカでは四〇米ドル、アジアでは四九米ドルかかるため、一人あたりの平均日収が一ドルから二ドルの患者家族にとって途方もなく重い負担になる」。

二〇〇八年、妻のキャシーと私は東アフリカのマラウィにいた。国境なき獣医師団カナダが後援する狂犬病抑制に関する講習会開催の手伝いをするためだった。私たちが到着した日、新聞に、地元の大学のキャンパスで五人が狂犬病のハイエナに襲われたという記事が載っていた。二人は殺され、その場で食われた。一人は翌日病院で死亡した。講習会が始まるころ、一人はまだ入院していた。彼の顔は一部食いちぎられており、医師は臀部の組織を顔に移植した。狂犬病の重大性について、講習会参加者の意識が高まっていたのもうなずける。

初日の途中で、参加者は小グループに分かれて、狂犬病に関する個人的な話をすることを求められた。先日のハイエナの襲撃がみんなの頭にあった。ある参加者は、ひどく食いちぎられた人を自分の子どもたちが発見したと言った。もう一つのグループでは、野生動物管理官がズボンを下ろして、狂犬病のハイエナに襲われたときの傷を見せていた。彼が警察官とハイエナ狩りに出かけたとき、一頭が襲いかかってきた。それはハイエナとしては異常な行動だった。二人は発砲したが、ハイエナは向かってきた。倒れてもまた起きあがり、突進してくる。撃たれて倒れても、また起きあがる。それはついに野生動物管理官の目の前で、三度《みたび》崩れ落ちた。彼が銃でつつくと、ハイエナは飛び起きて、苦しまぎれに太腿に噛みついた。弾が尽きていたので、二人は銃の台尻でハイエナを殴りつけ、口をこじ開けて管理官の脚からはずさなければならなかった。管理官は傷の手当てを受け狂犬病ワクチンを接種することができた。欧米では、被害者は通常狂犬病用抗生物質（免疫グロブリン）を与えられるが、これは世界的に不足しており、非常に高価で、マラウィの医療スタッフは持っていなかった。

狂犬病は防ぐことができる病気だということを強調したい。狂犬病抑制プログラムの世界的な成功は、さらには、ヒト疾患としては事実上、狂犬病をほぼ根絶することさえ可能なのだ。必要なのは、人間としての連帯感と、国際的な正義感のようなものだけだ。

13

ペットと感染症

なぜペットを家の中で飼うのか

本書では一貫して、ネコ、イヌ、その他ペットはあまり大きく扱っておらず、扱ってもおおむねその排泄物、出産時の羊水や胎盤、ノミとの関連でしかない。われわれを取り囲む微生物の世界について現在わかっていることを考えると、こうしたコンパニオンアニマルは、自然が送り込んだトロイの木馬ではないだろうか？　なぜそれを家の中に入れるのか？　本当になんでだろうと、農家出身の私の友人たちは言う。いろいろな寄生虫や細菌やウイルスを家に持ち込むじゃないか。まったくその通りだ。私の友人の中に、そういった動物はみんな納屋か屋外のどこかにいさせるべきだと、いつも言っている者たちがいる。確かにイヌはわらの中で安眠できるし、ネコは納屋でネズミを食べて生きられる。もし彼らが家の中で自堕落に暮らす必要があると思うなら、それは私たちの勘違いだ。それでも私は——親の代までは農家に住んでいたというのに

——家の中でネコを飼っている。いったいどういうことだ？

私が床の上でネコたちと取っ組み合いをして、ごろごろごろごろ転がり、しまいにはネコに思い切り噛まれたり勢いよく引っかかれたりしているとき、自分の内なる子どもと触れ合っているのだと言う人もいるかもしれない。私の作家仲間たちは、ジャンル融合みたいな私のネコの名付け方から、違う結論を引き出すかもしれない。ライオンみたいなゲイブ（小説家ガブリエル・ガルシア・マルケスにちなむ）、つややかで真っ黒なのがレニー（詩人でシンガーソングライターのレナード・コーエンにちなむ）。

研究者のジェームズ・サーペルは、イヌやネコは飼い主に愛情を表現するかもしれないが、言葉を使っては絶対に嘘をついたり非難したりできないと言った。ペットには人間関係の利点だけがあり、それを脅やかすものはほとんどないように思われる。しかし、優柔不断なネコのために寒い日にドアを開けておいたり、イヌに下着を噛み散らかされたりしたことのある人なら、人と動物の関係が、人と人との関係の多くがそうであるように、わずらわしく思うままにならないことを知っている。また私は、根性の曲がったイヌもたくさん見てきたので、この種のペット礼賛はみんな話半分に聞いておいたほうがいいことはわかっている。

ではなぜ、財政難の折、世界中で何百万という子どもたちが餓死し、環境保護運動はとにかく少しでも資金援助を必要としているときに、小さな獣を家の中で飼うために、私は金と労力を浪費するのだろうか？　ネコは代替セラピストなのか、それとも私はもしかして、受信できない衛星放送の代用品をもてあそんでいるだけなのだろうか？　自分は上流階級に属しているのだという誇大妄想を抱いているのだろうか？　ネコは私にとって、貧乏人のキャデラックなのだろうか？

ペットを飼うことは、現代にもヨーロッパ社会にも限らない、世界的な現象だ。一九七八年、一万二〇〇〇年前の墓所がイスラエル北部で発掘され、中には人間とイヌの骨があった。死者の手はイヌの肩にかかるように配置されていた。数世紀前のフィジー島先住民は、オオコウモリ、トカゲ、オウムをペットにしていた。サモア諸島人はハトとウナギを愛した。ハワイの女性は子犬に授乳することが知られていた。オーストラリアのアボリジニはディンゴを飼い、マレーシアのネグリト〔東南アジア一帯に住む少数民族〕のセマン族はブタとサルを飼い、北米のナバホ族は家にネコを住まわせた。古代エジプトの上流階級は、イヌ、ネコをはじめさまざまな動物を崇めていたと、私は聞いている。その一方で神官はタマネギも崇拝していたので、エジプトを高尚なものと見る主張にわれわれはいささか懐疑的なのかもしれない。

ペットの文化がなかった中国とヨーロッパ

一八世紀の清王朝では、皇帝のペキニーズが人間の乳母から授乳され、宦官の一団に付き従われていたが、それを除けば中国においてペットの飼育は——近年、都市とショッピングモールを基盤とする経済が急成長するまでは——しっかりと根づかなかったようだ。ペット文化はヨーロッパでも比較的新しい。一六、一七、一八世紀、ヨーロッパ人が宗教的熱狂をもって情け容赦なく殺し合っていたころ、彼らが他の動物種にほとんど感情移入せず、新世界の先住民たちがアライグマ、サル、ペッカリー、バク、オオカミ、クマなどさまざまな動物と一緒に住んでいるのを見て嘲笑したのも驚くことではない。

人間がコンパニオンアニマルを飼うのは、それが役に立ちそうだからだが、何が役に立ちそうかの根拠は一筋縄ではいかないこともある。スマトラ島のイスラム教徒の部族民は、今もブタ狩り用にイヌを飼い、大切にしている。いずれも不浄の動物だ。イヌはブタが食べられて満足だし、人間は良心の呵責なく宗教的タブーを曲げることができて満足だ。盲導犬や聴導犬、足の不自由な人のためのウマがいる。あるいは動物は、仕事場で善悪の最終的な判定が経済に委ねられる社会において、子育てや介護に携わる行動を満足させる手段として飼われるのかもしれない。この点で、ペットを飼うことは、功利主義的な社会的価値に対する反抗なのだろう。

ペットの人間への治療効果

ペット療法の効果はよく話題にされ、研究されてもきた。もっとも広く引用されるペットの有益な効果の科学的研究は、エリカ・フリードマンらが一九八〇年に報告した、ペットを飼っている人は、冠状動脈疾患集中治療病棟から退院して一年後の生存率が、ペットを飼っていない患者よりも高いというものだ。他の研究ではペットが血圧を下げる、やる気を高める、社会関係を促進する効果が明らかに見られた。とはいえ、もっとも影響力があり、くり返し語られるペットの身体的、感情的利益の物語はまさしくそれ、物語だ。科学的観点から、それらは二〇世紀最大の医学的発見に裏付けを与えている。プラセボ効果、人間の自己治癒力だ。ペットがこの過程を促進するという事実は軽視すべきではなく、ペットセラピーを活用する十分な理由になるだろう。

一九九〇年代、疫学者のパーミンダー・レイナが率いるわれわれの研究グループは、ペットと、六五歳を超える人々の健康と医療費との関係を調査した。良好な人的社会的支援ネットワークを持つ人には、ペットの効果はごく小さいことをレイナは明らかにした。社会的支援を欠いているグループ（高齢者の中に拡大している集団だ）では、ペットは危機の際に重要な緩衝装置となった。人的支援が少ない人ほど、ペットの精神的・肉体的健康改善効果は高かった。したがって、ペットは単なる治療にとどまらないが、手放しでほめられるものでもない。ある集団の人々——本当は動物が嫌いな人や、貧しかったり働きすぎの人——には、ペットは実際には健康ややる気を削ぐことがある。

今世紀初め、私は病院訪問プログラムに使われる動物を調査する研究チームに所属していた。それはもしかして、人獣共通感染症の病原体を病院に持ち込んでいるのではないか？　ことによると患者から患者へと病原体を運び、あるいは病院から地域社会に持ち出すのではないか？　北米のほとんどの病院には何らかのペット訪問プログラムがあるが、こうしたプログラムが引き起こすかもしれない疾患のリスクに対処する感染防止法は、ほとんど実施されていない。医療施設を訪れたイヌは、他の動物介在介入（アニマルセラピー）に関わったイヌよりも、治療の難しいメチシリン耐性黄色ブドウ球菌（ＭＩＲＳＡ）や、時に致死的となるクロストリジウム・ディフィシルに感染しやすいことが、私たちの調査でわかった。さらに、患者をなめたり訪問中におやつをもらったりしたイヌは、そうでないイヌよりもＭＩＲＳＡやＣ・ディフィシルに感染する傾向が強かった。ということは、そのイヌは危険な細菌を病院で獲得して、地域社会に持ち込むことになる。このような研究や、関連するいくつかの研究をもとに、主任研究員のサンディ・ルフェーブルは、他の研究者と共同で、医療機関における動物介在介入のガイドラインを作成した。

ペットからヒトへうつる病気

子どものころ、私は夏のあいだ農家のいとこのところへ行って、ニワトリをおどかして遊んだり、一番上のいとこに雌牛の乳首から自分の口の中に直接乳を搾ってもらったりしていた。ある夏、自宅に帰ると、腕に赤く盛り上がった丸い痕があることに気づいた。医者は田虫だと言った。正確には虫ではなく、皮膚と毛嚢への真菌の感染で、多くの動物に普通に見られるものだ。獣医師になってから私は、ウシのそれを質のいいたわし、日光、フッ素配合の歯磨きを使って治療した。それらは私の道具箱にあるもっと「高度な」ものと同じくらいよく効いたように思う。

皮膚真菌感染症は、私たちが動物から感染しうる中で、もっとも良性のものだ。これら人獣共通感染症は、たいてい他の動物から人間にうつるが、いくつかは人間から他の動物へと感染し、中には双方向に移動するものもある。北米に一億匹以上いるイヌとネコは、少なくとも三〇の疾患で私たちを「脅かす」。一見無害そうな鳥も、空気中に歌だけでなく腸内細菌とオウム病を漂わせることがある。ペットのカメはサルモネラを拡散することで悪名高いが、正直なところ私が若いころに飼っていたカメのニキータ（ソ連の指導者フルシチョフにちなんで名付けた）は、プラスチックの容器から脱走してテーブルの上から大胆にも飛び降りようという執念以外に、何も困ったところはなかった。ニキータは実際にこれをやってのけ、飼い慣らそうという私のもくろみからまんまと逃げおおせた。

いいニュースがある。先進工業国では、咬傷とアレルギーを除けば、ペットが人間の病気の犯人であることはめったにない。ペットと人間は何千時間も濃厚接触しているが、われわれに重大な病気がうつることはさらにまれだ。もっとも普通の人獣共通感染症は、一般的な「インフルエンザ様」疾患（一過性の発熱、頭痛、筋肉痛）、皮膚病、胃の不調、咬傷、掻き傷として人間に表われる。狂犬病のように、命取りのものも二、三ある。いくつかは一時的な不調では済まない。

"Could Schizophrenia Be a Viral Zoonosis Transmitted from House Cats?"（統合失調症はイエネコから伝染するウイルス性人獣共通感染症なのか？）は、二人の権威ある科学者によって『スキゾフレニア・ブレティン（統合失調症報告）』誌に一九九五年に発表された記事のタイトルだ。この発想を支える理論は未完成だったが、この仮説は興味深いものであり、わずかとはいえ、少なくともありえそうなことだった。私は冗談で（自宅で酒を飲んだとき、外でおおっぴらに言えば石を投げられるような言葉遣いをすることで私は知られている）、うちのネコが私を狂わせると言うことがあるが、ネコと重大な精神疾患を結びつけるのは、こじつけのように思えた。

先の意見は再考の余地があり、恐ろしくあいまいかもしれないが、『英国王立協会紀要』で二〇〇五年に報告された研究は、より具体的な問いを発していた。寄生虫、特にネコに関係する小さな寄生虫トキソプラズマ（*Toxoplasma gondii*）は、ヒト精神疾患の病原体となりうるか？　答えは衝撃的なものだった。J・

P・ウェブスターと英国および米国の研究者チームは、この寄生虫に感染したネズミが、自殺するようにネコに引き寄せられるようになったことを報告した。さらに、統合失調症の治療に使われる（他の疾患にも使われるが）二種類の抗精神病薬も、感染自体を治療する薬も、共にこのネズミの行動を変える作用を持つことを研究者は明らかにしたのだ。

ネコとゴキブリによるトキソプラズマ寄生虫感染

多くの寄生虫は、固有宿主と中間宿主を持つ。寄生虫は固有宿主の中で有性生殖し、中間宿主ではである程度の成長はするが有性生殖はしない。トキソプラズマはネコ科の動物を固有宿主とする。その体内で、腸壁の粘液に優しくくるまれて、寄生虫は交尾をし、子ども（芽胞）を産む。それは広い世界に出ていき、齧歯類、ブタ、ヒツジ、人間、その他たまたま食べた動物をすみかにする。そして常にネコ科動物に戻って、有性生殖をする。

子猫では、初めてトキソプラズマに曝露されたとき、たいてい感染したネズミを食べたときだが、一時的な下痢を起こす。これは二、三週間しか続かず、ネコが他に病気をうつせるのはこのときだけのようだ。だからたまに、感染症を拾わないようにネコに自由に狩りをさせてはいけないという忠告を耳にするのだ。私は、子猫から一過性の下痢をうつされることより、農村地域で多くのネコが地上営巣性鳥類に及ぼしている重大な悪影響のほうが、かなり気になる。しかし、ことはこれだけで終わらない。

子猫の尻から広い世界へと出た小さな寄生虫の芽胞は、数日から数週間のうちに（温度と湿度による）、人間を含めたすべての温血動物に感染できる段階へと成長する。ゴキブリは、ネコの糞を食べたあと、腸内に芽胞を数週間保持することができる。もしゴキブリが病気になるなら、いい気味だと思う人もいるかもしれない。しかしゴキブリは、微生物界の馬車馬のように（実際そうなのだが）、芽胞をあちこちに運ぶだけだ。

ネコ以外の動物の体内に入ってしまうと、寄生虫は消化酵素の力も少々借りて、芽胞から抜け出し、三日月形に変身して、マクロファージという白血球を探す。マクロファージは侵入者を食べるとされているが、トキソプラズマは細胞を突き抜けて、細胞という車の後部座席でごろごろし、無性生殖をしながら全身に広がり、やがてさまざまな組織の中で芽胞を作る。そこでトキソプラズマはネコ科の動物に食べられるのを待つ。いや、ただ待っているだけではない。多くの種で、トキソプラズマへの感染は流産、死産、新生仔の死亡を生じる。ネズミやネコは死んだ胎児を食べて再感染することもある。ネズミに寄生すると、トキソプラズマはネズミの行動を変える。ウェブスターらが記録したネズミ－ネコの関係は、寄生虫、その中間宿主、そして固有宿主の洗練された共進化のようだ。ヒトがネコに引き寄せられるのが、トキソプラズマが脳に感染した結果であることの証拠を私は知らないが、世界は驚くほど奇妙な場所であり、私はこの手の現象を軽視しようとは思わない。

この寄生虫のさまざまな形態は、ブンチョウ（一九〇〇年）、グンディ、ウサギ（一九〇八年）、その他多くの種にいるものが記載されたが、その後研究者は、自分たちが顕微鏡で見ている寄生虫は全部同じトキソプラズマであることに気づいた。一九七〇年代になってようやく、科学者はトキソプラズマの会合所、乱痴気騒ぎのための隠れ家を見つけだした。ネコだ。トキソプラズマは現在、アピコンプレックス門に分類されている。ここには渦鞭毛藻類、荒廃したサンゴ礁に大量発生し、重い食中毒を起こすことがある、植物でも動物でもない小さな生物も含まれるが、これはまた別の話だ。

トキソプラズマはその内部にプラスチド（色素体）という細胞小器官を持つ。これは、あの植物細胞のバイテクナノマシン、葉緑体に似ている。葉緑体は、細胞が日光を使ってバイオエネルギーを生みだせるようにしているが、おそらく太古に自由生活を送る祖先がやってきて居ついたものに由来している。同じような形で、今日のトキソプラズマも、あらゆる種類の温血脊椎動物に入り込んで、一生居ついている。トキソプラズマ属自体の起源は一〇〇〇万年ほど前に遡り、人類より少し古い生まれだ。現在、三つの遺伝系統（クローン）があるらしく、一万年前の二つの親まで追跡することができる。その数は、海岸の砂粒より多いと言えるかもしれない。ユダヤ教の神ヤハウェがアブラハムに約束した子孫繁栄を、最初のトキソプラズマは一〇倍規模で約束されたに違いない。だからわれわれヒト――私たち自身が繁栄した微生物の群集だ――はすでに寄生された寄生生物に寄生されているのだ。もっと肯定的な解釈をすれば、相互依存と協力を認識したとき、われわれは生物としてよりよく機能できることを知ったのだ。

トキソプラズマ症と妊婦

人間の体内で（他の動物でもそうだが）寄生虫は腸を通って血流に混ざり、筋肉、眼、脳のおいしい組織に向かう。その一形態では、トキソプラズマは丸い尻と円錐形の鼻先（コノイド）を持ち、回転し、傾き、伸び縮みする。リンパ液や血液に入ると、それは流れ、のたうち、回転しながら動き回り、鼻先を使って宿主細胞を探し、そこに入り込む。この寄生生物は大挙して移住してくる。感染した人間のほとんどは、そのことに気づきもしない。症状が出た人のほとんどは、単核症の症状（頭痛、疲労、微熱、リンパ節の腫れ）と間違えたのかもしれない。眼の感染症（脈絡網膜炎）を起こす人もおり、これにより見え方がおかしくなることがある。

昔から医師は、妊婦のトキソプラズマ症をもっとも心配していた。本人はインフルエンザ様症候群になるだけだ。苦しむのは赤ん坊だ。妊娠中に感染した女性の約半数は、子どもを失う（新生児死亡または流産で）か、生まれた子どもが先天的に感染している。子どもが、眼の感染症から肺炎、黄疸、熱、発疹、生涯介護を必要とする重い神経疾患まで、さまざまな病気を持って生まれてくることもある。

女性が妊娠前に感染すると、寄生虫は軽い症状を引き起こすかもしれないが、母体の抗体のはたらきで血流に入れない。この場合、胎児は感染しない。言い換えれば、すでに感染している女性の赤ん坊は、血中の抗体に守られて安全だということだ。以前に感染した形跡のない女性の子どもが危険なのだ。寄生虫は直接胎児に感染することもある。

一九八〇年代になってようやく、一部の専門家が、すべての子どもに感染させることを提唱した。ちょっとインフルエンザのような症状が出るかもしれないが、回復するだろう。そして女性は妊娠中の感染を心配しなくてよくなる。それ以外の手段は金がかかり、公費負担保健プログラムはほとんどが推進の姿勢を見せていない。フランスなどの国では、すべての妊婦を検査して、抗体を持たない人には、清潔を特に心がけ、どんな病気も報告するように警告している。そうすることで、新たに感染が発生してもすぐ治療することができる。また、これを希望者にだけやっている国もある。検査を全員に行なうのは費用がかかり、常に擬陽性の危険性があって、将来の母親の警戒心をゆるめることになりかねない。

子どもに感染させようという勧告は、エイズ、臓器移植、がんの免疫抑制療法が登場するまでは、大変結構なものだった。一九九〇年代に突然、最大四〇パーセントのエイズ患者が、トキソプラズマが引き起こす脳炎にかかっていることを医師が報告した。何が起きているのか？　これらは新しい感染症なのか？　免疫不全の人はネコを避けるべきなのか？

エイズ患者は、妊婦やがん治療中の人と同様にネコを避ける必要はないが、臓器移植を行なう医師は、臓器に隠れた寄生虫を見逃さないように念には念を入れるべきだということが判明した。エイズ患者に現れた重篤な脳の感染症は、ほとんどすべて、古い感染の再発だった。世界中ほぼどの国でも、人口の三分の一から半分は、成人になるまでにトキソプラズマに感染している。小さな芽胞は組織の中で、何も手出しをせず、血流の中を巡っている抗体を避けて、静かに待っているが、決して死んでいるわけではない。警備がゆるめば、たちまち寄生虫は表に出て浮かれ騒ぐ。

人間が数日間放置された子猫のうんちをうっかり口にしてしまうと感染するが、新鮮な糞便を食べても感染しないというのは本当だ。トキソプラズマの接合子嚢《オーシスト》は、次の大冒険の準備を整えるのに、最低二、三日必要なのだ。数日経ってやっと人間が感染するようになる。そのため、一九八〇年代には遊び場や砂場の汚染が非常に心配された。子猫がそこをトイレに使っているからだ。私が自宅の裏庭の砂場に、蝶番《ちょうつがい》付きの木の蓋を作ったのも、ちょうどそのころだ。だが、問題は都会の遊び場や砂場と飼い猫にとどまらず拡散している。どのみち今どき誰が砂場で遊ぶだろう？　子どもたちはみんなスマートフォンを持っている。砂場は、まあ、ネコのためのものだ。

ネコのトイレとしての穀物庫

田舎のネコは、ネズミを殺すのはいいとして、鳥を殺すのは困りものだが、それだけでなく穀物貯蔵庫をトイレ代わりに使う。しかしそれも責められまい。穀物は猫砂としてとても快適だ。北米人の最大で半数が、ある時点でさまざまな感染源から感染していると考えられている。われわれの多くは、農家のネコがトイレ代わりにした穀物を食べた家畜の肉を、生焼けで食べたときに感染するらしい。ブタは感染率が低いが、私たちは豚肉を大量に食べるので、重要な曝露源になっているようだ。

カナダとアメリカではあまり羊肉を食べないが、ヒツジは自然の状態で育てられる。それはヒツジにとって幸福なだけでなく、ネズミ、ネコ、寄生虫も幸福だ。私が一九八〇年代末にオンタリオ州の牧羊農家を調査したところ、ほとんどすべてのヒツジが感染していることが判明した。感染が群れの中にどれだけ広がるかを決定する因子の中に、流水へのアクセスと、毎年農場で生まれる子猫の数があった。子猫の数が多いほど、感染も多い。調査した当時、流水とどう関係があるのか、私にはよくわからなかった。一度だけ、パナマのジャングルで小川の水を飲んだアメリカ兵のあいだで、トキソプラズマ症の水系伝染のアウトブレイクが報告されている。彼らは熱、悪寒、リンパ節の腫脹の症状で倒れた。

そして一九九五年が来た。アンドリュー・バーネット医師はカナダ、ブリティッシュコロンビア州ビクトリアの眼科医だった。その年の一月、バーネットは、片目に飛蚊症《ひぶんしょう》で視野のかすみを訴える四九歳の男性を診ていた。網膜の急性感染症以外、その患者は健康に見えた。この臨床疾患はブリティッシュコロンビアではめったに診断されないが、バーネットはトキソプラズマ症を疑い、ブリティッシュコロンビア疾病管理センター研究所のラジ・ギルが確認した。それからの数カ月、バーネットと同僚の眼科医、スタン・ショートは、同じ診断が下った症例をさらに七例見た。州内のトキソプラズマの血清試験を一手に引き受けていたギルは、陽性結果の急増を研究所の医療微生物学者、ジュディ・アイザック＝レントンに報告した。

北米でのトキソプラズマ・アウトブレイク

彼らが見ていたもの、そして見ていることに当時彼らが気づかなかったものは、報告されたものとしてはこの疾患の史上もっとも大きなアウトブレイクだった。よくあるさまざまな教科書的症状を示す急性疾患になった患者は一〇〇人ほどにとどまるが、感染者数は二八九四人から七七一八人のあいだのどこかだと、研究者は示唆している。

どの疾患でも、医者へ行き、診断を受け、公的な報告書に載るのは感染者のごく一部だ。この過少報告は、疾患により、また国によって幅がある。科学技術最先進国でさえ、報告と実際の比率は一対二から一対数千に及ぶ。過少報告の程度は、多額の費用をかけて集中的に行なったアウトブレイクの追跡調査から、何人が最初に報告され、何人が集中的調査で明らかになったかを比較することで推定された。このような推定には大きな許容誤差ができる。たいてい管轄の違ういくつかの研究から導いたものだからだ――したがってブリティッシュコロンビアにおける流行規模の推定にも幅がある。アウトブレイクの規模がはっきりすると、医師は妊婦と新生児を対象に、すぐさま大規模なスクリーニングプログラムを開始した。

それ以外の可能性のある感染源をすべて除外してから、研究者は症例の地図を検討し、ほとんどの感染者が、ビクトリア市のハンプバック貯水池から給水されている地域に住んでいることに気づいた。もっと詳しく見ると、症例のクラスターが発生する前に、大雨が降って貯水池の水が濁っていることと、貯水池の水を多く飲んだ人ほど感染しやすいことがわかった。しかし研究者は、ビクトリアのアウトブレイクがどこから来たのか、確定的に示すことがどうしてもできなかった。彼らは、最後の症例が見つかってから三カ月は、水を疑ってもみなかったのだ。それでも、そのシナリオはデータをもっともうまく説明していた。

あらゆるネコをひもでつなげば解決する問題なのか

水源は、野生のクーガーかおびただしい数の野良猫によって汚染されたと、彼らは考えた。トキソプラズマは世界中どこでも、どんな種類のネコとでも関係を結ぶ。だから、ビクトリアに水を供給する貯水池にいる、野生化したイエネコとクーガーの両方からトキソプラズマが見つかったことは、意外なことではない。南半球で、ビクトリアのアウトブレイクに相当するものとして、二〇〇一年にブラジルの町サンタ・イザベル・ド・イバイイで数万人がトキソプラズマ症を発症した。この事例でもっとも可能性の高い説明はこうだ。町の貯水槽の近くで、ネコが三匹の子どもを出産した。子猫は貯水槽の屋根に棲みつき、夏の大雨で子猫の糞が流されて水道に入った。水を飲んだり、この水で作ったアイスクリームを食べたりした人が病気になった。

このようなエピデミックに対して唯一の正しい対応というものはない。去勢していないネコが自由に駆け回るのは自然であり、したがってよいことだと信じているネコの飼い主なら、クーガーがビクトリアの犯人だと思いたがるだろうし、貯水池をフェンスで囲うことを勧めるだろう。野良猫が破壊的で侵略的な種だと考える野生生物学者なら、自由に走り回るネコを罠にかけ、銃で撃つことを勧めるだろう。公衆衛生の専門家なら――そしてブラジルの事例とネコの行動を検討しているなら――恒久的な解決法はなさそうだが、飼い猫の厳重な規制と、貯水池および集水域の保全との組み合わせで、疾患の発生する確率は変わるかもしれないと考えても許されるだろう。

ある意味で、ペットから人間への疾患の直接感染を予防することは、単純で苦労もない。ペットにワクチンの接種や駆虫を行なう、野外でネコに狩りをさせない、飼い主に動物のうんちを持ち帰らせる法律を施行する、動物に触ったあとと食事の前に手を洗う、公共の場ではイヌをつなぐというようなことでいいのだ。

しかし、一見簡単な解決策のある単純な問題のように思われるものも、トレードオフを伴っている。私が以前訪れた牧羊農家では、二〇匹ほどのかわいい灰色のネコが歩き回り、ヒツジの背中の上で寝ていた。ネコは、ヒツジの餌にする穀物を食べるネズミを捕まえるためと、子羊が産まれたときに胎盤を食べるためにいるのだそうだ。ネコがいなければ、生物学的廃棄物の処理問題と、飼料を食べるネズミとに農家は悩まされることになる。これは、ネコを飼うのをやめろと言えば解決する問題ではない。

ヨーロッパでは、ネパールやインドのように、イヌはカフェやレストランの内外、パン屋とどこにでもいる(そしてイヌが持っている寄生虫も)。北米には(私自身を含めて)ネコを飼っている人が多い。半野生風の性格を持ち、イヌのように人間に過度の依存をしないからだ。だからネコをひもでつなぐのは、ネコを飼う目的を失わせ、人間には自然を飼い慣らす能力があるという非現実的なものの見方を醸成するかもしれない。これが政策担当者の手にかかると、生態学的に壊滅的な野生生物管理計画に生まれ変わるおそれがある。私自身もそうだが、不合理な行動を正当化するためならどんな苦労もいとわない人間もいる。

北米では、イヌやネコによる社会への最大の脅威は、おそらく咬傷だろう。噛まれることへの恐怖は、人間の心理に狂犬病が残した深い傷跡に根ざしているのだろうが、咬傷に伴うリスクは——少なくとも北米では——主に狂犬病に関するものではない。

イヌ咬傷

私がほんの若造で、まだ自分が死ぬことはないと思っていたころ、自分の身体を刺激して達成感を得るために、夕方たまにジョギングをした。そんなある日、やわらかな霧に包まれたバンクーバーの学校の校庭を走っていて、暗がりになった野球のダイヤモンドの中で年輩の紳士がイヌを散歩させているのを視野の端に捉えた。私に見えていなかったのは、イヌがリードでつながれていなかったことだ。そのイヌの歯が私のズボンを貫通するまでは。

イヌ咬傷の正確な統計を取ることは難しいが、ある研究では年間約四五〇万人のアメリカ人がイヌに噛まれ、そのうち三〇人から五〇人が死亡していると推定されている。カナダでは、ある報告によれば、一時間に四二人が噛まれていると示唆している。これは毎年数万人の勘定になる。一九八九年から二〇一七年のあいだに、カナダでは四三件のイヌ咬傷による死亡例があった。重い咬傷の大半は、一四歳未満の子どもが負っている。子どもは他の種との付き合い方をまだあまり学んでいないので、イヌ同士のけんかや、発情した雌イヌを追う雄イヌのあいだに巻き込まれたとき、八つ当たりの標的になるのかもしれないし、イヌから、群れの仲間（つまり飼い主一家）への脅威として捉えられるのかもしれない。

イヌが人を噛む事件のほとんどは、イヌの立場から見れば、理解ができる。イヌは、ヒトの群れに所属することで規定された行動規範に反応しているだけだ。自分より大きい者がボスだ。自分より小さいものは従わせる。自分の群れを守れ。自分の縄張りを守れ。自然な行動が思うように取れなければ、発散させろ。ほとんどのイヌにとって、これらは規則だ――違う行動を取るように訓練されていない限りは。そのようなわけで、私がジャワで狂犬病の流行を調査していたとき、少年がもっともよく噛まれやすいことがわかった。少年たちは、完全に優位にはなく、おそらくは競争相手という、きわめてあいまいな地位の集団の一員だった。一部の国の調査では、子どもは夕方近く、学校帰りでたぶん騒々しく、イヌが空腹で、昼寝の邪魔をされて気が立っている時間に噛まれていた。

教育思想論争に巻き込まれたくはないので、イヌの訓練と抑制について、私は特定の考え方を示すつもりはないが、北米人として私は、イヌをリードで従わせたり、必ず命令に反応するように訓練したりすることは、イヌとヒトが共に健康な生活を楽しむためには不可欠だと思う。それは子どもに社交マナーを教えるのと少し似ている。

カトマンズに住む友人の中には、間違いなく異議のある者がいるだろう。彼らのイヌには、地域警察として、夜のあいだ泥棒を追い払う役割を果たしているものもいる。地域警察犬を鎖でつないだら、何の役に立つだろう？　より重要な基本原則は、イヌとヒトの両者が理解すべき明確な相互関係のルールがあるということだ。イヌは混乱やいつものルールが乱されることにうまく反応できない。たとえば子どもたちが、けんかや交尾に夢中になったイヌを邪魔すれば、傷つけられることもある。ネパールのハイカーは、村に不用意に、あるいは暗くなってから近づいて、攻撃されている。

ネコが人間を攻撃するのはごくまれで、普通はそれほど重大な結果にはならない。しかし、トイレから出たばかりの爪でひっかき攻撃が決まるとリンパ節の腫れと発熱が起き（「ネコひっかき病」）、噛まれるとネコの口内細菌がたっぷり注ぎ込まれる。人は、イエネコにはイヌほどしつけに対して頓着しないが、ネコをどのように育て、社会に適応させるかは、ネコと他の生き物との関わりにきわめて重大な結果をもたらす。

イヌ、ネコによる寄生虫、回虫の感染

狂犬病以外で、コンパニオンアニマルから人間に咬傷で伝染する人獣共通感染症はごく少なく、またごくまれなので医学雑誌と教科書にまかせておけばいい。しかし、ノミ、マダニなど人を刺す節足動物や環境汚染を介して伝染する感染症は、よりありふれたものだ。環境汚染を通じてうつる疾患には、さまざまな寄生虫も含まれる。

回虫（イヌ回虫〈*Toxocara canis*〉とネコ回虫〈*Toxocara cati*〉）は子犬や子猫に普通に見られる。イヌ回虫はヒト疾患の原因としてもっとも一般的であり、もっとも重要だと考えられている。回虫は子犬の腸で有性生殖を行なう。子犬はこの寄生虫を母親から受け取る。母犬が妊娠中、組織の中にいる回虫の幼虫は集まって、胎盤の中に侵入したり母乳から出てきたりする。生まれた子犬をなめてきれいにすると、母犬に再感染することもある。

寄生虫にとっては、これは何万年にもわたって進化した、すばらしいシステムだ。メスの回虫は一日に一

〇万個を超える卵を産むことができる。子犬の腸に不調を引き起こす回虫がもつれ合った塊は、糞便一オンス（約二八グラム）あたりに三〇〇万個の卵を産出できる。卵は一〇℃から三〇℃でもっともよく成長し、二、三週間で感染力を持つが、雪や糞便の保護層の中で最大一年生存し、その後も成長できる。

このようにして、個々の感染は、処理を間違えると（糞の持ち帰りを義務づけなかったり、イヌに駆虫剤を与えなかったりすると）簡単に地域社会の問題となる。子どもは、味見によって周囲を探査するが、自然の小さな訪問者に自分自身を探査されることになるかもしれない。口から入ったイヌ回虫やネコ回虫の幼虫は、人体内をうろうろして、明らかに見知らぬ肉体、洞窟だらけの荒野に迷い、時に眼に出てくる。これを眼幼虫移行症という。北米、ヨーロッパ、日本の運動場の多く（八パーセントから六三パーセントのあいだのどこか）には、多くの裏庭と共に、卵がばらまかれていることがわかっている。庭の汚染率はイヌを飼っているかどうかに関係ない。イヌは歩き回り好きなところにうんちをするからだ。

北米では、そこそこイヌの規制があるので、科学者はこれを不潔な環境にいる子どもたちの病気だと考えがちだ。だが、これは世界中どこにでも通用するわけではない。一九八七年にフランスのミディ＝ピレネー地方で行なわれた調査で、数十人の成人に虚弱体質、発疹、呼吸困難、さまざまなアレルギー様反応があることがわかった。研究者は、この疾患は幼虫体内移行症に伴う「新疾患症候群」であり、患者はおそらく自分たちの猟犬から感染したのではないかと考えた。しかしさまざまな回虫の幼虫が、似たような問題を人間に引き起こす。世界の一部地域では、これはブタ回虫のこともある。

飼い犬や飼い猫だけが人獣共通の寄生虫を持っているわけではない。北米の都会の中心は、アライグマに最高のすみかと無料の餌を与えており、狂犬病は、このよちよち歩きの郊外居住者に関する懸念として一番に挙げられるが、それがリストに載っている唯一の病気ではない。アライグマに特有の病気の他に、アライグマ回虫（*Baylisascaris procyonis*）を持っているのだ。野生動物疾患の専門家は、アライグマの七〇から九〇パーセントがこの回虫に寄生されているのではないかと疑っている。

子どもたちは環境と交流するのに、味わったり、這い回った末に指を口に入れたりする。したがって彼らは、環境汚染によって伝染するあらゆる疾患を獲得するリスクが高い。アライグマが環境中にばらまいた感染力のある卵を、子どもが口にすると、道に迷った回虫の幼虫は時に脳に移行する。二〇〇五年のトロント発のある新聞記事は、重い脳の病変に苦しむ七歳半の子どもについて報じている。困り切った医師らは、その子を隔離して、成果のなかったＣＡＴスキャンを含め、ありとあらゆる検査を行なっていた。血液と体液のサンプルがパデュー大学獣医学研究所で検査され、やっと決定的な診断が下った。少年は助かったが、長期にわたる治療とリハビリテーションが続いている。

北米ではこの疾患により、わかっているだけで十数人が死亡しているが、医師はあまりこれを探ろうとせず、またすぐに実施できて信頼性の高い検査もないので、体内でアライグマ回虫の幼虫がうろついている人が何人いるかはわからない。

コンパニオンアニマルとの関係をどう考えるか

イヌやネコに下痢を起こすばい菌には、人間も病気にするものもいる。一九八四年にジョージア州の大学生を対象に行なったカンピロバクター感染（ひどい下痢を引き起こす）の調査では、鶏肉を食べることとネコを飼うことが主な危険因子であることがわかった。言うまでもないことのようだが（ところが言わないとわからないのだ、本当に）、下痢をしている動物は、小さな子どもと遊ばせたり、老人ホームを訪問させたりすべきではない。

ペットには、病気やけがを引き起こす小さなリスクがあるかもしれないが、だからといって怖がって動物を遠ざける必要はない。それはインフルエンザやエイズが怖いから人付き合いをやめるのと同じようなものだ。ほとんどの人にとって、イヌやネコと楽しく過ごすことの健康上の利益は、病気のリスクをはるかにしのぐ。リスクをかえりみず動物を愛すれば、リスクをかえりみず地球や他の人々を無謀に愛するように、当然の結果がついてくる。これらの疾患が教えてくれるのは、私たちは互いに、本当の意味での「思いやり」が必要だということだ。それには、コンパニオンアニマルが果たす複雑な生態学的、社会的な役割への理解を深め、その利益を評価すると同時に、リスクを注意深く管理することが欠かせない。

若いモルモットの死を、当時九歳だった息子のマシューと嘆いたあとで、なぜ死んだのか調べるため一緒に検死を行なったのを、私は思い起こしている。死因を肺炎だと突き止めると、私たちは亡骸を小さな墓に埋め、この知識を以後の世話に役立てることにした。生と死、身体と魂、食と犠牲、個と集団、捕食者と獲物の緊張関係は、生態学を基礎にした倫理の根本だ。コンパニオンアニマルは健康と病気のあいだにある固有の矛盾の縮図を、私たちの前にあらわにする。彼らは、私たちを病気にするかもしれない寄生虫と微生物を持つが、同時に私たちの血圧を下げ、幸福な気分にしてくれる。

アフリカに始まる長い進化の旅路を、人類と連れ立ってきたこのような動物たちの多くが、私たちが自然の数ある声の一つにすぎないこと、あらゆる社会的行動は、病気を引き起こしかねない生態学的行動でもあることを気づかせてくれるなら、それは大きな貢献となるだろう。私たちは、結局は、ユキヒョウ、クァッガ、オーロックス、シロアシネズミ、セミ、ウシ、蚊、プードル、ポットベリーピッグからカロライナインコまで、さまざまな種からなる輝かしくも雑多な合唱隊の一部として記憶されるのかもしれない。この小さく青白い光球の中で、天空の広大な闇にオーロラのようにゆらめくわれわれの歌を歌う合唱隊の。

14 Q熱

経路不明の「謎」の疾患

ポーカープレイヤーたちの子猫からの感染

週に三、四回、八人の男性と四人の女性が二、三時間、小さな部屋に集まって、ポーカーをし、ビールを飲み、おしゃべりをする。社会的健康の観点からは、このグループは模範的と言えただろう。メンバーに男女両方が含まれていただけでなく、白人もいればアフリカ系もいた。彼らは間違いなく社会的支援グループ（世界銀行が社会関係資本と呼びたがるもの）を築いており、社会関係資本が多いコミュニティは健康である傾向が強いことには、十分な根拠がある。

ノバスコシア州ハリファックス、一九八七年の冬、ポーカープレイヤーたちは、そのネコにさほど関心を持っていなかった。か細い声で鳴く子猫を三匹、バレンタインデーに産むまでは。それはなかなかすてきな出来事だった。子猫の一匹は死んだが、それはよくあることだ。だからネコは一度に複数の子を産むし、一生に複数回出産するのだ。いわゆるr－K選択説では、「r」戦略は子孫をたくさん作り、その中のいくらかが生き残ることを期待する。「K」戦略は一個体か二個体を産んで大切に育てる。ネコはやや「r」寄りだと言ってもいいだろう（とはいえ、それほど極端ではない。たとえばクモみたいに）。

三月五日、ネコの飼い主の具合が悪くなった。それから二、三週間で、他のポーカーのメンバーも咳、胸の痛み、喉の痛み、吐き気、嘔吐、下痢、当然ながら倦怠感で倒れた。一一人は自然に（たぶん良好な社会関係資本が免疫系によい影響を与えたおかげで）、あるいは抗生物質による治療（世界銀行なら人的資本と呼ぶであろうもので、社会関係資本がうまくはたらかないときに用いられる）により回復した。もともと心臓に持病のあった一名は死亡した。ジョアン・ラングレー、トーマス・マリーらダルフージー大学の疫学者は、このアウトブレイクを調査して『ニューイングランド・ジャーナル・オブ・メディスン』誌で報告し、その中でこれをポーカープレイヤー肺炎と呼んだ。

ポーカープレイヤーたちを襲った疾患は、医学界ではQ熱という無味乾燥で情報量の少ない呼び名で広く知られている。この種の名称は、研究者が何を扱っているのか自分でも見当もつかないときに、疾患や病原体につけられる。だからイングランドでのアフラトキシン中毒はターキーX病と呼ばれ、アメリカ南西部フォーコーナーズ地域でナバホ族に感染したハンタウイルスの変種はシン・ノンブレ（名無し）と呼ばれた。Q熱の名はオーストラリアの医師エドワード・H・デリックが付けたものだ。デリックは一九三五年に、クイーンズランド州ブリスベンの屠畜場労働者に起きた熱病のアウトブレイクを調査していた。

同僚のマクファーレン・バーネット（のちにデビッド・ホワイトと共に名著『伝染病の生態学』を著す）

によれば、デリックは「屠場熱」という名前を、食肉業界の不利益になるかもしれないとして拒否したという。「X病」という名称は使えなかった。それはすでに使われていたからだ。バーネットは「クイーンズランド・リケッチア性熱」を提唱したが、クイーンズランドの名誉を傷つけるとして却下された。デリックは最終的に「query（謎）」から「Q」熱と定めた。

リケッチアの分離

調査の中でデリックは、発病した労働者の血液と尿を、病気と闘う軍の頑強な先兵、モルモットに注射した。モルモットは発病した。病原体を分離できなかったデリックは、発病したモルモットの肝臓の塩水懸濁液をメルボルンのバーネットに送った。のちの一九六〇年に、免疫の研究でノーベル生理学・医学賞を受賞するバーネットは、ごく小さな生物を分離した。それは、バーネットの考えでは、リケッチアらしく見えた。リケッチアというのは、大きさが細菌とウイルスの中間くらいで、自由な世界で波乱に満ちた生涯を送るより、細胞の中で安楽に暮らすのを好む。もしリッチケアに考え、書く能力があったとしたら、まず彼らが書いた言葉を、あとで詩人のレナード・コーエンが言い換えたと思う人がいるかもしれない。細胞のない生活は自由のように見えるけど、その感触は死のようだ〔コーエンの「クロージング・タイム」に「自由のように見えるが、その感触は死のよう」という一節がある〕。もし、リン・マーギュリスが言うように、われわれは全部か部分的にか細菌の群集なのだとしたら、コーエンの歌詞は新たなレベルの意味を持つ。

オーストラリアでバーネットが小さな生物を探り当てていたころ、モンタナ州にあるロッキーマウンテン研究所では、ヘラルド・コックスとゴードン・デービスが、別の二つの人獣共通感染症、ロッキー山紅斑熱と野兎病（ツラレミア）の解明を試みて、マダニとそれが持つ微生物を研究していた。ウサギ熱《ラビットフィーバー》、メクラアブ熱《ディアフライフィーバー》とも呼ばれる野兎病はペストのような疾患で、野兎病菌（*Francisella tularensis*）という細菌が引き起こし、マダニやメクラアブに刺されたり直接接触で人間にうつる。まれな病気（アメリカでは年間約一〇〇例）である野兎病は現在、潜在的なバイオテロ兵器だと考えられている。私に言わせれば妄想ここに極まれりだ。コックスは、マダニ由来のリケッチアを培養したと主張したが、国立衛生研究所所長のローラ・ダイアー博士は疑っていた。ダイアーは論争を挑みにコックスのもとを訪れ、そして熱、悪寒、発汗、眼球後部の痛み（後眼窩痛）で寝込んだ。ダイアーから採取した血液もモルモットを発症させた。正義が勝った珍しい事例だ。その後、いつも通り微生物の分類につきものの、むちゃくちゃな中傷の応酬があったが、微生物にはコクシエラ・バーネティー、疾患にはコクシエラ症と名付けることで研究者は落ち着いたようだ（ただし「Q熱」は今も広く用いられている）。Q熱は現在、ウルグアイからポルトガルまで、ロシアからオーストラリアまで、カナダから中国まで、スイスからヒツジと埃のあるあらゆる場所で報告されている。

コクシエラ症——人獣共通感染症

トーマス・マリーとノバスコシアの友人たちの研究で独特なのは、疾患がネコと関係していることだ。私のファイル（のどこか）には、ネコはQ熱にかからないと非常にはっきりと報告する論文が入っている。私は獣医学生時代のノートも持っていて、それにはプリオンは種の壁を越えられないときわめて断定的に書かれている。ここからわかるのは、こんなふうに断定していたから科学はダメだということではなく、科学は確かに進歩していること、科学者は断定にあたって慎重であるべきだということだ。しかしそれだから科学者は、教皇、大司教、大アヤトラ、ユダヤ律法学者、福音伝道師、各国の大統領や首相のような、最終的な答えをすべて知っているかのような人たちに比べて不利なのだ。

マリーは沿海州〔カナダ東部のニューブランズウィック、ノバスコシア、プリンスエドワードアイランド諸州の総称〕における調査と、この人獣共通感染症について世界的にわかっていることの再検討を続けた。ノバスコシアの農村部における市中感染性肺炎の約二〇パーセントがネコへの曝露と関係があることを、マリーは発見したが、彼は野ウサギの皮はぎ（もちろん死んだものだ）が関係するアウトブレイクも調査していた。マリーの研究チームによれば、この地域のカンジキウサギのほぼ半数がコクシエラ・バーネティーの抗体を持っていた。ポーカープレイヤーやネコを不当におとしめないように、「野ウサギ皮はぎ病」というのが適当な名前だと考える向きもあるかもしれないが、「Q熱」は短く中立的であり、公共的言語が前触れもなく政治的に変化することにも影響されにくいだろう。

ヒツジやヤギはC・ブルネティイのもっとも一般的な自然宿主だと考えられており、私たちの研究グループが一九八〇年代末にオンタリオ州で行なった研究では、ほぼすべての群れに、ある程度の感染の形跡が見つかっている。コクシエラ感染に関連するアウトブレイクと「流産の嵐」は世界中のヒツジとヤギの群れで起きているが、ほとんどの動物はこの微生物を病気の兆候を見せることなく持っている。

この潜在性感染は数十年前から知られていて、私は多少の動揺と困惑をもって、一九八〇年代初めに研究用としてヒツジがトロント小児病院に運び込まれた報告を読んだ。ヒツジは看護師宿舎の地下に降ろされ、それから地下道を伝って病院本館に手押し車で運ばれ、患者、見舞客、職員も利用するエレベーターで九階に上げられた。二〇頭ものヒツジと数頭のヤギが常にいた。実験動物に外科手術が必要になると八階に連れて行かれたが、通路を歩かされることもあった。発病の報告はなかったが、調査によって少なくとも十数人に何らかの熱、下痢、咳、筋肉痛が起き、肝炎も一例報告された。これらはコクシエラの感染が原因と考えられる。研究者も驚いているようだった。

それからほどなくして、私はオンタリオ州南部の医学部に電話をかけまくり、人獣共通感染症の疫学に関してどのような講座が用意されているかを調べた。そのような講座を開くのはよい考えかもしれないが、グエルフ大学では二〇年前から開講されていたとは聞いたことがないと何人かは答えた。動物からうつる疾患は、医学のレーダーに引っかかっていなかったのだ。

小児病院での調査のすぐあと、トロントのロイヤル・アグリカルチュラル・ウィンター・フェアで病気のヤギに接触した人たちに発生したアウトブレイクが明らかになり始めたころ、オンタリオ州保健省に勤務する数少ない獣医師の一人が、新任で右も左もわからないふうの保健省長官に呼び止められ、質問された。獣医が保健省で何をしているんだ？　いや、まったくだ。

ヒツジ、ヤギ、ウシとQ熱

一九八〇年代末は、Q熱とヒツジへの懸念が一般に（時にパニック寸前まで）高まった時期だった。トロント小児病院での一件と市中アウトブレイクに刺激されて、私が勤務していたオンタリオ獣医大学を含め、カナダ国内でヒツジを研究所に搬入する前のスクリーニング方法が見直された。獣医学生はヒツジから重要なことをたくさん学ぶが、予期せぬ物音にパニックを起こして逃げ出すことは学ばない。これは将来のクライアントにとっては幸いだ。四年のあいだ、実験用ヒツジの疾病スクリーニング手順変更と平行して、私は「血とドーナツ」プログラムを実施した。ドーナツとコーヒーと引き替えに、ある獣医クラスの学生に学期ごとに血液を提供してもらい、動物への曝露についての簡単なアンケートに記入してもらう。私はそのクラスを初年度から卒業までずっと追跡したが、曝露の形跡があったのは一人か二人だけで、それも獣医大学でのものではなかった。大学経営陣の安堵のため息が聞こえてきそうだ。

だが、トーマス・マリーが証明したように、ヒツジとヤギだけが自然宿主ではない。オンタリオでの今は亡き同僚、ガーハード・ラング（自身も慢性化したQ熱を患っていた）は、ウシが持つ病原体への曝露の形跡も広範囲に及んでいるのを見つけた。感染したウシは二年以上にわたって病原体を乳汁に排出しうるという形跡もあるが、オンタリオ州のウシは抗体を持っていて、曝露したことを示しているものの、活動性感染をしていた形跡はなかった。

研究者と獣医師には、どの動物が病原体を持っていて、体外に排出しているか、完全にわかるわけではない。少量でも非常に感染力が強く（人間一人を感染させるのに微生物一個で十分であるようだ）、検査技師はそれに取り組むのにあまり熱心でない。残っているのは、血清中の抗体のような二次的証拠で、これは動物がかつて微生物に曝露したことを示すが、現在の感染や排出については、そこからはよくわからない。

動物に流産や死産がない場合、動物でも人間でも、あまり手がかりとなるものはない。臨床兆候（体温のように見たり測定したりできるもの）も自覚症状（痛みのように感覚的なもの）もQ熱に特有なものではない。この疾患は、たぶん微生物の特定の変種によるのだろう、地域的な差がある。カナダ沿海州では、肺炎が主な症状のようだ。他の地域では肝炎であったり、下痢であったり、全般的な「インフルエンザ様」症候群であったりする。だからトロントの感染症対策担当者は、アウトブレイクが起きるまで発見できなかったのだ。慢性化すると、コクシエラは心臓の弁に張り付いて衰弱性の心内膜炎を引き起こすことがある。

Q熱はどのように感染するのか

解けない疑問が私にはある。どのようにして人間は、この疾患を動物からうつされるのだろうか？　一九八一年夏、英国、ウェールズ南部のグウェントで、二九人が熱、ひどい頭痛、不定愁訴に襲われた。「不定愁訴」というのは専門用語で、天候の影響で気分が落ち込むことだ（人獣共通感染症の専門家としてときどき思うのだが、何とすてきな不調を私は持っているのだろう。いや、私の不定愁訴は細菌やウイルスやリケッチアではなく、新聞の見出しのほうが関係しているのだが)。グウェント州で罹患した人のうち二人が、私の小市民的な心気症めいた愚痴などより相当に深刻なものを発症した。肝炎と心内膜炎だ。心臓弁に感染した人は死亡した。死因は、モルモットに感染させ、犠牲にすることで証明された。動物実験は時代遅れだと言う人は、人間の福祉と科学知識のコストについてほとんど知らない。研究者は、どのように人間に感染したか、可能性のあるあらゆる手がかりを追った。最終的に、農家のトラックが近隣を通り抜けたとき、汚染されたわらと畜糞の雲が巻き上がったからだとの結論が出た。

少なくともスイス、バレー州バル・ド・バーニュの善良な住民は、おんぼろトラックだけではなくヒツジの群れが山の牧草地から市場まで谷を降りていくのを、眺めて楽しんでいた。一九八三年の秋はことのほか雨が少なく、四〇〇人を超える村人がQ熱で倒れた。約半数に悪寒、激しい頭痛、ひどい疲労、食欲の喪失の症状があった。中にはもっと重い胸の痛み、咳、めまい、腹痛を起こす者もいた。

研究者によれば「Q熱に苦しむ患者の半数以上は、症状が軽いかまったくないので、医師の診察を受けていない」とのことだった。症状がないのに「苦しむ」とは、面白い言葉の使い方だ。こうした症状の継続期間を計算するとき、私はこの用法に留意しておかなければならないだろう。よい面としては、この研究者は、医師と獣医師は対話し、おそらく連携もすべきではないかという注目に値する提案をしている。数十年の抵抗の末、Q熱、鳥インフルエンザ、西ナイルウイルスのような疾患が、その方向への動きを促したのだ。

ほぼすべてのアウトブレイクに共通するのは、出産したばかりの動物の体液や固形物が環境中に流れ出し、乾燥して、風で吹き払われることだ。それは耐久性があり、厳しい環境条件でも長く生存することができる。フランスのエクス＝アン＝プロバンス付近での、高い疾患発生率は、局地風のミストラルが原因であると研究者は考えた。ミストラルは北西から牧羊地帯を通ってマルティーグの小さな町に吹き込む。南仏の素朴な空気には、目をキラキラさせた観光客のためのロマンチックな雰囲気以上のものが潜んでいたのだ。感染したミルクを飲んだのが原因とされる症例もあるが、すがすがしく温かい田舎の空気が病原体をはらみ、その中でミルクが跳ね、人々が呼吸したのが原因ではないかと私は思っている。コクシエラ・バーネティーの感染サイクルの一つは、野生動物から人間や家畜に、マダニを介して伝染することを示している。マダニがその他にもいろいろと悪いものを持っていることを考えれば驚くまでもないが。

一九七八年、ニューヨーク州にある「外国産鳥類・爬虫類輸入会社」の四人の社員が、よくある熱、悪寒、ひどい頭痛で寝込んだ。彼らは輸送されてきた五〇〇匹のボールニシキヘビ（*Python regius*）を容器から出して、ダニを取り除いていた。このダニがコクシエラ・バーネティーを持っていたのだ。マダニによる媒介がそうそうあることとは思われないが、それにしてもニシキヘビをペットだなどと誰が思っただろう？　どこかの熱帯の国からヘビを出荷した人たちは、あきれて首を振ったに違いない。もしかするとアメリカ人はこれを食べるとでも思っただろうか？　このようないわゆるエキゾチックペットの取引は、未知の病気を世界中に広めるもっとも効率のいい方法かもしれない。

ポーランドでは、疫学的パターンとハツカネズミの実験から、性感染の可能性が示唆されており、これがありとあらゆる不適切な冗談を生みそうだ。だが、「性」の定義のしかたによっては、圧倒的に多くの感染がそのように広がりうると、私は思っている。二〇〇七年から二〇一〇年にかけて、オランダで四〇二六件のヒト症例が報告されたとき、われわれ人獣共通感染症の研究者の多くは、Q熱を「主に学術的関心の範疇に属するもの」として片づけるようになり始めていた。オランダは、検査で陽性となった群れのヒツジとヤギ数万頭の殺処分、ヒツジとヤギの繁殖禁止、強制的ワクチン接種、公衆教育などで対処した。だがワクチンが不足し、接種プログラムは十分に実施できなかった。小型反芻動物の繁殖禁止は、ヒツジやヤギの乳を売って生計を立てている人々にとって大打撃となった。二〇一〇年二月、オランダ農業・自然・食品安全省は、欧州食品安全機関、欧州疾病予防管理センターと共同で、「人と動物のQ熱に関するワン・ヘルス」と題する会議を開催した。この会議は、世界各国から専門家を集め、専門分野と管轄の違うさまざまな人たちが参加して、全世界を対象に現状で最善の知識をまとめることを試みた、全体論的取り組みにおいて注目に値するものだった。それでも、自然科学者と生態学者を公衆衛生管理からのけ者にするいつものやり方を反映して、生態学者と環境科学者がいなかったことで、社会と自然生態系の複雑な関係の理解を進める——そして二一世紀の「エピデミック中のエピデミック」の真相を究明する——機会を逃してしまったのだ。

15

白いペストとブルセラ症

黒死病、ハンセン病から結核へ

人獣共通感染症に関するどんな考察も、家畜が関わるもっとも古くもっとも厄介な二つの病を検討しなければ、完全とは言えまい。バング病（ブルセラ症）と白いペスト（結核）だ。

マイコバクテリアは、ハンセン病やさまざまな形の結核の病原体を含む一族であり、それが引き起こす疾患は、最古の人獣共通感染症に数えられる。ある種の結核に特徴的な脊椎の損傷は、四〇〇〇年から五〇〇〇年も前に遡るエジプトのミイラに見つかっている。

一四世紀半ばに黒死病が席巻し、その後ハンセン病がヨーロッパからほとんど姿を消すころに、その姉妹である結核が、波が立つように現れて取って代わった。結核は居住環境と栄養状態の劣悪な工場労働者のあいだで一九世紀にピークを迎えると、ロベルト・コッホによる結核菌発見を待たず減少に転じ、二〇世紀初頭には、コッホやルイ・パスツールのような人々による細菌学上の発見のおかげもある程度あったが、栄養と住居が改善されるにつれて減った。

結核には複雑な社会・生態学的な歴史がある。この病から、ある人は一九世紀の亡霊と無垢な詩人のロマンチックな「肺病」を思い起こす。またある人たちには、二〇世紀初頭に結核患者が、新鮮な空気を求めて静養したサナトリウム――今日ではとうの昔に消え去ったか、作家志望者が隠れ家として使っている――が脳裏に浮かぶ。人によっては、死の前に人の温もりを感じられるようにと結核の女性にキスをした、無鉄砲で情に厚いノーマン・ベチューン医師のイメージが呼び起こされる。

獣医師以外で、結核が人獣共通感染症だと思う人はほとんどいない。一九〇一年にコッホは、結核はウシから人間へは決して伝染せず、そのような伝染を防ぐための公衆衛生対策は浅はかであると断言した。コッホは山ほどの反証を目の前にしても、この立場に固執した。一部の獣医学者、たとえば米国畜産局長ダニエル・エルマー・サルモン（サルモネラ菌はその名にちなんで名付けられた）は、結核にかかった動物の肉やミルクの販売を正当化するためにコッホの主張が利用されるのを見て、愕然とした。

英国のウシの四割が感染

その後の数十年で、英国農務省の研究者が、国内の乳牛の四〇パーセントが結核にかかっており、年間二五〇〇人、ほとんどは五歳未満の子どもが、牛結核で死んでいることを証明した。

肺結核は私たちの多くがなじみのある病気だ。肺を冒された患者は咳をして血を吐き、人が撒き散らす細菌で感染する。しかし、骨や腸の結核は、若者や開発途上国ではより一般的だ。おそらく病原菌を食物と一緒に取り込むことにより感染し、それがウシからのものであることは十分ありうる。どの結核がヒト起源でどれが他の動物起源かは、科学者にはわからないのが普通だ。結核が診断されたときでも、それがもっとも蔓延している国には、多様な変種の中から識別する施設がないのだ。

二〇世紀初めの英国での発見は、ウシの疾病根絶計画を刺激した。検査陽性動物の殺処分プログラムによる感染牛（あるいは感染群）の処分と平行して低温殺菌法の発明により、ウシからの感染ルートは、先進工業国ではほとんど排除された。しかし、この疾患は、多くの南の貧しい国々で、今もウシ（とそれ以外の種）のあいだに広まっている。

マイコバクテリアは今も、ほとんどどこにでもいるが、とはいえ貧困地域と未開拓地域に散在している。北米では、バイソンとエルクの感染が知られている。ウシ型結核菌（*Mycobacterium bovis*）、結核菌（*M. tuberculosis*）以外にも、マイコバクテリウム・アビウム（*M. avium*）はきわめてさまざまな鳥から、そしてもちろんブタ、ウシ、シカから見つかっている――また、エイズの人間からも。M・マリヌム（*M. marinum*）という変種は魚に見られる。英国とアイルランドではアナグマが、ニュージーランドではフクロギツネ（*Trichosurus vulpecula*）、フェレット、野生のシカ、イノシシがウシ型結核菌に感染している。イヌ、ネコ、オウムが人間やウシから結核に感染する証拠もある。

広範囲な野生動物が自然宿主であること、治療の困難さ（六カ月間毎日、潜在的に毒性のある高価な薬を飲み続けなければならない)、エイズのパンデミック、経済格差という難しい問題に取り組もうという政治的意思の欠如などを考えると、人類が存在し続ける限り、結核はわれわれと共にありそうだ。ワクチン、つまりBCG——bacillus Calmette-Guerin(カルメット=ゲラン桿菌)、開発したフランス人科学者の名前から名付けられた——の効き目は不確かだ。もともと獣医師と医師の手でウシ型結核菌から得られたものだが、皮肉なことにウシには人間よりさらに効果が薄い。

薬とワクチンはようやく結核撲滅の手段をもたらしたが、結核は貧しく過密な地域に身を潜めて持ちこたえた。一つには、今や病気は単なる医学的問題であって、健康の基本条件として社会状況の改善に努める必要はないと考える、見当違いをした政治家と医師が手助けをしたからだ。ソ連の崩壊と、国際金融機関のあいだで広まった政府主導の医療福祉プログラムの価値に対する疑念が、分断された経済と疎外された集団の中にエイズが蔓延したことと相まって、白いペストが返り咲く絶好の機会を用意した。

二〇一九年の結核に関するWHO年次報告は、二〇一八年には一〇〇〇万人が結核に罹患し、そのうち約一五〇万人が死亡したと推定している。その多くは薬剤耐性型の菌によるものだ。結核はHIV感染者の主要な死因である。

ブルース、ザミット、バングによる細菌発見

ブルセラ症は、動物に流産、人間に発熱を引き起こす疾患だが、痛みなど日常的な不調の背景雑音から区

別するのが昔から難しかった。ブルセラ症の考古学的証拠は、イタリア、エジプト、近東で紀元前四〇〇〇年、ローマ人支配以前の英国では紀元前四〇〇〇年から紀元前二三〇〇年に遡る。ヤギ——この疾患の動物宿主の一つ——は約九〇〇〇年前に家畜化されたので、この話は驚くほどのものではない。また、この疾患は原因が特定される以前から、各地で地域的に知られており、当然さまざまな名前で通っていた。キプロス熱、波状熱、マルタ熱、地中海熱、回帰熱、ロック熱、そしてバング病。

ブルセラ症を引き起こす細菌は、一八八七年にデイビッド・ブルースによってマルタで分離された。ブルーストリパノソーマ（*Trypanosoma brucei*）でも有名なブルースは、ヒポクラテスによって紀元前四五〇年に初めて記述され、一九世紀には英国海軍を悩ませていた地中海熱を研究していた。この疾患は慢性病で、かかった英海軍の水兵たちを衰弱させていた（現地住民も同じだったが、例によって「大事」なのは兵士だった）。

マルタの医師兼考古学者で、ブルースが指揮する英国政府委員会のメンバーだったテミストクレス・ザミットは、この疾患の自然宿主を発見した。優れた科学者は誰もがやるように、ザミットの発見も偶然によるものだった。ザミットはヤギを実験動物に使う予定だった。ヤギはその病原体で発病しないらしかったからだ。生のヤギの乳は、その当時（そして多くの地域では、現在も）一種の生薬あるいは滋養食として用いられることがあった。ザミットは、一見したところ健康なヤギの乳に、微生物がいることを示した。ブルースはこの細菌をミクロコッカス・メリテンシスと呼んだ。この微生物は、のちにブルケラ・メリテンシスと名前を改められるが、ほぼすべてのヤギと、ヤギの流産胎児を扱ったり、生のミルクを飲んだり、感染したヤギのミルクで作った生チーズを食べたりした人間に見られた。なお、熟成したチーズでは時間と共にチーズの酸性度が高まるので、細菌の多くは死ぬ。

一八九七年、デンマークの獣医師ベルンハルト・バングが類似した微生物を見つけ、それはやがて、あまり甘美とは言えない響きの名前、ブルケラ・アボルトゥス（ウシ流産菌）を与えられた。少なくともさらに二つが現在確認されている。B・スイスはブタ、野ウサギ、トナカイ、ジャコウウシ、カリブーに見られ、B・カニスはイヌに見られる。

ブルセラ症と生ワクチン

人間の疾患の場合は、病原菌を取り込んで数週間から数カ月後に発症し、発熱、発汗、うつ状態、頭痛、背痛、嘔吐、下痢または便秘、ある種の関節炎――特に仙腸骨炎――心臓、肺、尿路の問題などのすべてまたは一部が起きることも、何も起きないこともある。動物では、病原菌はメスでは流産を、オスでは関節と生殖器の炎症を引き起こす。乳腺やリンパ節に棲みついて、ほとんど病気の兆候を示さない動物から排出されることもある。

家畜のブルセラ症を撲滅する作戦は、結核のものと非常によく似ている。この場合、根絶計画はよく効く生ワクチンがあったために有利なスタートを切ることができた――効きすぎて、ウシを守るだけでなく、不運なウシに注射をしようとして誤って自分に刺してしまった多くの獣医師が、不随被害で感染したほどだった。ワクチン接種によって疾患のレベルが下がると、畜産農家は検査陽性動物の殺処分方針を遂行した。

低温殺菌は、結核と同様に人間のブルセラ症をほとんど根絶した。ただし、屠場労働者、農家、獣医師、全世界数億の生のヤギのミルクや新鮮なヤギのチーズを好む人、低温殺菌乳を利用できない人やミルクを加熱する薪が買えなかったり手に入らなかったりする人には残っているが。また、結核と同様に、野生動物の宿主は存続している。

カナダとアメリカでは、少なくとも一九八〇年代末から、さまざまな科学者、市民団体、政治家が、アルバータ州北部にあるウッド・バッファロー国立公園の野生の森林バイソンと、イエローストーン国立公園のエルクのB・アボルトゥス感染問題に取り組んでいる。提案された解決策には、すべてのバイソンを殺して「清浄」なものを導入するというものから、ある程度の検査陽性動物の殺処分を行なう、スイスと同じ面積のフェンスを巡らせる、何もしない、まで多岐にわたった。全頭殺処分からの再導入策は（牧場経営者の多くは支持したが）大いに怒りを買った。われわれはもっとも単純な生態系すら満足に理解していないのだから。カナダの先住民族グループは、政府の意図を疑い、病気の問題は誇張されているのではないかと考えた。一九九〇年にはこの問題は、一度は緊急のものとして提起されながら、解決が難しすぎると中断された。二〇一五年、『ジャーナル・オブ・ワイルドライフ・ディジージズ』掲載の論文が、この問題を再び取り上げるときだと示唆した。二〇二〇年、本書執筆中の時点では、何もしない側が優位にあるようだ。ブルセラ症がバイソンの個体群に何らかの影響を与えているかどうかははっきりしない。メスは感染した年には流産するだろうが、その後は問題なく、免疫を得ている。

アメリカでは、ハンターとアウトドア・ガイドがエルクの餌場の設置を支持してきたが、これも疾患拡大の機会を増やしている。バイソンとウシはあまり交ざらないので、エルクの個体数が「自然な」数に戻るにまかせさえすれば（つまり餌場を置かなければ）、バイソンにワクチンを接種することで病気を根絶できると言う者もいる。

この問題が初めてニュースになったとき、こんなことを言う人たちがいたことを覚えている。とにかく何とかしなければならない。それも今すぐに。さもないと……。「さもないと」どうなるのかは思い出せないが、おそらくウシに再感染して国際貿易が不利になり、さらに公衆衛生上の大惨事に至るというようなことだろう。だがバイソンの公開虐殺に耐えられる政治家はおらず、そのため「問題」はそのままだ。結核とブルセラ症は群れの中を巧みに泳ぎ回り、拡散し、たぶん人間――主にハンター――に感染するかもしれない。

サグラダ・ファミリアとブルセラ症

ブルセラ症はどの程度重大なのか？　それは用いる基準による。誰が病気にかかるかは、何人かかるかと同じくらい重要だ。歴史学者のウィリアム・マクニールが『疫病と世界史』で指摘するように、軍隊での流行は政治史・軍事史の方向を変えてきた。だからマルタの英国人には心配するだけの理由があったのだ。

時には、一つの症例が驚くべき意味を持つことがある。二〇〇六年に私は、スペインのバルセロナにあるサグラダ・ファミリア（聖家族）・バシリカを訪れた。カタルーニャのモダニズム建築家、アントニ・ガウディによる有機的な、熱狂的に賞賛される作品だ。友人たちによれば、ガウディの食事はオリーブ油、ナッツ、レタス、チャード〔葉野菜〕、蜂蜜を塗ったパン、わずかなヤギのミルクという質素なものだった。一九一一年、そのほんのわずかなミルクがガウディに、ブルセラ症の重篤な症状を引き起こした。この慢性的に身体を衰弱させる疾患は、ガウディが他の計画を全部棚上げにして、のちの（未完の）最高傑作となるサグラダ・ファミリアだけに打ち込むようになった原動力の一つだった。この病がなかったとしたら、世界の文化はもっと貧しかったのだろうか？

アメリカでは、たぶん年に一〇〇件のヒト症例がある。カナダではもっと少ない。ブルセラ症はアフリカ、ラテンアメリカ、地中海地方、アジアの一部では「風土病」と呼ばれるが、この場合「風土病」とは、発症者が一〇万人あたり〇・〇一人未満ものから二〇〇人を超えるものまでそう呼ぶことができる。間違いなく北米以外の数値は、この範囲を大きく超えている。

常にリスクが存在し、疾患が根絶されず、細菌が野生動物の中で生き続けるような状況を維持するには、計画のためのコストがかかる。だがそれは、複雑で美しくやるせない惑星で生きていくための折り合いをつけるコストなのかもしれない。そのくらいの値打ちはあるはずだ。

16

包虫症

神々の国とイヌの寄生虫

カトマンズで悟りを開く——スイギュウの解体

西洋人の多分にもれず、私はカトマンズで悟りを開いた。

私の導師はサナダムシと、とあるネパールの獣医師だった。ネパールを三度目に訪れたのは、二〇四九年マンシール月の第一三日だった。西洋人らしい単純さで、一九九二年一一月二八日だなと私は思った。だが、私たちのカレンダーがユリウス暦（西洋）かビクラム暦（ネパール）かは、ほとんどどうでもいいことだった。

夜明け前の冷気の中でビシュヌマティ川にかかる人道橋を渡っていると、対岸に並ぶ火が見えた。炎の揺らめきにあわせて、男たちとスイギュウの黒い影が見え隠れし、サマーキャンプかダンテの地獄の情景を思わせた。

われわれ科学者の小グループが近づくにつれ、数人の男たちがスイギュウの一頭と格闘し、長い血まみれの杭を頭蓋底に打ち込んでいるのが見えてきた。スイギュウが地面に敷いたわらの上に崩れ落ちると、一人が喉を切り裂いて、どっと血をあふれさせた。男は立ち上がって背を伸ばし、血まみれの手をジーンズでぬぐった。ウールの折り襟がついた冬物の上着を着て、大きなゴム長靴を履いていた。男たちはスイギュウの身体の上にわらを積み上げ、硬い黒毛を焼くために扇いで火を起こすと、下がって見守った。火が収まると、彼らは硬直が始まったスイギュウの身体をひっくり返した。一人がかがみ込んで腹を開く。裸足でだぶだぶのズボンを膝までまくった男が前に出て、白く、大きくふくれ、血の染みがついた第一胃を体腔から引きずり出した。赤い袖なしシャツとスエットパンツと毛糸の帽子のもう一人が、胸腔を切り開いて心臓と肺を引き出す。あふれ出した腸、胃の内容物、糞が、冷気の中に湯気を立てている。若者の一団はその中を歩き回り、旅行者や裕福な消費者のために食事を用意する仕事に静かに取りかかっていた。

私は、血の循環が悪くならないように手をこすり合わせ、厚手のセーターに重ねたウィンドブレーカーのジッパーを閉じた。雪を被った頂から谷間へと朝の光が放射され、凝集するにつれて、この絵の周辺部では、イヌやブタが薄れゆく闇に鼻面を突っ込んだり出したりしている姿が、川岸に沿って数十メートルおきに見られた。

目前の風景を見渡しながら、ぬかるみから伸びる大木の枝にある、大きな黒い塊は何だろうと私は思った。何かの子実体だろうか。そのうちの一つが羽を広げて飛び去った。ハゲワシだ。私は気づき、身震いした。何百というハゲワシ、そして何千という巨大なカラスの群れだ。この血と影の世界の案内人は、D・D・ジヨシ博士、同胞の生活改善に情熱的に献身するネパール人獣医師で、すぐに私の友人そして同僚となった。彼は首に巻いたスカーフをゆるめ、白いシャツの袖をまくり、近くの河原を指さした。スイギュウの足、糞、血、屑肉の山が崩れてぐちゃぐちゃに散乱し、黒い汁が小川になって流れていた。これが川の左岸にあったものの全部だ。アヒル、ブタ、イヌが、蛆《うじ》や、捨てられた骨や脂肪の屑をあさっている。ゴミから流れる小川の下手では、男女数名が排便し、手を洗っている。

「昔、ここには川へと降りる幅の広い石段があった」。ジョシが言った。「あれの下のどこかに……」と手を振って示す。「みんな朝、顔を洗いに降りていったものだ」

私たちは解体場から離れる勾配の急な路地を上がっていき、処理を待つスイギュウの群れをいくつか通り過ぎた。子どもたちがスイギュウによじ登っていた。ここは子どもの遊び場なのだ。私たちは、河原の解体場に向かうイヌの流れと、一部のイヌの群れが見せる奇妙な行動パターン（交差点にさしかかると、目に見えない力に引き留められるように立ち止まる）に注目しながら路地を歩いた。イヌの糞をフィルムケースに集め、解体場の位置をカトマンズの観光地図に記した。穴ぼこだらけの細い路地を少し上がったところで、中世風の、繊細な彫刻を施した木製のバルコニーが頭上に張り出していた。私たちは湿っぽい戸口を覗き込んだ。中では、不潔な敷きわらの上で、数人の男がスイギュウの胴体を切り分けていた。

「メスのスイギュウは屋内で殺すんだ」。ジョシ博士は言った。「繁殖年齢のメスを殺すのは違法なんだ。政府は農村に十分な使役動物を確保したいから」。農民はやるべきことをやっている、つまり病気になったり動けなくなった動物を間引いて肉屋に売り、なにがしかの収入を得ているということは、つけ加えるまでもなかった。だが、相手が私だから——西洋人だから——ということで、こうつけ加えた。「もちろん、私たちはウシは殺さない。スイギュウだけだ。宗教的な意味が違うからだ」

小さな交差点へ向けて登り続けていく途中、私たちは、一面にパンケーキのような生乾きの牛糞が張り付いた塀の前を通り過ぎた。乾燥すると、燃やしてもほとんど匂いが出ないので、石油の備蓄がなく、農村部で森林破壊が進んでいる国では重要な家庭用燃料だ。街は目覚め始めていた。どの家の中からも、咳や痰を切る音が聞こえてくる。商店の戸口から大量の痰が吐き出され、私の目の前を放物線を描いて通りへ飛んでいった。下気道疾患と結核は共に、全世界の死因リストのトップ一〇に入っており、ネパールでも珍しくないことを私は思い出した。数秒後、着古したサリー姿の女性が出てきて通りを見回し、私たちににこやかに微笑むと店内の暗がりに消えた。

イヌが媒介するサナダ虫、エキノコックス

私たちは街角で一休みして、甘いミルク入りのネパール茶を、グラスを両手で覆って暖を取りながら飲んだ。前の客が使ったグラスを洗った水の細菌を殺せるほど、茶は十分熱いだろうかと思いながら、私は口をつけようと思っている側の縁から、少量をこぼした。すぐに空は灰色がかったピンクから薄青色に変わり、一二月の早朝の空気に霧が垂れ込め、白い天空の眺めを覆った。リキシャが私たちを追い抜いて登っていった。車体の脇からあふれ出ている肉の山を見ようと、私たちはその場を離れた。

アメリカ疾病対策センター（ＣＤＣ）の獣医寄生虫学者ピーター・シャンツが、リキシャに積まれた肺にある、握りこぶし大の白っぽい半透明の嚢胞を指し示した。彼はそれを素手の二本の指で転がした。この寄生虫こそ、われわれ――カナダ人獣医師のドミニク・バロネット（私が指導する大学院生）、シャンツ、オタワにある国際開発研究所のドン・デ・サビニー（われわれの資金提供者で、本人も寄生虫学者）、ジョシ博士、私――がここで調査し、対処しようとしていたものだ。カトマンズでは、イヌに関係する問題がたくさんあった。野良犬による咬傷――狂犬病にかかっているイヌかもしれないし、そうでないかもしれない、単に根性が悪いだけかもしれない――もその一つだ。しかし、狂犬病をどうにかするのも重要なことではあるが、ジョシはそのために私たちに地球を半周させたわけではなかった。狂犬病をどうすればいいかはすでにわかっており、彼は寄付が得られるたびに、イヌにワクチンを接種する無料のクリニックを運営していた。ジョシが自分の拠点であるこの中世都市に私たちを連れてきたのは、イヌのサナダムシへの対処方法を編み出すためだった。

イヌに寄生するエキノコックス・グラヌロススは、小さく、おおむね無害なサナダムシの一種だ。カトマンズの狭い街路でイヌのあとをついてまわり、慎重に丹念に新しい糞の山を（近所の子どもたちにはやし立てられながら）かき分ければ、あるいはもっといい（調査という観点から）のは死んだばかりのイヌの腸を端から見ていけば、濡れ光る生パスタのような断片がたまに見つかるはずだ。これがサナダムシの成虫だ。生きている標本を見つけようとするのは、イヌの糞の山から濡れた米粒を探すようなものだ。

イヌは、スイギュウの肺にあったような有頭シスト（嚢胞）を食べて感染する。これは中に液体とサナダ

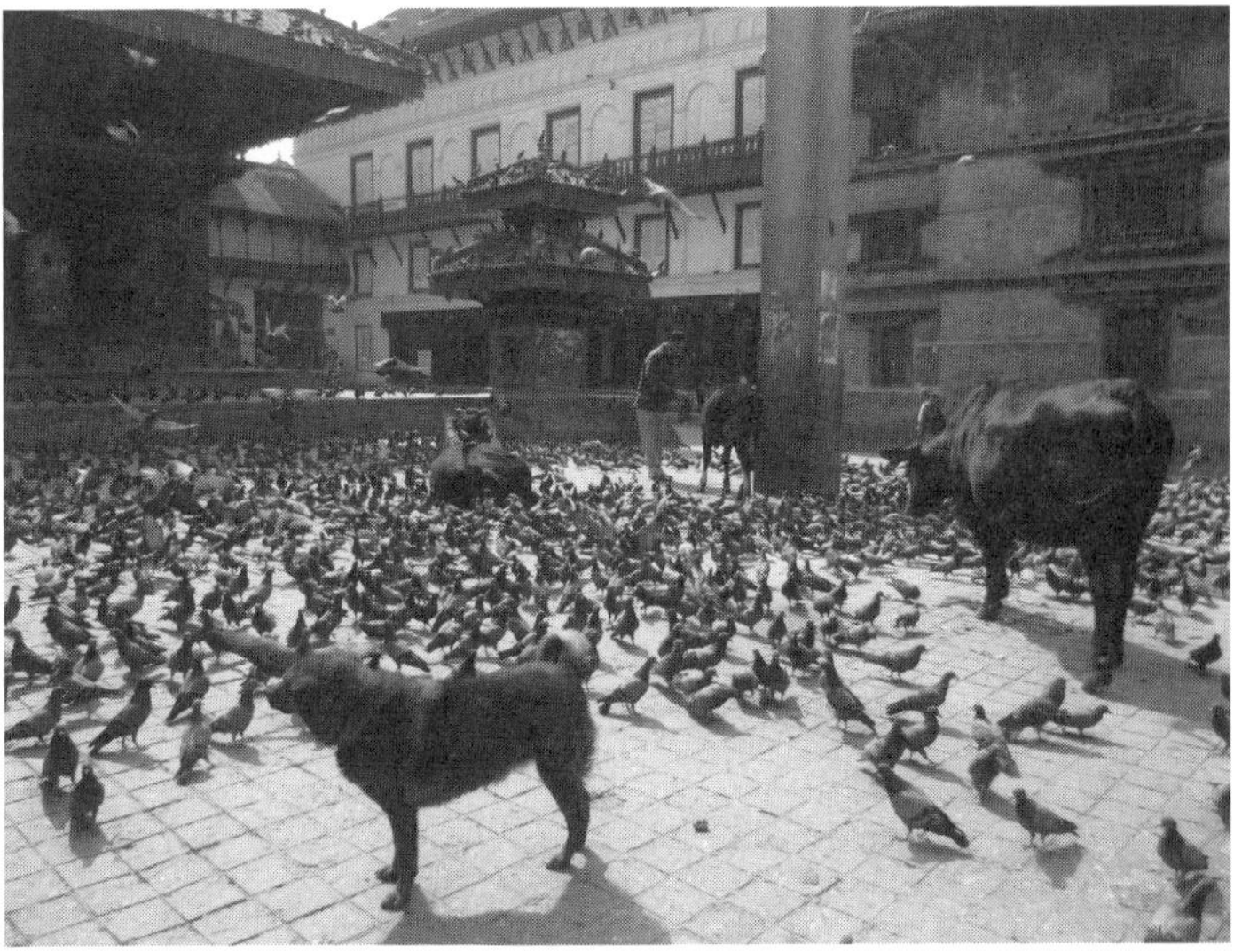

カトマンズの寺院にたたずむイヌとウシ

ムシの頭部が入った大きな肉質のボールで、さまざまな草食動物に見られるが、世界的にもっとも重要なのはヒツジだ。北極地方ではカリブー、トナカイ、ハタネズミが、より一般的な中間宿主となる。「宿主《ホスト》」という言葉には、優雅な、エミリー・ポストのロマンス小説のような響きがある。病理学者が私に、微細な病変を評価《アプリシエート》してくれと言ってきたときのようだ。だが「宿主」は、小さな動物（寄生生物）の餌食になる大きな動物を意味している。

サナダムシはイヌにとってはいい宿泊客《ゲスト》だ。イヌの中では、それは疾患や不都合を起こさないからだ。嚢胞はまた別の問題だ。

歴史的に、他の多くの多宿主寄生者がそうであったように、研究者は最初、人間と動物の、互いに無関係な複数の疾患と思われるものを、異なる経緯で発見した。たとえば人間では、ゆっくりと成長する嚢胞が包虫症と呼ばれるようになった。このような嚢胞は、ヒポクラテス（紀元前三世紀）、カッパドキアのアレタイオス（紀元一世紀）、ガレノス（紀元二世紀）ら初期の博物学者的治療者が、人間と動物の両方について記述している。医師はこのような嚢胞を、さまざまな臓器から自然に発生する腫瘍だと考える傾向にあったが、早くも一七世紀には、博物学者の中に、人間の嚢胞と他の動物のものとの類似性を示唆し、その中にサナダムシの頭部らしきものを記述する者がいた。

サナダムシの嚢胞はどこまでも大きくなる

囊胞がどこに発生するかで、臨床疾患は異なる症状を見せる。通常は肝臓に棲みつき、大きくなるにつれてゆっくりと成長する腫瘍のようなふるまいをし、腹部に不快感を起こす。重症患者はまるで妊娠しているようになる。エイリアン的な意味では、妊娠と言っていいかもしれない。何千という小さなサナダムシを懐胎しているのだ。寄生虫が肺に囊胞を（われわれがいじった、リキシャの上にあったようなもの）作ると、乾いた咳が出て、破れると喀血する。ある種（多包条虫、*Echinococcus multilocularis*）は極地付近に発生し、チベットと中国北西部の一部に広まっている。多包条虫はカリブーとオオカミ、またはキツネとハタネズミのあいだを循環し、カナダ一帯のコヨーテ、キツネ、イヌから見つかっている。人間では悪性腫瘍のようにふるまい、小さな片節と娘《じょう》囊胞を全身に送り出す。

包虫症には有効な治療法があまりない。外科的に囊胞を取り除くのはリスクが大きい。囊胞が破れれば、何百もの「娘」が全身に広がり、患者はショックを起こして死に至る。駆虫薬は、さまざまな組み合わせ、使用期間が試されてきたが、囊胞を小さくするには限定的な効果しかなく、治療に長期間を要する。

イヌはサナダムシの片節（一つの片節は数百個の卵を持っている）で環境を汚染する。中間宿主――ヒツジ、ヤギ、ラクダ、スイギュウ、ブタ――が卵を呑み込み、それが（もっと複雑な話なのだが単純化して言えば）食道を下りて胃を通り、腸壁を通過して血流に入り、適切な休憩所まで運ばれる。そこで囊胞は成長し、中で娘胞が芽生え、小さな原頭節が形成される。

この寄生虫の囊胞段階は、人間にとっては害がない。人間が囊胞を食べても感染しない。といっても適当なレシピがすぐには出てこないが。ヒツジなどの宿主が死に、イヌかコヨーテかキツネが内臓を食べるか、食肉処理の廃棄物として出た嚢胞を与えられるかすると、寄生虫の子どもが腸壁にくっついて、生活環が完結する。

このサイクルの中で、人間は家畜と同じ位置にいる。この事実は、われわれの動物としての本質を、おそらく忘れているであろう者たちに思い出させてくれる。したがって私たちはイヌから病気に感染するのだ。ケニアのトゥルカナ族のような一部の文化では、人々は水の希少な地域に住んでいるため、幼児の身体をきれいにするのにイヌを使うことがある。イヌになめさせるのは、まったく風呂に入らないよりはいいかもしれないが、一方で病気に感染する危険もある。レバノンでは、靴職人がかつて原皮の下処理にイヌの糞と水を混ぜたものを使っており、そのため格別のリスクにさらされていた。カトマンズのある集団の人々では、イヌは宗教的、社会的理由から大切な地域社会の一員とされることに、ドミニク・バロネットが気づいた。多くの文化で、子どもたちはイヌに寄り添い、イヌが用を足したかもしれない床の上で遊んでいるのだ。

終末宿主としてのヒト

ヒトの身体に入ってしまった不運な寄生虫は、見知らぬ土地、寄生虫学者が終末宿主と呼ぶものの中で、よそ者として立ち往生してしまう。人間は本当は自然の継続的なサイクルの一部ではない。ほとんどの場合、人間からイヌに再感染しない。それは他の家畜の仕事だ。その理由は、われわれは普通、人間を殺さないからだ。いや、実はそうでもないのだが、殺したあとで火葬するか、死体を隠す何らかの手だてを取る。何より、人間は普通、イヌに食べられない。例外がトゥルカナ族で、死者を土中浅く埋葬することがあり、彼らのイヌは腹を減らしている。

しかしネパールでは、ヒトは行き止まりだ。地元の病院の調査で、嚢胞除去手術を受けた患者の二〇パーセント以上が、手術中または直後に死亡していることをジョシは突き止めた。この病気がありふれたものであろうとなかろうと、かかった人の予後はよくない。

一九世紀後半には、科学者はこの寄生虫の完全な生活環を理解し始めていた。現在、イヌ、家畜、人の疾患は、単包性エキノコックス症と総称されることが多い。この寄生虫は(たぶん)南極を除くすべての大陸に生息するが、流行の度合いはところにより異なり、いくつかの国では撲滅に成功している。発生率がもっとも高いのは、アフリカ、中央アジア、南アメリカ南部の一部地域だ。二〇〇六年には、単包性エキノコックス症がもたらす疾病負荷は、一〇〇万障害調整生命年のオーダーであると、スイスのチームが計算した。

科学者の革命的細胞

一九九二年のその日、解体される動物、嚢胞、イヌを見た私たちは、試練の場をあとに、通りを上り続けた。レンガ敷きか穴だらけのアスファルト舗装の狭い道は、古いレンガ塀と、繊細な彫刻が施されひび割れた木製の古い手すりとのあいだを、曲がりくねっている。私たちはダルバール広場で一休みした。古い寺院、小さな商店、露天市場が連なり観光客がうろつく、カトマンズ「旧」市街だ。広場から延びるフリークストリートには、放浪していた一九六七年に私は来たことがあるが、このときには寂れきっていた。九二年は観光地といえばダルバール広場から二〇分ほど歩いたタメルで、そのにぎやかな街路はレストランや、ハイキング用品店と土産物屋でごった返し、ハイカー、麻薬の売人、絨毯売り、悟りを求める者たちを引き寄せていた。

私たちは引き返して表通りをビムセンタン橋まで下りていった。売り子たちが商品を歩道に並べていた。真鍮の鍋、木綿のシャツ、果物。仕立屋がミシンを調整している。橋の下ではブタが、解体されたスイギュウの屑肉や野外便所をあさっていた。私は雲に覆われた山々を見上げ、それから橋を見た。近くの歩道では、少女がこの上なく慎重に、ライチと桃を五層のピラミッドに積み上げていた。優雅で堂々とした所作で、少女はさっと足を組み、客を待った。

ジョシの事務所に戻る途中、小さく痩せたイヌがある扉の脇で毛布の上に座っているのに私は目を留めた。グルカ族の老人が戸口で居眠りしている。まわりには累々とイヌが寝そべり、その身体は安らかな寝息で上下している。少し向こうに、すり切れた服を着た三人の男の子が、米袋のように折り重なって寝ている。このころには日は高くなり、気温は急に上がっていた。正午には二五℃近くになり、私たちはセーターを脱いでTシャツ一枚になった。

私たちは、国立人獣共通感染症食品衛生研究センターの小さな部屋で木のテーブルを囲んだ。センターはジョシ博士の質素な二階建ての家で、門に大きな白と黒の看板があった。われわれは科学者の革命的細胞であり、われわれを取り巻く暗黒の混沌に、希望と啓蒙と清潔な水とゴミの減量と動物検疫法をもたらそうとしている、そんな気がしてきた。

ジョシ博士の家で一服しながら、この寄生虫病を理解するためには、家畜、イヌ、人間の感染を調査する必要があると、私たちは思った。私たちは、家畜の動きを多少理解する必要があるだろう。というのは、この谷で解体される動物の多くはどこかよそから来るので、どこかよそで感染しているはずだからだ。私たちは、人とイヌとの関わり合いについて理解する必要があるだろう。重点とすべきこうした項目がすべてわかったことで、ある意味でほっとした。そうしたことは実行できる。立派な基礎科学だ。それらをすべて理解すれば、また改善もできないだろうか？　問題が何かわかれば、半分は解決できたも同然ではないか？

それから、自信と目的意識に燃えて、われわれの一部（西洋人）はマイクズ・ブレックファストに行った。高級なヤク・アンド・イェティ・ホテルの近くにある庭園レストランだ。マイクは一九六〇年代に平和部隊のボランティアとしてミネソタからここに来て、そして住みついた大勢の中の一人だ。彼のレストランは、すばらしいコーヒー、ヨーグルト、果物を味わい、モーツァルトを聴き、エベレスト登山の計画を練るトレッカーの話を立ち聞きするのに、今ももってこいの場所だった。

その晩、私は自転車を橋の真ん中で止めて、谷間から上を仰ぎ見た。週の初めに、保健省の気鋭の若手官僚を訪問したときのことを思い返した。私がそこにいたのは、われわれがヒト用狂犬病ワクチンを、自分たち研究者の分だけでなく、その地域の保健省職員の分も持ってきていることを、その官僚に知らせるためだった。彼は、ネパールには自前の完璧なワクチンがあり、WHOが推奨するヒト二倍体ワクチンには発がん性があると公言した。答えはすでにはっきりしているのに私たち（外部の科学者）が研究プロジェクトを始めようとしていると、いらだっているようだった。狂犬病と包虫症を撲滅する方法は、野良犬の大量ガス殺だと、彼は言った。

それをどうやってやり遂げるのかと質問する無分別さは、私にはなかった。私は、結局は、よそ者であり、彼が言外にほのめかすのは、政治的帝国主義者が残したすき間に科学帝国主義が、入り込もうとしているということだ。その非難には真実味があり、私は怒りと落胆を覚えたままだった。古いパターンに陥ることなく、世界的な連帯を示すにはどうすればいいのか？

カトマンズ二九区、二〇区での挑戦

しかし今、橋の上で、この温かく澄んだ光の中で、私は再び希望を感じていた。橋の歩道は、シャツ、セーター、靴、果物、野菜、生きたニワトリ、鍋を売る行商人で混み合っていた。私の眼下で、ビシュヌマティ川の暗くゆったりとした流れは、屠畜を待つスイギュウの群れ、ブタ、イヌ、排便する人、屑肉と骨の山、生と死の混沌のあいだを蛇行していた。ビムセンタンの狭い中世風の通りは、この生と死と臓物の混沌から、ダルバール広場の商業と瞑想の中心へと上っていく。川の上流、近傍の山々の暗いシルエットの上に、天空の頂の白いおぼろな影を私は捉えていた。これといった根拠もなく、それは永遠と平和と希望の感覚で私を満たした。件《くだん》の保健省の役人が間違っていることを証明してやろう。健康な未来へ至る道を見いだす、よりよい、より民主的な、より人道的な方法はあるのだ。

私たちはカトマンズの一九区と二〇区を助けることにした。そして、この理想郷《シャングリラ》の小さな区画を、落ちてしまった深淵から引き上げることができれば、全世界に望みが生まれないだろうか？　持続可能な健康で友好的な未来への道筋ではありえないだろうか？

一九九五年六月、バンコクからカトマンズへのフライトの途中、私の精神風景は混乱していた。私は『ニューズウィーク』誌の、環境災害についての記事を読んでいた。カトマンズ市街の川沿いにあるゴミと汚泥溜まり、私の共同研究者がこの三年間住み、働いてきたところに関するものだった。本国にいるカナダ人の同僚の言葉が耳に残っていた。「カトマンズの環境災害はもはや絶望的だ。いっそのこと壊滅させて一から出直したほうがいい」。彼は正しかったのだろうか？　疫学は応用科学だと私は教えられてきた。われわれがあらゆる手を尽くす理由は、現実世界の公衆衛生問題を解決するためだと。どうして私たちの研究チームのはたらきが、目に見える成果を上げないのだろうか？

この問題の科学側には、証拠の収集が関係している。応用側は、私たちが生みだした知識を取り上げ、利用するように政策担当者を説得することだ。

間違いなく証拠は集まっていた。

ネパールでイヌの糞を集める

一九九二年にカトマンズで研究を始めて以来、ドミニクとジョシ博士をはじめ研究者は、根気よく、よい、旧来の、通常科学の要請を追求していた。ネパール人の同僚と研究をしていたドミニクは、カトマンズに棲むイヌの行動の記録と新鮮なイヌの糞の収集に長時間を費やした。それから、イヌに蛍光塗料を付け、写真を撮り、狂犬病ワクチンと駆虫薬を注射した。さながらカトマンズの野良犬のマグショット集〔逮捕直後に撮影する容疑者の写真〕だった。ドミニクは、米粒大のサナダムシの片節を探すためにイヌの糞を調べるだけでなく、新しい臨床検査法を用いて、もっとも高性能な顕微鏡でも小さすぎて見えないほどのサナダムシの切れ端を、糞から探した。

世帯調査を行なうために、私たちは詳細な市街地図を必要とした。口で言うのは簡単だが、なかなか見つからない。名もない路地や、小さな中庭が密集するカトマンズ旧市街の特徴のせいだ。大がかりな捜索を行ない、埃を通した日光の筋が黄ばんだ書類の山を照らす事務所で待たされる日々を送って、ドミニクはようやく詳しい市街地図を手に入れた。少なくともここでは、以前私が働いていたインドネシアとは違い、市街地図は軍事機密と考えられていなかった。その地図と、一九区と二〇区を歩き回った日々をもとに、ドミニクは、住民がどのようにイヌと関わっているかを調べ、病気や衛生の知識を評価するための無作為世帯調査を行なうことができた。

私たちが集めた証拠から導き出した実情は複雑だった。私たちのチームは、イヌ、家畜、人間の感染（と再感染）のレベルを確定することができた。川岸で解体されたスイギュウ、ヤギ、ヒツジの五から八パーセントに嚢胞があった。こうした動物の多くはインドやチベットから来ており、したがって主な感染サイクルは、おそらくこれらの国にある。カトマンズのイヌで感染しているのはわずか六パーセントで、再感染率は非常に低く、この疾患がまだ主に外来のものであることを示していた。

イヌと人間の感染は解体場周辺に限らないことを、私たちは発見した。肉屋は包虫嚢胞を取り除かず、肉と一緒に売ってしまう。目方で値段が付けられるからだ。神経質な消費者が、嚢胞を切り取って飼い犬に与える。全市から募集した動物病院の協力で、このようにして感染した郊外地域のイヌを特定することができた。イヌの多くはペットや番犬として大切にされていた。

家畜が解体されている地域の飼い主のおよそ六〇パーセントは生肉、屑肉、骨、嚢胞を飼い犬に与えていた。健康食として生肉をイヌに与えるのがブームになっている北米とは違い、ここの人たちがそれを与えるのは、他にあまり選択の余地がないからだ。どこの国に住んでいるにせよ、イヌに生肉を与えるのは、あらゆる病気を家畜からイヌへ、それからイヌの餌を扱う人間へと拡散させるきわめて効果的な方法だ。

たいてい、研究は予想通りに進んだが、特に有用な情報のいくぶんかは思いがけずもたらされた。ドミニクの研究中に、地元の寺院から工芸品が盗まれた。一部地元住民によれば、この一件の筋道立った説明はこうだった。カナダ人の女がわれわれの地域に入ってきて、犬に変な薬を注射した。地域の見張りだった犬たちは死んだ。そこへ泥棒がやってきた。幸い、ドミニクは地域と十分な友好関係を築いていたので、疑惑にもかかわらず研究を続けることができた。

住民の検査結果を検討しているとき、新たに厄介事が持ち上がった。解体場近隣の世帯の三五から四〇パーセントには、エキノコックスの初期スクリーニング検査で少なくとも一人の陽性者がいたのだが、この検査がＣＤＣが行なった第二の検査で裏付けられないのだ。

ピーター・シャンツは、たぶんわれわれが別の寄生虫、いわゆるブタ条虫の幼虫、有鉤囊虫を見ているのではないかと言った。成虫の有鉤条虫（*Taenia solium*）は人間の腸に生息し、サナダムシの頭部が入った風船状の囊胞はブタの中にいる。世界中の貧しい国々で、ブタはヒトの糞（餌がそれだけのこともある）を食べて感染する。清潔な水がないところでは、人から人に感染することもあり、結果は悲惨なことになる。囊胞が血流に乗って全身を回り、脳に達することがあるのだ。その結果起きる炎症は、てんかん発作と人格の変容を伴う精神症状を引き起こす可能性がある。この疾患は神経有鉤囊虫症と呼ばれる。グエルフ大学の獣医学者ケイト・デューイは、てんかんとこの寄生虫の関係を、東アフリカの貧しい村で数年間研究した。村人は、乏しい農業の収入を補おうとして、またエイズ孤児を支え自分の子どもたちを学校に通わせるために、ブタを育てて売っていた。寄生虫やブタの適切な飼料の知識がなく、清潔な水や便所が容易には利用できないため、この疾患が深刻な負担となっている。

寄生虫学者のロバート・デソウィッツは、現在（少なくともインドネシア人には）イリアンジャヤと呼ばれている、かつての西ニューギニアに住むエカリ族のあいだで火傷が流行していたことを記述している。流行が起きたのは西ニューギニアがインドネシアに吸収された数年後、スハルト大統領の軍がバリブタを、地元住民の反発をやわらげ、人口過密なジャワ島からの貧困化した難民の流入に備えるための贈り物として持ち込んだ。ブタは有鉤条虫の囊胞に感染していた。エカリ族は、さっと丸焼きにした豚肉（別名、軽く温めた死んだブタ）を好むので、その後サナダムシに感染した。冷蔵（時間をかければ囊虫を殺すことができる）が利用できず、手洗いのための水も十分になかったので、彼らは神経有鉤囊虫症を患った。発作の最中、特に寒い夜には、患者は寝床まわりの炉に誤って踏み込むことがあった。

ゴミをあさるブタがそこらじゅうをうろついていることを考えると、似た状況がネパールでも明らかになってくるかもしれないと思われた。包虫症の検査はたぶん、この別のサナダムシに由来するタンパク質と交差反応を起こしていた。もしそうなら、イヌを治療しても役に立たないだろう。

ネパールにおける疫学的研究は、証拠の重みによって、住民に生活様式を変えるように説得できると私たちは期待した。解決法は、一見したところ、明らかだった。解体場の衛生検査官に囊胞を切り取らせ、適切に廃棄させる。解体場の周囲を囲み、住民を教育して、イヌを囊胞に感染した生肉に近付けないようにさせる。そしてイヌに触れたあとは手を洗うように、イヌの糞を片づけて街路や家の糞便汚染を減らすようにする。イヌの数を調節する。ドミニクはテレビ放送用のビデオを用意した。ジョシ博士は住民教育のためのクリニックを開業し、行政官や議員と話した。だが、数年にわたる懸命な努力とグッド・サイエンスによっても、何かが変わったようには見えなかった。なぜか？

グッド・サイエンスと文化の尊重はなぜ両立しないのか

動物の残骸と糞の山、餌をあさり脱糞し顔を洗うイヌとブタと人間を川岸で見ながら、私は、カトマンズの動物の解体とゴミと感染症の問題を「解決」しようというそれまでの試みを考え直していた。一九七〇年代から八〇年代、デンマークの海外援助機関は大規模で近代的な食肉処理場（デンマークにあるような）を建設し、ドイツはゴミ処理システム（ドイツにあるような）を構築し、多くの国々が医療従事者の訓練を支援し、公衆衛生担当官は夜中に巡回してストリキニーネ入りの肉をばらまいて野良犬に食べさせ（ウォルト・ディズニーの悪夢のように）、狂犬病と包虫症を抑制しようとした。

一九九五年、デンマークが建設した食肉処理場はほとんど空っぽで、街路はまたゴミだらけであり、訓練を受けた医療従事者は田舎に帰って痩せた土地を耕しながら細々と生活し、野良犬は相変わらず元気で、地域住民から餌をもらってかわいがられている。

こうした計画はグッド・サイエンスと、一見したところしっかりした論理に基づいている。足りないのは文化の尊重、人々がある行動を取り、それ以外の行動を取らない理由の理解だ。

科学的情報は客観的で、世界中どこでも真実だとされている。しかしその想定は、基礎現象の実験室での研究に基づいている。場所の科学、地域的に真実である現象を探究する科学はありうるだろうか？

もっとも初期の、もっとも成功したエキノコックスの抑制プログラムはアイスランドで始まった。アイスランドでは牧羊と牧羊犬が数千年前から存在し、文化的生活の中に昔から重要な位置を占めてきた。一八六九年、ハラルド・クラッベは、イヌの増えすぎとそれに関連する「肝臓病」の蔓延を憂えて、アイスランド語で病気のライフサイクルを解説するパンフレットを書いた。それからクラッベは、このパンフレットを各世帯に無料で配布した。長く暗いアイスランドの冬と、このパンフレットがアイスランド語で書かれた文書としては（聖書とアイスランド・サガに次いで）やっと三冊目だったことを考えると、包虫症抑制という考えがアイスランド人の精神に深く根を下ろしたことが想像できる。そのような国家規模の疾患撲滅への理解と参加（その中には、首都レイキャビクでのイヌの飼育を法的に禁止するような徹底したイヌの管理計画もあった）によっても、アイスランドがこの疾患を一掃するには一〇〇年近くかかった。

アイスランドの成功は、多くの牧羊国を勇気づけ、同じような抑制プログラムに乗り出させた。こうしたプログラムが成功したかどうかはまちまちだった。もっともうまくいった例でも、高い教育水準、獣医検査官による食肉加工施設の規制、野良犬の根絶を容認するイヌへの意識にかかっていた。場合によっては、その成功を決めるのは、ネパール人やケニア人やペルー人を、西欧人や北米人と同じ行動を取るようにどの程度説得できるかにあった。

ニュージーランドのプログラムは得るところが多い。それは教育、イヌの登録制度、飼い主への治療薬の支給を組み合わせたものとして始まった。教育は小学生と牧羊犬の飼い主を対象とした。また後者は、イヌに下剤を投与して糞の寄生虫検査を行なうために集められた。プログラムは、ヨーロッパ系住民のあいだで大成功を収め、先住民族マオリのあいだではそれほどではなかった。マオリ族にとってイヌは異なる社会的役割を持っていたのだ。

成功した包虫症抑制プログラムは、進捗に数十年がかかり、多大な市民の参加と予算を必要とした。これがネパールでそもそも可能なのだろうかと私は思った。

一つはっきりしていることがあった。政策に関わる問題に対処しようとする科学研究、公益のための科学は、社会・生態学的歴史意識に内包されていなければならないということだ。わがチームのネパール人研究者の一人、ブディ・タマンは、カトマンズ近郊の都市キルティプルで新式トイレを設置したドイツの開発機関の話をしてくれた。それをどこに設置するか、どのように設計するかは、地域社会の公衆衛生上のニーズを学術的に適切に評価した上で決定された可能性が高い。ところが何らかの理由で、住民はそのトイレを使おうとしない。理由を尋ねると、彼らは寄贈者にこう答えた。「心配ない。たぶん明日から使うよ」。だが彼らは決して使わなかった。

ドイツから人類学者が派遣された。彼は地域社会に住み込み、ネワール語を習得し、住民の日常生活に加わった。そうしてわかったのは、こういうことだった。ネパール統一の際、キルティプル市民は「統一」王の侵略を二度退けた。三度目、東から来るという市民の予想に反して、王は西から接近し、そして虐殺が起きた。以来キルティプルの市民は、恨みを込めて排便時にかならず尻を西に向けるのだという。ドイツのトイレは、お祭しの通り、尻が東を向くように設置されていた。この誤りを修正すると、トイレは使われるようになった。

動物の解体を規制する国レベルの法律――ジョシ博士が何年も前から制定のために尽力していた――を作るような単純なことですら、政治的事件によって停滞した。私たち研究チームが活動を始めたとき、ネパールは独裁制から民主制へと動いていた。私たちと共同していた人たちの多くが、民主化運動に積極的に関わっていた。政治的状況は刺激的だったが、混乱していた。法案の審議が近づいたり、採決されようとするたびに、政府が倒れ、新たな連立政権が組まれ、たいていは選挙が行なわれた。混沌としたネパールの民主主義の誕生（それ自体は好ましいことだ）はもう一つの好ましいこと、公衆衛生を妨げていた。

王による統治の体制から、ネパールは急速に無統治の体制へと移行しているようだった。自転車で混み合う谷を回っていると、以前は緑の水田だったところに、急作りですでに崩れかけた新しいビルが散在しているのが見られた。今や何もかもが売りに出されていた。複雑に織られたチベット絨毯（ネパール人の労働者の手で、ネパールの水を汚染して、ニュージーランドの羊毛とインドの染料を使って作られている）、金銀の装身具、トルコ石とオパール、チベット仏教美術作品、太った笑う仏像とインドのゾウ、獰猛なチベタン・マスティフ、かわいらしいラサ・アプソ、チベット絨毯の安い模造品。「オルタナティブ」ツーリストには、自然も売り物になる。登山、ホワイトウォーター・ラフティング、山の眺め、ウシ、アヒル、ニワトリ、野良犬。カジノもあった。ある意味で、たくさんの腕を持った奇妙な神々を崇拝する、親切で幸福なネパールの人々というロマンチックな観念も、この異国情緒あふれる風景の一部として売りに出されていた。

こうした経済活動は大金をもたらした。理想的社会ならば、これはネパールの市民のための清潔な飲み水、きれいな空気、十分な食料へと変わるだろう。だがネパールでは、消費者の無理な注文とゴミの山になってしまう。この混乱をどうすれば何か新しいものを創りだすチャンスとして利用できるのだろう？　多くの政治家は、食肉処理場の所有者と肉屋もそうだが、この飛び入り参加自由の経済の中で、観光客と新しい富裕層の肉の需要に応えている。彼らを説得して、共同体の健康のために再投資させることはできるのだろうか？　彼らをこの仕事に引き込んで、重要性をわからせることがどうすればできるだろうか？　科学、政策、公共業務の関係について、私の意見は変わりつつあった。

社会・生体システム全体の健康について考える新しいアプローチ

一九九〇年代、学者の国際的ネットワークの中には、人類がこの惑星に長く楽しく滞在できるように、われわれが住む世界の複雑性をどう理解し、どう取り扱うか、あるいはどうそれに順応するかに取り組んでいたものがあった。このようなネットワークから、エコヘルス（健康への生態系アプローチを縮めたもの）とワンヘルスのような名前の旗のもとで人間、他の動物、生態系の健康を統合する道を探る団体が現れた。私たちは個人、家族、さらには都市の健康を語り、測定し、促進した。だとすれば、社会・生態システム全体の健康について話せないことがあるだろうか？

私たちの研究から明らかになった、事実はもとより、複雑なつながりについて私は考えた。カトマンズの都市住民の福祉を改善しようとするこれまでの試みがなぜうまくいかなかったのか、それが多くを物語っていた。

家族と文化の伝承としての屠畜は、かつて人口の希薄な農村部においてはおそらく持続可能だったであろう。それがまったく異質で過密なカトマンズの都市環境に持ち込まれた。解体人は家族の伝統を捨てることを望まず、食肉処理場で賃金労働者になった。

人とイヌとの関係、屠畜、そして小規模な食肉輸送や肉屋など、市中にある多くの従属的職業の経済的、文化的、家族的基盤は、変えるように命令があろうと、あるいは公衆衛生上の判定があろうと、あっさり変えられるものではなかった。野良犬は公衆衛生上の脅威であるばかりでなく、地域社会の番犬でもあった。屠畜と食品衛生慣行は知識だけでなく、清潔な水が手に入るか、調理用の燃料が手ごろな価格かどうかに左右され、したがって絨毯工場（大量の水を消費――そして廃棄――する）のような経済的に優勢な活動と真っ向から競合する。

イヌをすべてよく効く薬で治療できたとしても、糞の中の薬品が環境に及ぼす影響がどうなのかははっきりしない。結局、関係する地域社会は深刻な公衆衛生、経済、環境問題から逃れられない。その多くは、当の寄生虫よりもかなり差し迫っていると思われるものだ。こうした地域社会がなけなしの余剰金の使い道として、駆虫薬やイヌの抑制プログラムをどうして選ぼうとするだろう？　この寄生虫への対応策で何をするにせよ、それは社会の変化をもたらす、幅広いプログラムの一環であるべきだろう。生態系を基礎とするアプローチが、複雑な公衆衛生問題に対する有望な考え方と取り組み方を示すとすれば、カトマンズは理想的なケーススタディになるように思えた。

夕暮れ、私はクラシカルなホテル・バジュラの屋上テラスに腰を下ろし、ビールをゆっくり味わっていた。木彫の壁、庭園、伝統的な彫像がすばらしいこのホテルは、スワヤンブナート寺院（モンキーテンプル）のある丘の中腹にあった。私は暮れゆく谷を、中世のままの都市に点々と灯る明かりを、屋根の上の衛星放送用パラボラアンテナを見渡した。獣糞と薪が燃える匂い、インドとヨーロッパのポピュラー音楽の轟きが、私のところまで漂ってきて、冷たくほとんど清浄な山の空気の中へと消えていった。社会・生態システムの健康にまつわるこのような新しい思想が、住民参加と体系的な生態学の理解を両輪として、この地でうまくいくのなら、それはどこへ行ってもうまくいくだろう。

後日談

カトマンズの包虫症はどうなったんだと、よく人から聞かれる。私にはわからない。一つには、それは一九区と二〇区の市民にとって優先事項ではなかったからだ。しかし、それを問題化していた状況がよいほうに変わったことはわかっている。

二〇〇一年一一月、私たちは、地域社会をベースとする生態学的健康プロジェクトについての最後のワークショップを開いた。わが研究チームには、今回は食肉加工業者、街路清掃人、獣医師、政治家、商店主、人類学者、地域社会活動家が含まれていた。

あとで私は、食肉加工業者組合の精力的な若い議長、ディネシュ・カジが、日の当たる清々しい川辺の中庭に立っているところを写真に収めた。私は彼に、ここには以前古いポンプがあったんじゃないかと言った。私の手元には一枚の写真があった。水を汲む女性、まわりにしゃがんだその子どもたち、背景には解体される動物が写っていた。ちょうどここだと、彼は庭を横切る小ぎれいに手入れされた建物を指さし、笑った。

一九九二年に私が初めて遭遇したダンテ風の川岸は変貌していた。植え込みと樹木とベンチのある公園がビムセンタン橋のたもとに作られていた。一組の男女が新しい公衆便所を、庭園と共に管理していた。彼らが請求する使用料は市と分けられる。川岸で排便することは禁止されているが、ズボンを引き上げながら河原の草むらから出てきた男の姿を私は見た。それでも、川岸は一〇年前に比べるとはるかに清潔だった。ゴミの山はいくらかあったが、以前よりずっと少なかった。イヌの数も減っていた。木にハゲワシは止まっていなかった。

公園の隣、川岸沿いのはるか先には、背の高い草の生垣、私有の花畑と野菜畑がある。その向こうで、堆肥化される牛糞と胃の内容物の畝にはプラスチックパイプで通気され、アヒルの群れがまわりをうろついてハエの幼虫をついばんでいる。私の右手、川と反対側には、段ボールとプラスチックのリサイクル資源集積所があった。スイギュウが列を作って通りをゆっくりと歩いている。そのあとに牧夫が一人ついていた。牧夫はスイギュウを脇道から金属の波板の扉へと誘導した。私は動物のあとから戸口を潜った。レンガ敷きの中庭の周囲に屋根付きの小屋があった。これが一九区と二〇区に二〇カ所ほど点在する新しい中規模解体場の一つだった。水道で、女性たちと子どもたちが真鍮の鍋やプラスチックの桶に水を汲んでいた。

外に出ると、脇道に水を流しっぱなしの石造りの吐水口を見かけた。吐水口は地面より低い洗い場に設置され、地域住民なら誰でも利用でき、伝統的な宗教的世話人が維持している。こうした洗い場の中には、かつてはゴミでいっぱいだったが、今ではきれいに掃除され、ペンキが塗られて使われているものもあった。

二〇〇一年からこちら、ネパールは何度も混乱を経験している。二〇〇一年六月、ディペンドラ皇太子が晩餐会の席上、激高して家族のほとんどを殺害した。自分の選んだ結婚相手に母が反対したのが原因と伝えられる。叔父の一人、ギャネンドラ・ビール・ビクラム・シャハ（晩餐会は欠席していた）が立憲君主の座に上った。ギャネンドラが王位に即《つ》くまで、主流派の政治家たちは、ネパール共産党毛沢東主義派（マオイスト）との微妙な関係を何とか保ち、地方の経済発展を旗印に戦っているこの農村を拠点とする反政府集団を、政治的プロセスに加えようとしていた。新しい王が権力を握ると、もろい平和は崩壊した。

二〇〇三年から二〇〇四年にかけて、ネパール内戦が激化するにつれ、私はだんだん心配になってきた。一〇年間の成果と地域社会が学んだことが、より大きな事件に押しつぶされてしまうのではないか。その一方、ビムセンタン橋の近く、女の子がライチと桃を並べて客待ちをしていたところで爆弾事件があり、王は議会を解散して、「国際テロリスト」と戦うためにアメリカから軍事援助を受けたため、交渉による解決から遠ざかっていた。また一方で私は、研究チームの一人から、楽観的なEメールを受け取った。この研究者は当時、夢と希望を叶える技術と力をネパール国民が築くことを目的とする団体を率いていた。

私たちの研究ワークショップの一つで、参加者は、自分の子どもに話してほしい物語は何かと質問された。私がジョシ博士から聞いた話では、地域社会はみずからの仕事を継続し、民主的権利のために闘い、資本主義者、王党派、マオイストのうんざりするような内戦の中で、レジリエンスの物語を創りだしている。彼らは水質を監視し続けている。ジョシ自身は今もイヌのワクチン接種クリニックを運営している。私が共に働いたネパール人の社会活動家は、一九区および二〇区の住民の栄養と健康を改善するプログラムを始めた。

そこに住む人々は、孫に話してもらいたい物語を見つけだした。それは地域民主主義と参加の、清潔な水と知識への渇望と構造的貧困と抑圧の耐えがたさの物語だ。私はしばしば一九九二年を振り返り、ライチと桃を並べて気長に客を待っていた、ビムセンタン橋の小さな少女を思い出す。そして彼女がその物語の中で幸福な役を得るように願っている。

17

終章

まわりじゅうに、私たちの中にもいる微生物との対話と鋭く注意深い生態系意識

連帯感を保ったソーシャル・ディスタンシング

何百もの疾患が他の動物と人間のあいだで共有され、本書で取り上げたものはそのごく一部にすぎない。私が選んだのは、この地球規模でつながり、数々のパンデミックに脅かされている世界で、われわれが直面するもっとも重大な問題と思うものを、はっきりと描き出すものだけだ。

一見したところ、感染症がどのように他の動物から人間へとうつるのかを理解するのは、複雑で高度なことではない。それは昆虫、環境汚染、直接接触（狂犬病のように動物が人間を噛んだり、食品媒介のように人間が動物を噛んだりするほか、鼻同士をこすりつけるなど）によって伝染する。どのように伝染するかがわかるということは、予防手段が、少なくとも個人レベルでは、明らかだということだ。そうした手段はいずれも、完璧というわけではないが、すべてそれなりに効果的なものだ。感染の可能性がある荷物、動物、

肉を扱ったあと石鹸で手を洗えば、多くのウイルス、細菌、寄生虫を取り除ける。いわゆる抗菌ソープ、ローション、スプレーは不必要であり、より攻撃的な微生物への進化を促すだけかもしれない。野外では長袖のシャツを着用し、虫除けを使うことも、蚊やマダニを防ぐのに役立つ。食品を加熱調理すれば、肉の表面についたサルモネラのような細菌――そして内部にいるトキソプラズマのような寄生虫――は死ぬだろう。イヌの糞を片づけ、堆肥化させて処理すれば、またはドッグパークに小型の浄化槽を造れば、さまざまな寄生虫や細菌が循環するのを防ぐことができるだろう。

伝染病は本質的に、単独の症例として現れることはなく、個人への治療は大切ではあるものの、より大きな取り組みに埋め込まれている必要がある。地域社会レベルの予防手段にも、シンプルなものがある。しかし、COVID－19のパンデミックのさなかに気づいたように、そのためには最低限の知性を持つ政治家を選ぶことと、取り組みを実行するために必要な資源を世界全体で公正に分かち合おうとする意識を、私たちすべてが持つことが求められる。連帯感を保ったソーシャル・ディスタンシングという言葉で、この個人の安全と全体の健康のバランスは表現される。狂犬病、炭疽病、ブルセラ症、エボラ出血熱、さまざまなインフルエンザに対する動物とヒトへのワクチン接種プログラムは、現在の知識と技術を使って、すべて達成が可能だ。

動物の糞や死体を、焼いたりただ埋めたりするのではなく、堆肥化する方法や、浄化槽でエネルギーを発生させる知識は、拙著『排泄物と文明』で論じているが、感染症を扱うすべての人の訓練マニュアルに載せるべきだろう。堆肥化すれば、ほとんどの細菌やウイルスが死滅するだけでなく、利用価値のある肥料を作りだすことができる。雄イヌ用の安価な避妊薬の注射剤を開発することも、どこかの製薬会社か資金提供機関を口説いて優先的に取り組ませられるなら、比較的簡単なはずだ。ウシは、新たに疾患のない地域への輸送を許可する前に、睡眠病のようなさまざまな病気をスクリーニングすればいい。

社会的不正は大規模に人を殺している

人獣共通感染症の世界的パターンは、個人や地域社会の能力をはるかに超えた、複雑な社会と環境の変化を反映している。それは厄介だが、実はわれわれは、何をなすべきかを知っている。それもずっと前から。人獣共通感染症の自然史と、その二〇世紀前半の発生や再発生を見ると、一般的な原因にはさまざまな要素が入り混じっている。しばしばヒトは新たな都市あるいは農村生態系を、古い、ヒトの支配下にない生態系の廃墟の上に創りだしてきた。エボラ、マールブルグ、シャーガス、SARS−CoV、SARS−CoV−2は、一つには、他の動物と微生物が、ある種の荒っぽい調和のもと数千年来暮らしてきた地域に、新たに人間が侵入したことで発生したものだ。

ネズミ、アライグマ、コヨーテなどの動物はヒトの定住地に適応し、同時にそれを変化させ、狂犬病やハンタのようなウイルス、レプトスピラのような細菌、さまざまな寄生虫をもたらしてきた。農業における規模の経済とモノカルチャーは、鳥インフルエンザ、サルモネラ症、SARS−CoV−2の流行の発生に理想的な条件を生みだした。地球規模のめまぐるしい移動と野放図な自由貿易は、伝染病の拡大を助長している。生物多様性の喪失、社会的不平等、貧しい人々の周縁化、住宅事情が劣悪なスラムの急速な拡大、不十分な水、淀んだ下水は、古い感染症のパターンを変え、新しいものに台頭の機会を与える。気候変動は、多くは人為的なものであり、生態系の不安定化と、動物と微生物が新しい地域に分散する一因となる。自然の調和やら生態学的安定を（再）創造する話は絵空事だ。

一八四八年、有名な臨床病理学者ルドルフ・フィルヒョウはプロイセン政府により、上シレジア地方のチフス流行の原因調査に派遣された。徹底した調査のあと、フィルヒョウは報告書を提出した。そこには「完全雇用、賃金値上げ、農業協同組合の設立、普通教育、カトリック教会の廃止」を含むプログラムが提言されていた。まあ、最後のは調子に乗りすぎだが、それ以外は理にかなっていた。

一九九二年、米国医学研究所は、感染症の再流行と出現に関する報告書を発表した。報告書は以下の原因を特定した。人口動態と行動、技術と産業、経済発展と土地利用、国外旅行と貿易、微生物の適応と変化、公衆衛生対策の破綻。報告書は監視の強化、ワクチンと薬の開発、媒介動物の抑制（主に殺虫剤の改良による）、ヒトの行動の転換——たとえば性的関係や抗生物質の利用に関して——を適切な対応として提案した。土地利用の制限や、公正な経済開発、健康保険、有給病気休暇についての言及はなかった。

二〇〇八年、フィルヒョウの報告から一五〇年以上を経て、WHOは健康の社会的決定要因に関する根拠の総説を発表した。著者らは、熱烈な革命家などではなかったが、「社会的不正義は大規模に人を殺している」と断言し、「人間が生まれ、育ち、暮らし、働き、老いる状況を含めた日常生活の状況を改善」することと「権力、富、資源——そのような条件の構造的動因——の不公正な分配に世界的、国家的、地域的に取り組む」ことを提言した。

数年後（二〇一二年）、一九九二年の報告からの進捗状況レビューは、このように言及している。SARSやH5N1のような新しい疾患が最初のレポート以後に出現しているが、二〇年間でもっとも重要な進歩は「微生物検出と治療におけるゲノム学関連の進歩、疾病監視の向上、EIDS［新興感染症］と出現の根底にある複雑な変異への意識の高まり」である。この通り重要な問題に対しては何ら取り組みがなく、疫学者のあいだでは――少なくとも私が出席した会合では――COVID－19が急速に迫ってくることに対して驚く者はほとんどいなかった。

すべての対策がプラス面とマイナス面を持つ

何年も前からパンデミックを防ぐためになすべきことがわかっていたのなら、なぜ行動しなかったのだろう？　これらの報告書がはっきりとは認めていないこと、どの「パンデミックを防ぐためにすること」リストでも明記されていないことは、このような複雑な状況では、われわれはトレードオフに直面するということだ。ただ一つの、決定的な、科学的根拠のある「真実」などはなく、しばしばある問題への解決策が新しい問題を生むのだ。こうした「厄介な問題」は周囲の至るところにあり、将来のパンデミックを防ぐにあたってわれわれが直面する問題の中心となるものだ。

カトマンズの河原からハゲワシが姿を消したのを、私はどんなに喜んだだろう。あとで私は、ハゲワシがインド亜大陸全土で大量に死んでいることを知った。ところによってはある種のハゲワシの九七パーセントまでが死んでいた。当初、研究者は何らかのウイルスの流行を考えた。その後、鎮痛剤ジクロフェナクが、老齢のウシの死に際を楽にしてやるため、インド一帯で多量に使われていることがわかった。これ自体は正当で人道的なことのように思えるかもしれない。ところが、こうしたウシの死骸を食べたハゲワシは、腎不全と内臓痛風（尿酸の蓄積）を起こした。それがわかったのは、頭を垂れたその姿からだ。鳥はその後すぐに死んだ。主要な腐肉食動物を失った結果、半野生のイヌが腐りかけた死骸に群がり、狂犬病やその他の疾患を広げる壊滅的な事態になりかねなかった。パールシー〔インドのゾロアスター教徒〕は死者をムンバイの沈黙の塔に安置してハゲワシに処理させるので、自分たちの宗教上のしきたりがどうなるのだろうかと危ぶんだ。私は、カトマンズの川沿いで見たハゲワシのいない光景が、食肉処理の規制が成功した表われなのか、それとも別のフィードバックループ、ウシの苦痛を取り除こうとする願いが招いた不幸な結果だろうかと考え込んだ。

プルケルは、その託宣が気に入らないからと、聖なるニワトリを海に投げ込んだ。ある意味、H5N1鳥インフルエンザウイルスを前にして数百万羽のニワトリを殺処分するのは、同様の反抗的行為だ。科学者――それは、少なくとも、予言を読み取る人間だ――は、なぜ東南アジアのニワトリは感染したのかと問うかもしれない。一つの答えが、野鳥と家畜貿易がウイルスをもたらしたというものだ。それはどのように起きたのか？　人間が利用するため、世界中で沼地の干拓と景観の作り替えが行なわれ、野鳥の営巣地と休息地の選択の幅が狭まった。鳥は互いに、また他の種との密集を強いられる。同じ種が密集すればストレスが高まり、より多くの微生物が放出される。異種との密集では微生物が拡散し、進化が早まる。また、飛行経路が狭まり、数も減って、その多くが拡大する人間の居住地や農業企業の近くを通るようになっている。

家禽を輸送する貿易業者は、権力者が推進する経済政策に応えている。そうした政策が導入されたのは、都市住民がもっとたくさんの肉を、より安く食べたがっているからだ。農業における規模の経済と世界貿易は、食料品店の売値を下げ、多くの食品を裕福な都市住民だけでなく、低所得層の人々にも買えるようにした。だが、規模の経済と世界貿易は、さまざまな新型疾患の出現と拡散にも、理想的な条件を作りだしたのだ。

より拡大して見てみると、特定のアウトブレイクの「なぜ」と「なぜならば」はさまざまな方向性を持っており、地理的・政治的スケール全域にわたり、さまざまな勝者と敗者がいて、フィードバックループが（地域の農業慣行と地域の環境のあいだで）弱められたり（地域の農業慣行と世界市場のあいだで）生みだされたりする。

特定の養鶏場でのアウトブレイクは、ニワトリの飼い方、密集の程度、敷地内に棲む他の動物、行なわれている「バイオセキュリティ」、市場の構造と関係しているかもしれない。こうした要素は、今度は、都市のある種の食品需要、経済と文化、誰が力を（鶏舎の集約的管理に必要な電力と、経済市場の管理に必要な権力と）を持っているかに関わってくる。エピデミックの拡大は診断と対応の技術的能力、闘鶏と愛玩鳥の価値、貧しい人々、特に女性の教育、人間や他の動物の健康に取り組む人々のあいだの対話、流行が発生した地点（貧しく周縁化されていることが多い）で利用可能な薬や医療機関にかかっている。

私が鳥インフルエンザについて述べたことは、他の新興感染症すべてについても言えることだ。小規模農地の放棄はいいことにも（たとえば、野生動物の生息地が拡大するとして歓迎する生態学者にとって）悪いこと（そのような耕作放棄地でのシカの増加に伴うライム病の拡大を心配する疫学者にとって）のようにも思われるだろう。森の中をハイキングするのは、個人の健康にとってよいこと（運動、新鮮な空気）だが、リスク（ライム病、西ナイル熱）もあるだろう。カトマンズのイヌは地域の番犬であると同時に病気を運ぶ。二〇〇六年の国際会議において、トルコの科学者は、鳥インフルエンザの拡大を防ぐためにニワトリを殺処分したところ、トルコの農村でマダニ媒介病が発生したことを報告した。ニワトリはマダニの抑制に重要な役割を果たしていたのだ。

今日、人間の活動に伴う変化の速さと大きさは、われわれが地球上に現れてからこれまでの、短いあいだに見てきたものをはるかにしのいでいる。われわれは、急速な気候変動と環境変化の最先端を滑走している。一方で、ＣＯＶＩＤ－19パンデミックのあいだ、情報共有の開放性とスピードは、状況に応じて対応する機会をこれまでになく多く世界にもたらした。

その一方、パンデミックのスピードと範囲、そして言うまでもなく過去一〇年の洪水、嵐、干魃《かんばつ》、山火事は、私たちを躊躇させるはずだ。私たちは、より長時間働き、速く走るだけで、進歩することができるのだろうか？　量子コンピューターや５Ｇネットワークが私たちを救ってくれるのだろうか？

われわれは、次のパンデミックを予測し、できれば止めるのに役立つデータに基づいた理論的、数学的モデルを構築できるのだろうか？　ＣＯＶＩＤ－19パンデミックのまっただ中では、モデルは至るところではっきりしていて、多くの国内および国際的政策を左右した。すぐに明らかになったのは、ただ一つの科学的モデルのようなものはなく、したがって単一の世界規模の政策はないということだ。モデルはいくつもあり、政策もいくつもあった。

モデルを周囲の世界と混同しない限り、そこから学ぶことは多い。複雑系理論家の中には、これに取り組もうとして、われわれが住む世界を入れ子になった階層として説明している者がいる。個人として、私には肉体的、社会的境界があり、私が機能するための内なる規則がある。私はまた、境界と機能を備えた家族の一員でもあり、その家族はさまざまな共同体の構成員であり、それぞれの共同体は独自の規則と境界を持つ。私が食べ、飲み、発汗し、呼吸し、排尿し、排便するという事実によって、いくつかの入れ子になった生態系の一員として私を説明することもできる。

ポストモダンからポストノーマルサイエンスへ

二〇世紀の哲学者アーサー・ケストラーは、全体であると同時に部分でもある各階層を「ホロン」と呼んだ。環境科学者ヘンリー・リギアーは、このような入れ子の階層を「ホロノクラシー」と呼ぶ。「民主主義《デモクラシー》」や「独裁政治《オートクラシー》」のような響きのあるこの用語は、相互の力関係と責任を強調するものだ。レジリエンス・アライアンスが使っている、そして私が前に紹介した、パナーキーの無限大記号型の概念は、階層を超えた長期的な変化と、持続の相互作用を強調する。

レジリエンス・アライアンスのモデルに関して、われわれは創造的破壊の段階に入ろうとしているのかという疑問が出るかもしれない。もしそうなら、われわれの前途は危険に満ちているだけでなく、民主的で、公正で、生態学的に持続可能な世界的変化と改革を望む者にとっては、今までにない好機となる。危険は、古いものの破壊と新しいものの創造のあいだで力関係がどのように発生するかにかかっている。ソ連の崩壊は危険信号に違いない。旧から新への騒然とした推移の中で、新興財閥と独裁者が資源と権力を掌握し、民主的な再建は妨げられた。COVID－19パンデミックのさなかにあって、独裁者（政府の中でも民間企業でも）が、政治的、経済的支配を握るために、救急救命室や災害時にふさわしい権力関係モデル、専門知識、行政管理を利用しているのをすでに見ることができる。回復力があり、公正で、持続可能な未来を見ることを願う者のために、パンデミックのさなかに起きる破壊は小さな風穴を開ける。その風穴の中で私たちは主張し、団結し、クリエイティブに行動するのだ。

われわれ独裁者ならざる者たちにとっての大きな課題の一つが、われわれの問いが、そして望む未来が、多くの視点を取り入れ、評価するようにわれわれに要求することだ。獣医師である私はこれを、研究所からの情報、臨床的観察、疫学的パターン、病歴を集めた臨床判断と考える。衛生および環境政策に関心を持つ者にとっては、これはなおいっそう難しい。合理的な世界の見方が多様であることを受け入れたとしても、「臨床判断」は共通のものだ。哲学者のシルビオ・フントウィッツとジェリー・ラベッツは、科学的知識の理解を困難にする環境リスク評価と社会問題の不確実さを扱った自身の研究を踏まえて、この公共に関与する科学を「ポストノーマル」と呼んだ。多くの異なる視点が並立しているだけの「ポストモダン」を超えて、地球上で人類が愉快な暮らしを続けられるように世界を理解し、問題点をはっきりさせ、それを解決するためには、多種多様な根拠と視点を求めることが必要だと彼らは提唱している。ポストノーマルサイエンスは、彼らの主張によれば、「事実が不確実で、価値に議論があり、リスクが高く、決断が急を要する」状況ではもっとも適切である。根本的には、ポストノーマルサイエンスは科学の民主化であり、人獣共通感染症、新興感染症、パンデミックに関する問題のようなものを考える上で、これ以上の方法を私はまだ見つけていない。

ウィリアム・ボイドの小説 *Armadillo*（『アルマジロ』）の主人公は、セレンディピティ〔偶然ものを見つけだす能力〕の反対を表わす言葉を探している。「セレンディピティ」は、現在のスリランカの古名セレンディプから派生した語だ。古代ペルシアの伝説の英雄たちは、偶然により予期せぬ幸運な発見をするという能力を持っていた。「セレンディピティ」の反対を意味する語は、寒く不毛な架空の国ゼンブラをもとにすることを、ボイドは提案する。かくして「ゼンブラニティ」は「意図的に不幸で不運で予想通りの発見をする能力」ということになる。この能力は間違いなく、私が専門家として打ち込んだ研究分野――疫学、環境科学、生物医学――の特徴を表わしたものだ。私たちは何か、たとえば水中の糞便、空気中のディーゼル煙、喫煙のようなものが人畜に病気を引き起こすかもしれないと考え、そうであることを証明するために研究を計画する。この種のものを空気や水の中に捨てて金儲けをしている者たち以外は誰も驚くまでもないが、それが確かに病気を起こすことを私たちは発見する。疾患や環境状況の世界的な監視業務の多くも、ゼンブラニティと特徴づけられる。しかし二一世紀の問題は予測不能であり、未来は、幸いなことに、不確かだ。より住みやすい世界を共に創るために、私たちは新たにセレンディピティのある科学、ポストノーマルサイエンスを必要としている。あらゆるものを見ることを、不確かさ、謎、公正のための戦いを受け入れることを、物語がモデルと検査成績と共にキャンプファイヤーを囲むのを許すことを恐れない科学を。

還元主義的科学から対話の科学へ

数十年間、人獣共通感染症、エピデミック、パンデミックを研究し、その科学的知見を日常生活の改善に役立てようと世界各地の地域社会と共同してきた私が、科学をどのように考えるようになったかを話したい。一七世紀、ペストのパンデミックの珍しい狭間であり、相次ぐ戦乱のまっただ中の時代、ルネ・デカルトは、世界を観察のためにどんどん小さく切り分けていけば、われわれは「自然の支配者にして所有者となる」ことができ、そうすることでわれわれの健康を改善できると論じた。デカルトは、人間は老大家の書物と決別し、外へ出てリアルタイムで世界を観察すべきだと主張した。まったくその通りだ。とはいえそれ以来、ほとんどの学生は科学を書物から学んでいるのだが。それでも一七世紀以降、デカルト科学は最高潮を迎え、宇宙を構成するものについて私たちは多くを学べるようになった。たとえばＣＯＶＩＤ－19などのパンデミックについて、デカルト科学は細菌やウイルスの構造を特定し、ワクチンを開発し、病気の拡大を減らす手順を導入することを可能にした。にもかかわらず、「自然の支配者にして所有者」になるという観念を、私たちは達成できない。なぜなのか？　人獣共通感染症とパンデミック、特にＣＯＶＩＤ－19は、自然の力をわれわれはどう理解し、どうそれに対応するのかという疑問をもたらしたのだ。

　世界は単にわれわれのまわりにある物質ではない。パンデミックでは、問題となるのは単にウイルス、動物、人間ではない。世界をまとめているのは、それらのあいだの関係なのだ。こうした関係は——他に適当な言葉がないのだが——対話によって表現される。私たちはこうした対話をいくつか知っている。動物が立てる音声や、昆虫同士または昆虫と植物のあいだの生化学的伝達で表現されるものだ。他に、重力や原子間力のように、見たり聞いたりすることはできず、その効果によってだけ知っているものもある。私たちの周囲にある、こうした込み入っていて移ろいやすい対話は、多くが制御された実験室に持ち込めないので、それについての理解はごく初歩的な段階にある。

　私たちが人間として、もっと具体的には科学的な訓練を受けた学者として取り組んでいるのは、複雑な不確実さを包括するだけでなく、それに私たちがより深く関わることができるようにする言語を探すことだ。これまで私たちは、この惑星を共有する生き物たちに対して、ブルドーザーと殺虫剤というきわめて粗野な言語で講義をすることに慣れていた。パンデミックは、地球全体にわたる社会生態系の網に埋め込まれた、われわれの絶叫調の講義に対する世界の応答だ。どのように聞き、クリエイティブに応え、応答に対してまた返答するか、私たちはわかっているのだろうか？　周囲にあって自分たちを定義するものを変化させながら、自分たちの変化をどう理解するかを。もっとも本能的で、平凡で、乱暴で、脅迫的で、正常な機能を妨げるようなやり方以外で対話することを可能にする言語は何か？　それは私たちに共通の物語を話すのに必要な、未知の言語なのか？　これがパンデミックと人獣共通感染症についての考え方に結びつかないとすれば、たぶんそれはわれわれがまだ、生物種として若すぎるからだろう。それでもなお、このポストノーマル・パンデミックのまっただ中で、私たちは学びつつあるのだ。

二〇二〇年のCOVIDパンデミックの教訓の一つが、自然の「支配者にして所有者」になりたがるより、私たちはサーファーになって、コントロールできない力の波に乗り、順応しようとするほうがいいということだ。だが、どうやって?

『千夜一夜物語』でシャフリヤール王は、最初の妻に裏切られたと感じ、すべての女性に復讐しようとする。王は宰相に命じて毎夜新しい花嫁を連れてこさせ、翌朝には首をはねさせる。宰相の美しい娘、シェヘラザードは、すべての女性のためにみずからの命を賭ける決意をする。シェヘラザードは、美しいとは言えない妹のディナルザードをこの非暴力的な策略に誘う。毎日、夜明けの直前、ディナルザードはシェヘラザードを起こし、物語をせがむ。王は、もちろん聞いており、夜明けにはもっと聞きたいという気になっている。王は毎日、シェヘラザードを生かしておくことにする。やがて王は、まずシェヘラザードの物語を、やがてシェヘラザードを愛するようになり、残忍で横暴な妄執を捨てる。シェヘラザードは長く有意義な人生を送り、世界中の若者と平和活動家に賞賛される。

シェヘラザードの物語は、つまるところ、私たちすべての物語だ。地球は、シャフリヤール王のように、私たちの目の前で多くの種の首をはねてきた。地球の歴史は突然の、あるいは緩慢な大量絶滅に満ちている。地球は文字通りわれわれの祖先の骨と分解された分子からできている。われわれ人類も宿主と、われわれを支えている細菌を裏切ってきた。すぐにグリプトドンや翼竜と同じ道を歩みたいのでなければ、世界人類は十分な精神療法を受ける必要がある——ただの精神療法ではなく、私たちがみずからの物語を、生存、公正、生態学的なくつろぎ、居心地のよさの物語として、作り直し、語り直してきた物語療法を。この物語を見つけるには、これまでに試みたことのない調査研究の取り組みが求められる。シェヘラザードのように、私たちの命がそこにかかっているのだ。

私たちはみな、地球市民として、この物語の参加者だ。私たちはみな、美しき語り部シェヘラザードであり、軽んじられた物語の反乱を世界中から誘発するディナルザードだ。この物語は人間だけのものではなく、すべての生き物、そして地球自体のものでもある。本書の中の物語は、病気について、プルケルのニワトリのように、天命、暗示、呼び声である病気についてだ。人間、動物、植物に病気を引き起こす病原体は、小さな生き物の繁栄した群集だ。病気は、私たちがひとりでないこと、私たちの物語にはさまざまな語る声があること、そして時に、その声を無視すれば、もっとも小さな声はわれわれの身体に棲みつき、私たちが目を背けてきた謎について語ることを思い出させる、心安まると共に恐ろしいものだ。

クラウディウス・プルケルが、紀元前二四九年のドレパナ沖の海戦に敗れたのは、タイミングの悪さと操艦技術のまずさというありふれた原因によることは間違いない。それでも、餌を食べようとしなかった聖なるニワトリのことは不思議に思われる。鳥の予言が、複雑な超自然的数学の一端として、覚えておくべき重要な事柄であるなどと信じる必要はない。プルケルの予言とは何だと思うかを私がはっきりさせなければならないとしたら、それはこういうことだ。自然の出来事はすべて、識別できる直接的な原因以上の何かをわれわれに教えており、注意深く観察すれば、われわれはこれから一〇〇〇年後も生き延びられるかもしれないのだ。

　カリブ、中米、東アフリカ、アジア、カナダでの自分自身の仕事で気づいたのは、複雑な問題の解決には、優れた理論、冒険的な社会参加、結論の出ない議論や緊張のもとでクリエイティブに生きるのをいとわない精神が求められることだ。このような地域社会に根ざした衛生への生態系アプローチには、地域社会での経験や力関係と格闘しながらも、従来の科学による最良の証拠に依拠するので、常に緊張がつきまとい、最終的、決定的な実験などはない。獣医師としての視点で見れば、動物の死骸は生きているものと化学的・構造的要素がまったく同じだ。道路で轢かれたイヌと生きているイヌとの主な違いは、生きているものには恒常的で動的で未決定の緊張があることだ。

　私たちは以前に比べて、より洗練された科学的な世界の理解をしているのかもしれないが、私たちを襲う事実と情報と意見の嵐にわかりやすく意味を与えてくれるような物語は――さらには総合的でグローバルな物語は――どこにあるのだろう？　そしてもしわれわれが、大きなグローバルな物語に同意できなければ、われわれは少なくともこの典型的な小説の中で、何を探しているのか？　どのような手段に頼れるのか？　社会の連帯か？　愛か？　経験か？　詩か？　ニーチェは、「音楽のない人生は間違いだ」また「一度も踊らなかった日は失ったと思え」という名言を残した。大いに結構だが、このどこに物語があるのだろう？　おそらく物語は、こうしたものすべてを包括する総合的な物語は、まだ語られていないのだろう。私たちはそれを、いかに生き、いかに互いの話を聞くかによって語っているのだ。

　アルベール・カミュはかつて、人間には軽蔑より称賛に値する部分のほうが多いと述べた。COVID－

19パンデミックのさなか、大衆迎合的《ポピュリズム》な移民排斥がとげとげしい人間不信を背景に高まり、多くの宗教指導者が、その複雑な伝統から最悪の部分を復活させるようになって数十年が経った今、私はその言葉をこう言い直そう。人間には軽蔑に値する部分と少なくとも同じくらい、もしかするとより多く、称賛に値する部分があるのだと。

COVID‐19に伴う世界的ロックダウンは、このことを実証しているようだ。インターネット資源が利用できるようになり、科学者、学術機関、民間企業、政府は五年前ですら想像もできなかった形で情報を公に共有している。そして、アジア人のような容貌の人たちへの人種差別的な攻撃があり、移民に対する中傷は続いているが、イタリアのバルコニーで歌う人々、ユーチューブで家庭学習のヒントを伝える人々、隔離中の人に日用品を運ぶ人々からもっと多くの物語が生まれている。書類のない移民は私たちの作物を収穫し続け、新しく到着した外国人医療従事者は、他人のために命がけで働いている。COVID‐19が喚起した連帯感や洞察のいくぶんかが、パンデミック後の世界を形作る物語につながるとすれば、私たちはみなよりよく生きられるだろう。

ホモ・サピエンスとは、尊大なヨーロッパの貴族によって人類に与えられたラテン語の名前だが、これは希望的観測の上に立つものだと言えるかもしれない。「知恵のある人」は明らかに、われわれの知恵についての科学的根拠に基づいた名前ではない。知恵を、人類が望みうる目標として捉え直してもいいかもしれない。われわれは自然の恵みであり、われわれが死ぬと自然はそれを引き取って、微生物が再循環する。政治、宗教、環境、進化、哲学における最良の物語と、最良の学術調査によって見いだす人為的所産を結びつけつつ、それらを歌い、叫び、ささやいて、データの集積にとどまらない大きなもの、重層的で多様な人、民族、種からなる、この惑星の生命の物語へと変えることこそが私たちの仕事だ。

人獣共通感染症の自然史は、私たちの感染症への取り組みは戦争ではないことを教えてくれる――あるいは、もし戦争だとしても、それはわれわれ自身との戦争なのだ。微生物は私たちのまわりじゅうに、私たちの中に、地球上の動物の仲間たちに、至るところにいる。私たちの取り組みは、究極的には地球全体の連帯と、鋭く注意深い生態系意識だ。以前私は、人口過剰と成長の限界を心配する人から、おまえは疫学者として人の命を助けることで、問題の一端を担っているのだと告げられたことがある。結局のところ、われわれは自分の心配を、あるいはわれわれが住む惑星と、それを共有する他の生き物たちの心配をすべきであると論理的、科学的に証明する研究はない。私たちの心配は、道徳的立場なのだ。

古代インドヨーロッパ語で「土」を意味する語"dhghem"から派生した語には、"human"(人間)のほか、細菌が作る土壌の有機要素を意味する"humus"(腐植)、"humble"(謙虚な)、"humane"(慈悲深い)などがある。この新しい任務の中で、私たちはみな世界を全体として、まるで初めて見るもののように観察し、そこから意味を組み立てている。銃をぶら下げた平和の使者が、敬虔ならず者が、理想主義的な略奪者が横行するこの時代に、従来のグローバルな物語すべてがわれわれを破滅へと導いている時代に、これは簡単な仕事ではない。

いいニュースもある。地域社会一つひとつから始まって世界中に、この恐ろしいパンデミックのさなか、新しい世界的なビジョンが生まれ、予想だにしなかった複雑さと謎と美に満ちあふれた惑星、理論的にも実践的にも手段がないために探究されなかった世界が明らかにされているのだ。この新しいビジョンから生まれるのが、物語に、それもわれわれの大いなる妄想の陰に隠れた興味深くすばらしい物語に満ちた、世界という小説だ。生物圏はまだ私たちを生かしておいてくれるだろう。あるいは、もし物語が私たちを救わないとしても、それは少なくとも、われわれの今際《いまわ》の際、人類最後のときに、こんな台詞をわれわれに言わせることだろう。「われわれは立派にやったじゃないか？　全世界に語るに値するみずからの物語を残したのだから」

謝辞

月並みではあるが、人獣共通感染症についての私の知識と理解は、きわめて多くの人の助けを借りており、その全員を挙げるのは不可能なので、やめておくことにする。リストの一部は本書の旧版を参照されたい。この第二版については、ロブ・サンダーズのおかげで出版することができた。私の知る限り、作家に出版できる本がないかと尋ねる出版社はめったにない。ＳＡＲＳ－ＣｏＶ－２パンデミックのとてつもないスピードの中で本書の出版を実現してくれた、グレイストーン・ブックスのジェニファー・クロールとポーラ・エアには特に感謝したい。グレイストーンのアート・ディレクター、ナジェリ・ヒメネスと校正者のアリソン・ストローベルは、本書の誤りを正し、体裁を整え、パンデミックの世に出しても恥ずかしくないようにしてくれた。第7章の西ナイルウイルスと景観設計についての節の一部の初出は、Matthew Waltner-Toews and David Waltner-Toews, "*Designed for Disease? An Ecosystem Approach to Infectious Diseases,*" LA+ Interdiciplinary Journal of Landscape Architecture no. である。

訳者あとがき

二〇二〇年初頭、中国・武漢で発生した新型のウイルス性肺炎が流行しているというニュースを聞いても、私はさほど気に留めなかった。大半の人がそうだったのだろうと思う。以前にもSARSなど同じようにして出現した同じような病気があり、そして、海外ではともかく日本国内では、さほどの騒動もなく鎮静化していった。今回もそうなるものとばかり思っていた。ところが……

本書は二〇〇七年に刊行されたデイビッド・ウォルトナー＝テーブズ著 The Chickens Fight Back: Pandemic Panics and Deadly Diseases That Jump from Animals to Humans（ニワトリの反撃：パンデミックパニックと動物からヒトにうつる死の病）に、その後の事態の進展を受けて加筆、改題し、二〇二〇年春に緊急出版されたものだ。「その後の事態」には言うまでもなく、二〇一九年に発生した新型コロナウイルス（以下、本文に沿ってCOVID－19と表記）のパンデミックも含まれる。

本書では、ペストや結核など昔から広く知られているもの、一般にはあまりなじみのないもの、最近騒がれるようになったSARS、エボラ出血熱、もちろんCOVID－19など、幅広い疾患を網羅しているが、いずれも自然界で複数の動物のあいだに感染サイクルを持ち、動物から人間に感染する疾患「人獣共通感染症」であることは共通している。

このような感染症の病原体は自然宿主のあいだで、つまり本来の居場所で循環していれば、それほど困ったことはない。自然宿主でない人間や家畜に感染したとき、問題が発生する。そこに感染拡大の原因解明、さらには抑制や予防の鍵がある。

なぜこうした病原体が自然の循環からはずれて、人間と接触するようになったのか？　原因は開発や気候変動による自然宿主の生息域の縮小や変化、農業・畜産業の大規模化、グローバル化した経済、貧困と都市問題などに求められる。こうした問題は科学技術的にのみ解決できるものではなく、社会・生態システムへの総合的なアプローチが必要となる。しかし科学者や技術官僚たちは、往々にしてそのようなやり方を嫌う。技術的解決のみを求めた結果、問題がより大きくなったり、一つの問題を解決してもまた新たな（たいてい元よりも厄介な）問題が発生することもあるのだ。

ウォルトナー＝テーブズのこうした科学技術観は、ソ連のスターリン政権から亡命してきたという家族の記憶に育まれたものかもしれない。本書の中でスターリン政権について著者は「上意下達の科学テクノクラートによる解決法の究極形」、ナチス・ドイツに対しても同様に「イデオロギー主導の、建前としては冷静な科学を追究していた」と辛辣に評している。ネパールの官僚が、著者たち外部の科学者に対して抱く疑念は理解しながらも、その政策はやはり間違っていると断ずる。これら上意下達のテクノクラシー的なやり方の対極に、著者が説く解決策がある。
感染症対策に戦争の比喩を使う人がいる。人獣共通感染症と戦争をして根絶することはできない。勝利したと思っても、根本的な原因が放置されていれば新しいものが出現したり、別の場所に思いがけない形で発生したりする。対策は病原体との戦争ではなく、和平交渉のように休戦状態を作り出すものかもしれない。調査研究によって病原体の言い分を聞き、自然宿主から人間社会へと侵攻した原因を突き止め、再び本来の居場所に戻すとともに人間の側でも相手の領域を侵さないようにする。獣医師・疫学者として世界各地の最前線で人獣共通感染症の調査研究に携わってきた著者は、優れたネゴシエーターであり、本書は交渉の記録なのだ。

夏ごろにいったんは落ち着いたかに見えたCOVID－19の感染者数は再び増加に転じ、このあとがきを書いている二〇二〇年の晩秋から初冬には、流行の第三波ではないかと言われ始めていた。現時点ではいつどのようにして終息するのか、先の見通しは立たない。しかし、何らかの形で必ずパンデミックは終わる。そのとき、黒死病がヨーロッパの政治、経済、文化を変容させたように、世界の形が変わることはおそらく避けられない。どうせ変わるなら少しでもよいほうに変えたいものだ。そのためのヒントがここにある。

写真クレジット

P.39 Poleshift/photolibrary
P.55 feathercollector/photolibrary
P.103 nathanphoto/iStock/Getty Images
P.126 nechaev-kon/iStock/Getty Images
P.145 Red jungle fowl/Subramanya C K/WikimediaCommons
P.175 Palm civet on tree/Denise Chan/WikimediaCommons
P.213 Desmodus rotundus feeding/Sandstein/WikimediaCommons
P.273 journeymen/photolibrary

その他の資料・情報源

人獣共通感染症の歴史、特徴づけ、再発生は急速に種類を増やしている科学雑誌や技術報告書で検討されており、その多くはデジタル化されている。私は授業と研究の資料として、過去数十年のものほとんどをサーチしている。このような問題に取り組んでいる組織には、それぞれ自前の雑誌、会議、オンライン情報源があり、本書旧版の出版から指数関数的に拡大しているが、私が自分で直接関係したものだけをいくつか挙げることにする。

レジリエンス・アライアンスは、生態学者のC・S・ホリングが1990年代に結成したもので、生態系の回復力と人類の福祉を共に促進する適切な対応とマネジメント戦略を創出する能力に、多大な貢献をしている。他にも似たようなネットワークがあり、多くは独自の視点、目的、支援機関を持っている。動物とヒトの健康を政策レベルで結合するさまざまなワンヘルスの綱領と構想は、「トップダウン」で動きがちであり、また学術機関、さらにはWHOやその姉妹機関である国際獣疫事務局（OIE）のような国際機関とも結びつきがある。私たちのものはもっとゆるく組織されたポストノーマル団体であり、政策に用いられている科学の哲学的、理論的、現実的な問題に幅広く注目する。国際エコロジーヘルス協会（IAEH）、エコヘルス・アライアンス、その他関連する団体は、新興感染症の研究を志向している。エコヘルス・インターナショナル（IAEHから発展的に分離したもの）は、研究とワンヘルス構想の両方を補完するもので、地域的に運営され地域社会を基本にした研究と活動に根ざしている。健康への生態系アプローチ実践共同体、たとえばCOPEH-カナダやCOPEH-LAC（ラテンアメリカ・カリブ海諸国）などは、教育課程や訓練資料を開発し、地域社会、研究者、教師らとオンラインでも対面でもつながっている。国境なき獣医師団カナダとVSFインターナショナルは世界中の地域社会で活動し、人と動物、それらを支える生態系の健康と福祉を一つのものにしている。私はこれらの活動のほとんどに参加して、そのすべてがより持続可能で健康な地球を創るために役割を持っていることを感じている。

このようなネットワークは、現場の仕事と理論の、個人的な交流と社会のネットワーク作りのあいだを行き来して、積極的に社会参加する新しい科学を発展させている。それは、研究室に閉じ込めておくには大きすぎる疑問を問い、そしておそらくはそれに答えることのできるものだ。そのような疑問の中で核となるのは、どうすればこの地球上で人類が楽しく生活し、それを長続きさせられるのかである。

Plous Jr. Urbana, il: University of Illinois Press.

Scheld, W.M., William Craig and James Hughes, eds. 1998. Emerging Infections, vols. 1 & 2. Washington, DC: ASM Press.

Schwabe, C.W. 1984. Veterinary Medicine and Human Health. Baltimore: Williams & Wilkins.

Scullard, Howard H. 1960. A History of the Roman World from 753 to 146 BC. 3rd ed. London: Methuen.

Taran, L., ed. Aristotle, On the Parts of Animals. Greek and Roman Philosophy, vol. 26. New York: Garland Publishing.

Waltner-Toews, David. 2004. Ecosystem Sustainability and Health: A Practical Approach. Cambridge: Cambridge University Press.

——. 2008. Food, Sex and Salmonella. 2nd ed. Vancouver: Greystone Books.

——. 2010. "One Health for One World." Veterinarians without Borders/Veterinaires sans Frontieres-Canada. vsf-international.org/project/one-health-for-one-world-a-compendium-of-case-studies-by-vsf-canada/.

——. 2013. The Origin of Feces: What Excrement Tells Us about Evolution, Ecology and a Sustainable Society. Toronto, on: ECW Press.『排泄物と文明——フンコロガシから有機農業、香水の発明、パンデミックまで』デイビッド・ウォルトナー＝テーブズ、片岡夏実訳、築地書館、2014 年

——. 2017. "Zoonoses, One Health and Complexity: Wicked Problems and Constructive Conflict." Phil. Trans. R. Soc. B 372: 20160171. doi.org/10.1098/rstb.2016.0171.

Waltner-Toews, D. and A. Ellis. 1992. Good for Your Animals, Good for You. Guelph, on: Pet Trust.

Waltner-Toews, D., J. Kay and N.-M. Lister, eds. 2008. The Ecosystem Approach: Complexity, Uncertainty and Managing for Sustainability. New York: Columbia University Press.

Waltner-Toews, M. and D. Waltner-Toews. 2017. "Designed for Disease? An Ecosystem Approach to Emerging Infectious Diseases." LA+ Interdisciplinary Journal of Landscape Architecture, 6:88-93.

Zinsser, Hans. 1971 (8th printing of Bantam edition). Rats, Lice and History. Boston: Little, Brown.『ネズミ・シラミ・文明——伝染病の歴史的伝記（新装版）』ハンス・ジンサー、橋本雅一訳、みすず書房、2020 年

Zinsstag, J., E. Schelling, D. Waltner-Toews, M. Whittaker and M. Tanner, eds. 2015. One Health: The Theory and Practice of Integrated Health Approaches. Wallingford, UK: CAB International.

Desowitz, Robert S. 1981. New Guinea Tapeworms and Jewish Grandmothers: Tales of Parasites and People. New York: Avon Books.『王様気どりのハエ』ロバート・S・デソヴィッツ、記野秀人・記野順訳、紀伊國屋書店、19990 年
Evans, R.G., M.L. Barer and T.R. Marmor. 1994. Why Are Some People Healthy and Others Not? New York: Aldine de Gruyter.
Fiennes, Richard N. 1978. Zoonoses and the Origins and Ecology of Human Disease. London: Academic Press.
Garrett, Laurie. 1994. The Coming Plague. New York: Penguin Books.『カミング・プレイグ——迫りくる病原体の恐怖［上・下］』ローリー・ギャレット、山内一也監訳、野中浩一・大西正夫訳、河出書房新社、2000 年
Hyams, Edward. 1972. Animals in the Service of Man: 10,000 Years of Domestication. London: J.M. Dent & Sons.
Institute of Medicine. 1992. Emerging Infections: Microbial Threats to Health in the United States. Washington, DC: National Academy Press.
Krauss, Hartmut, Albert Weber, Max Appel, Burkhard Enders, Henry D. Isenberg, Hans Gerd Schiefer, Werner Slenczka, Alexander von Graevenitz and Horst Zahner. 2003. Zoonoses: Infectious Diseases Transmissible from Animals to Humans. 3rd ed. Washington, DC: ASM Press.
Lefebvre, S.L., R.J. Reid-Smith, D. Waltner-Toews and J.S. Weese. 2009. "Incidence of Acquisition of Methicillin-Resistant Staphylococcus aureus, Clostridium difficile and Other Health-Care-Associated Pathogens by Dogs that Participate in Animal-Assisted Interventions." J Am Vet Med Assoc. 234:1404-17.
Margulis, Lynn and Dorion Sagan. 1986. Microcosmos: Four Billion Years of Evolution from Our Microbial Ancestors. New York: Summit Books.『ミクロコスモス——生命と進化』リン・マルグリス、ドリオン・セーガン、田宮信雄訳、東京化学同人、1989 年
Marrie, Thomas, ed. 1990. Q Fever, Volume 1: The Disease. Boca Raton: CRC Press.
McMichael, A.J. 1993. Planetary Overload: Global Environmental Change and the Health of the Human Species. Cambridge: Cambridge University Press.
McNeill, W.H. 1976. Plagues and Peoples. Garden City, NY: Anchor Books.『疫病と世界史［上・下］』ウィリアム・H・マクニール、佐々木昭夫訳、中央公論新社、2007 年
Palmer, S.R., Lord Soulsby and D.I.H. Simpson. 1998. Zoonoses: Biology, Clinical Practice and Public Health Control. Oxford: Oxford University Press.
Pavlovsky, E.N. 1966. Natural Nidality of Transmissible Diseases; With Special Reference to the Landscape Ecology of Zooanthroponoses. English trans. F.K.

推薦図書

Acha, P.N. and B. Szyfres. 2003. Zoonoses and Communicable Diseases Common to Man and Animals. 2nd ed. Washington, dc: Pan American Health Organization.

Brock, Arthur J., ed. and ann. 1972. Greek Medicine: Being Extracts Illustrative of Medical Writers from Hippocrates to Galen. New York: AMS Press.

Brothwell, D. and A.T. Sandison, eds. 1967. Diseases in Antiquity: A Survey of the Diseases, Injuries and Surgery in Early Populations. Springfield, il: Charles C. Thomas.

Brown, V.A., J.A. Harris and D. Waltner-Toews. 2019. Independent Thinking in an Uncertain World: A Mind of One's Own. London: Earthscan/Routledge.

Burnet, Sir M. and D.O. White. 1972. Natural History of Infectious Disease. Cambridge: Cambridge University Press.

Charron, D., D. Waltner-Toews, A. Maarouf and M.A. Stalker. 2003. "A Synopsis of Known and Potential Diseases Associated with Climate Change," Ontario Forest Research Information Paper no. 154. S. Greitenhagen and T.L. Noland (comps.). Sault Ste. Marie, on: Ontario Forest Research Institute, Ontario Ministry of Natural Resources.

Clutton-Brock, Juliet. 1981. Domesticated Animals from Early Times. London: Heinemann, British Museum (Natural History).『図説　動物文化史事典——人間と家畜の歴史』J・クラットン＝ブロック、増井久代訳、原書房、1989年

——. 1999. A Natural History of Domesticated Mammals. 2nd ed. Cambridge: Cambridge University Press.

Committee on the Applications of Ecological Theory to Environmental Problems, Commission on Life Sciences, National Research Council. 1986. Ecological Knowledge and Environmental Problem-Solving: Concepts and Case Studies. Washington, dc: National Academy Press.

Corvalan, C., S. Hales and A.J. McMichael, eds. 2005. Ecosystems and Human Well-Being Synthesis. Geneva: WHO.『生態系サービスと人類の将来——国連ミレニアムエコシステム評価』Millennium Ecosystem Assessment 編、横浜国立大学21世紀COE翻訳委員会責任翻訳、オーム社、2007年

索引

著者紹介

デイビッド・ウォルトナー=テーブズ (David Waltner-Toews)

カナダ・グエルフ大学名誉教授。獣医師、疫学者、作家、詩人と多彩な顔を持ち、「国境なき獣医師団」創設者として、動物と人間の健康、コミュニティの持続可能な開発、貧困の解消に取り組んでいる。その著書はノンフィクション、小説、詩など多岐にわたる。邦訳書には『排泄物と文明』(築地書館)がある。

福島第一原子力発電所での事故直後の2011年4月には、著書 *Food, Sex, and Salmonella: Why Our Food is Making Us Sick* の1章「チェルノブイリ後の食物連鎖における放射性物質汚染」が、サイエンス・メディア・センターによって邦訳・公開されている(http://smc-japan.org/?p=1620)。

訳者紹介

片岡夏実 (かたおか なつみ)

1964年、神奈川県生まれ。主な訳書に、デイビッド・モントゴメリー『土の文明史』『土と内臓』(アン・ビクレーと共著)『土・牛・微生物』、デイビッド・ウォルトナー=テーブズ『排泄物と文明』『昆虫食と文明』、スティーブン・R・パルンビ+アンソニー・R・パルンビ『海の極限生物』トーマス・D・シーリー『ミツバチの会議』(以上、築地書館)、ジュリアン・クリブ『90億人の食糧問題』、セス・フレッチャー『瓶詰めのエネルギー』(以上、シーエムシー出版)など。

人類と感染症、共存の世紀

疫学者が語るペスト、狂犬病から鳥インフル、コロナまで

2021年1月21日　初版発行

著者　デイビッド・ウォルトナー＝テーブズ
訳者　片岡夏実
発行者　土井二郎
発行所　築地書館株式会社
東京都中央区築地7-4-4-201　〒104-0045
TEL 03-3542-3731　FAX 03-3541-5799
http://www.tsukiji-shokan.co.jp/
振替 00110-5-19057
印刷・製本　シナノ印刷株式会社
装丁　吉野 愛

ISBN 978-4-8067-1611-2

●築地書館の本

土の文明史

ローマ帝国、マヤ文明を滅ぼし、米国、中国を衰退させる土の話

デイビッド・モントゴメリー［著］片岡夏実［訳］

二八〇〇円＋税

土が文明の寿命を決定する！

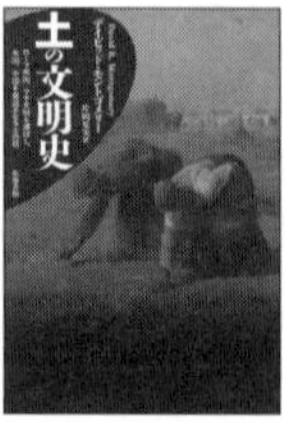

文明が衰退する原因は気候変動か、戦争か、疫病か？古代文明から二〇世紀のアメリカまで、土から歴史を見ることで社会に大変動を引き起こす土と人類の関係を解き明かす。

土・牛・微生物

文明の衰退を食い止める土の話

デイビッド・モントゴメリー［著］片岡夏実［訳］

二七〇〇円＋税

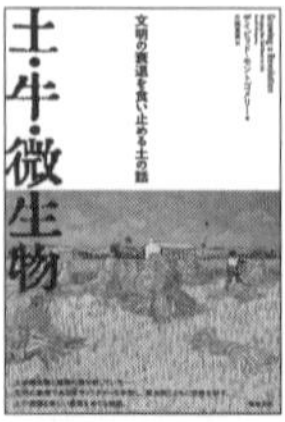

足元の土と微生物をどう扱えば、世界中の農業が持続可能で、農民が富み、温暖化対策になるのか。深刻な食糧問題、環境問題を扱いながら、希望に満ちた展望を持てる希有な本。

土と内臓

微生物がつくる世界

デイビッド・モントゴメリー＋アン・ビクレー［著］

片岡夏実［訳］　二七〇〇円＋税

農地と私たちの内臓に棲む微生物への、医学、農学による

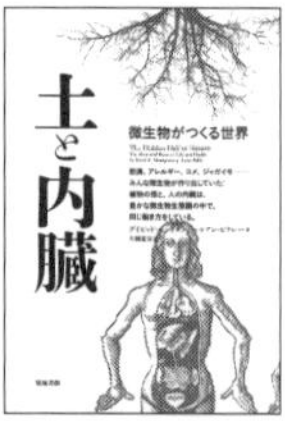

無差別攻撃の正当性を疑い、地質学者と生物学者が微生物研究と人間の歴史を振り返る。微生物理解によって、食べ物、医療、私達自身の体への見方が変わる本。

植物と叡智の守り人

ネイティブアメリカンの植物学者が語る科学・癒し・伝承

ロビン・ウォール・キマラー［著］三木直子［訳］

三二〇〇円＋税

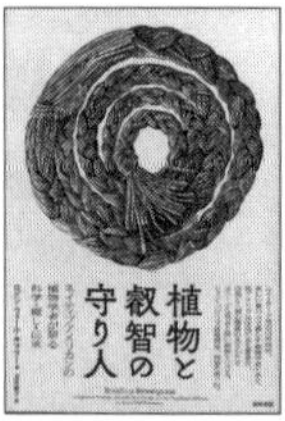

ニューヨーク州の山岳地帯。美しい森の中で暮らす植物学者であり、北アメリカ先住民である著者が、自然と人間の関係のありかたを、ユニークな視点と深い洞察でつづる。